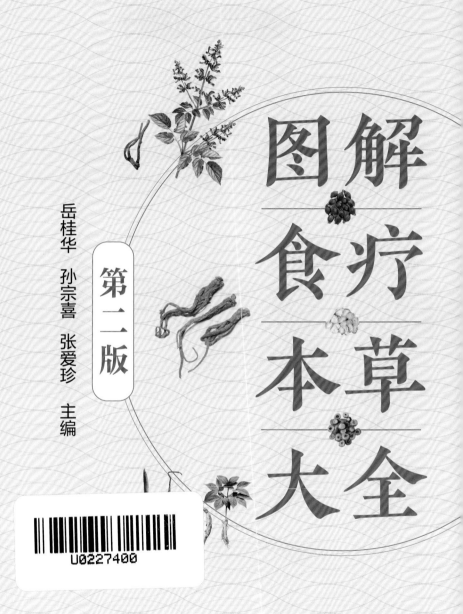

图解食疗本草大全

第二版

岳桂华　孙宗喜　张爱珍　主编

化学工业出版社

·北京·

内容简介

本书收录具有食疗功效的食物类品种 120 多种，分为五谷杂粮类、蔬菜类、肉类、水产类、水果类、其他类；收录药食两用中药 80 多种，按照功效分为解表药、清热药、祛风化湿药、理气温里药、消食药、活血止血药、化痰止咳平喘药、补虚药、收涩药、其他药。并对每一品种的别名、来源、性味归经、功效主治、宜忌人群、食用注意、保健食谱等归类列出，同时配有食材和药材彩色图片，并对大部分植物类品种配了原植物图片。本书适合中医药专业医师、营养师及食疗和中医药爱好者及关注健康的人群参考阅读。

图书在版编目(CIP)数据

图解食疗本草大全 / 岳桂华，孙宗喜，张爱珍主编
. 一2版. 一北京：化学工业出版社，2023.2（2024.11重印）
ISBN 978-7-122-42633-8

I.① 图… II.① 岳… ② 孙… ③ 张… III.① 食物本
草-图解 IV.① R281.5-64

中国版本图书馆CIP数据核字（2022）第229060号

责任编辑：赵兰江　　　　　　　　　　　装帧设计：张辉
责任校对：王鹏飞

出版发行：化学工业出版社（北京市东城区青年湖南街13号　邮政编码100011）
印　　装：北京宝隆世纪印刷有限公司
880mm×1230mm　1/32　印张7¼　字数324千字　2024年11月北京第2版第2次印刷

购书咨询：010-64518888　　　　　　　　售后服务：010-64518899
网　　址：http://www.cip.com.cn

编写人员名单

主　编　　岳桂华　　孙宗喜　　张爱珍

副主编　　周小雅　　马晓聪　　李建橡

　　　　　张　琢　　许育佳

编　者　　马晓聪　　王柳萍　　王素娟

　　　　　邓学秋　　孙宗喜　　刘　曦

　　　　　张爱珍　　张　琢　　张进进

　　　　　周小雅　　李建橡　　陈春玲

　　　　　许育佳　　岳桂华　　范丽丽

　　　　　赵　媚　　黄克南　　蔡　涛

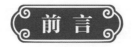

前　言

　　食疗是利用食物的特性来调节机体功能，使其获得健康或愈疾防病的一种方法。随着人民群众健康观念的变化，越来越受到人们的重视。《图解食疗本草大全》自出版以来，得到了读者的喜爱，我们以目前公布的药食同源的药材和常用食材为主要品种，在第一版的基础上进行了扩展，重新出版。上篇五谷杂粮类新增粳米、糯米、小麦、高粱等品种；蔬菜类新增绿豆芽、黄瓜、莲藕等品种；肉类新增鸭肉；水产类新增牡蛎、墨鱼、三文鱼、海蜇、海带等品种；水果类新增蓝莓、柚子、苹果、石榴、番石榴、甘蔗等品种；其他类新增腰果、酸角。将下篇药物的清热解表药拆解为解表药和清热药。祛风化湿药新增乌梢蛇；理气温里药新增小茴香、荜茇；补虚药新增党参、西洋参、黄芪、铁皮石斛、肉苁蓉、灵芝、杜仲叶、五指毛桃等品种；收涩药新增山茱萸；其他药新增天麻、昆布。

　　再版内容更注重食物自身的特性，我们吸取了读者的一些建议，删除了食材的主治部分内容，以减少读者对食材功效的误解，使读者对食材的了解更加科学。

　　本书适合中医药专业、营养师、中医药爱好者参考阅读。第二版虽经过编写人员多次修改，但限于自身掌握的资料及水平所限，书中难免存在疏漏不妥之处，望广大同仁和读者不吝赐教。

编者

2022 年 10 月

目 录

上篇　食物类

第一章　五谷杂粮类

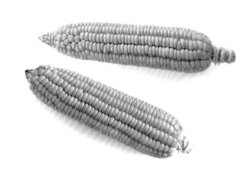

第二章　蔬菜类

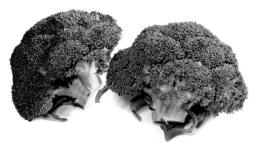

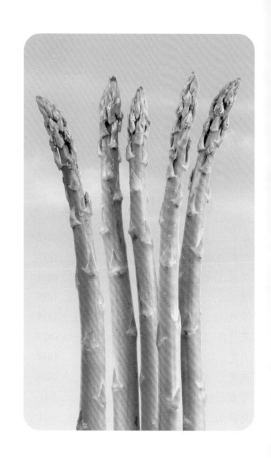

第三章　肉类

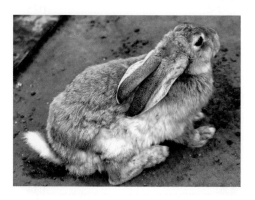

第四章 水产类

第五章 水果类

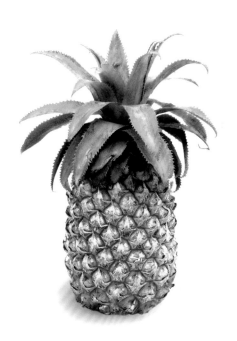

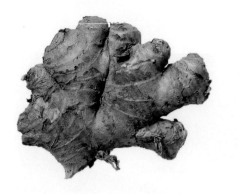

第六章　其他类

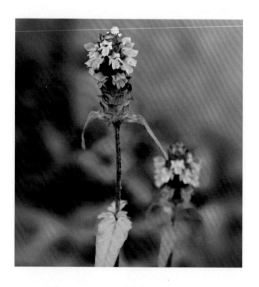

下篇　药物类

第七章　解表药

第八章　清热药

第九章　祛风化湿药

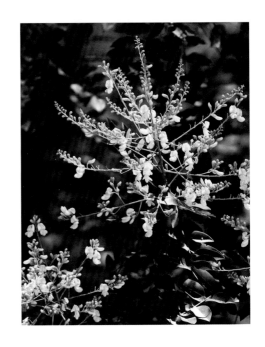

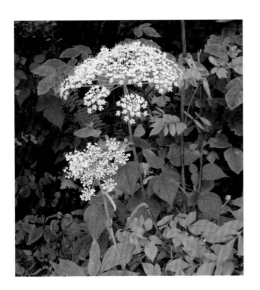

第十章　理气温里药

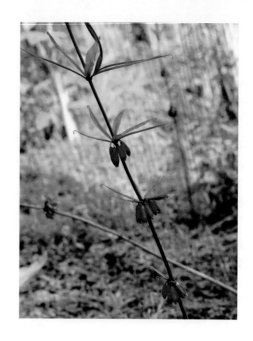

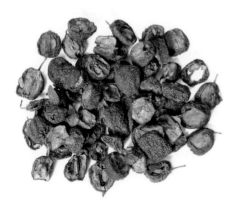

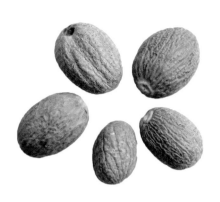

第十五章　收涩药

第十六章　其他药

索引

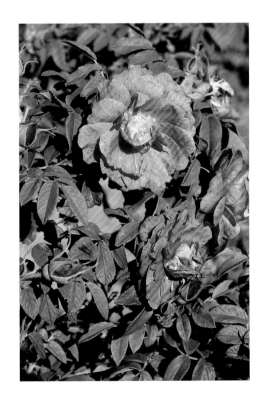

上篇 食物类

玉米

别名　玉蜀黍、苞米、棒子、苞谷。

来源　为一年生禾本科草本植物玉蜀黍的种子。我国各地均有栽培。夏、秋季采收成熟果实，将种子脱粒后晒干用，也可鲜用。

性味归经　甘，平。归胃、大肠经。

功效　调中开胃，益肺宁心，清湿热，利肝胆。

宜忌人群　一般人群均可食用，尤其适用于高血压、高血脂、冠心病、皮肤粗糙、骨质疏松、便秘的人群食用。患有干燥综合征、糖尿病、更年期综合征且属阴虚火旺之人不宜食用爆玉米花，否则易助火伤阴。

食用注意

（1）一般认为煮玉米把玉米煮开花，这样吃才健康，其实这样做是错误的。只要煮熟就好，这样不仅有效地保留了玉米本身的维生素，而且吃起来口感也不错。

（2）霉坏变质的玉米有致癌作用，不宜食用。

保健食谱

1. 玉米橘核羹：鲜玉米粒100克，橘核10克，丝瓜络50克，鸡蛋1个，白糖、湿淀粉各适量。将鲜玉米粒洗净，放锅内，加清水煮烂；橘核洗净，研成粉；丝瓜络洗净，加水煎汤，取汁；鸡蛋磕入碗中搅打均匀；砂锅上火，加入丝瓜络汤汁，放入玉米粒、橘核粉，煮沸；放入鸡蛋液，熟后，放白糖，用湿淀粉勾芡即成。此方清热化痰，通经活络，有一定的抗癌作用，可辅治乳腺癌。

2. 玉米甜糕：玉米粉500克，白糖适量，发酵粉少许。和匀，搅拌成糊状；发酵后，加白糖，将玉米糊摊于蒸笼布上，用旺火蒸20分钟，即成糕；凉后切块即可食。开胃调中，除湿利尿。

3. 玉米汁：鲜玉米1根，清水250毫升。将鲜玉米剥粒，加清水煮熟；把煮好的玉米粒放入料理机，加入煮玉米的水，启动料理机玉米汁挡位即可。

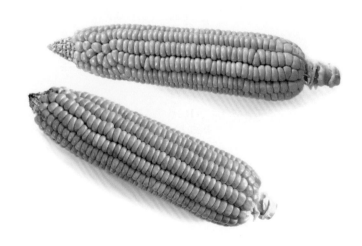

小米

别名　粟米，古代叫禾、粟，又叫粱。

来源　为禾本科草本植物粟的种子，去壳即小米。在我国北方广为栽培。秋季采收成熟果实，晒干去皮壳用。

性味归经　甘、咸，凉。归肾、脾、胃经。

功效　益脾胃，养肾气，除烦热，利小便。

宜忌人群　一般人均可食用，尤其是老人、病人、产妇宜用。素体虚寒、小便清长者不宜多食。

食用注意

（1）小米宜与大豆或肉类食物混合食用，可以补充小米中缺乏赖氨酸的不足。

（2）淘米时不要用手搓，忌长时间浸泡或用热水淘米。

（3）小米粥上一层"米油"可滋阴强身，不要丢掉，可用于治疗肾阴亏损。中医认为"小米油"能实毛窍、肥人、滋阴长力、补液填精，其滋阴之功胜于熟地黄。

（4）小米忌与杏仁同食。小米中的磷等矿物质与杏仁中所含的果酸结合，会生成不易消化的物质，易导致呕吐、腹泻。

（5）小米不宜与醋同食。醋中含有机酸，会破坏小米中的类胡萝卜素，从而降低营养价值。

保健食谱

1.粟米丸：小米适量，食盐少许。取小米研成细粉，水和为丸，大如梧桐子，每次10～15克，以水煮熟，加食盐少许。空腹连汤服下。助消化，清热解毒。适宜食不消化、反胃呕逆者食用。

2.二米粥：小米15克，大米50～100克。小米、大米同煮粥。空腹食用。补血养心。适宜脾胃虚弱、身体消瘦者食用。

3.小米淮山粥：小米100克，淮山药30克，大枣5枚，红糖30克。共煮粥食用。可健脾胃、益气血。治疗脾胃虚弱之泄泻及气血不足。

4.黄芪枣粥：小米50克，大红枣15枚，黄芪15克。煮粥，加适量红糖食用。治疗产后体虚。

5.小米红糖粥：小米100克。放入砂锅中加水适量煮粥，加适量红糖食用。适宜体弱者或产后气血不足者食用。

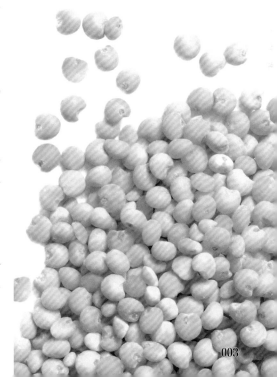

黑米

别名 黑珍珠、药米、长寿米。

来源 为禾本科植物稻经长期培育形成的一类特色品种的去壳种仁，是一种药、食兼用的稻米。

性味归经 甘，平。归脾、胃经。

功效 滋阴补肾，健脾暖肝，明目活血。

宜忌人群 适宜产后、病后血虚，年少须发早白者食用。不适合肝豆状核变性患者及高铜患者食用；服用四环素类药物者禁忌食用黑米；脾胃虚弱的小儿或老年人不宜食用。

食用注意

（1）病后消化能力弱的人不宜急于吃黑米，可吃些紫米来调养。

（2）黑米粒外部有坚韧的种皮包裹，不易煮烂，故黑米应先浸泡一夜再煮。由于黑米所含营养成分多聚集在黑色皮层，不宜精加工。

保健食谱

1.三黑粥：黑米50克，黑豆20克，黑芝麻15克，核桃仁15克。共同熬粥可加红糖调味食之。常食能乌发润肤美容、补脑益智，还能补血。适合须发早白、头昏目眩者及贫血患者食用。

2.黑米银耳大枣粥：黑米100克，银耳10克，大枣10枚。一同熬粥，熟后可加冰糖调味食之。能滋阴润肺，滋补脾胃。四季皆可服食。

3.黑米莲子粥：黑米100克，莲子20克。共同煮粥，熟后可加冰糖调味食之。能滋阴养心，补肾健脾。适合孕妇、老人、病后体虚者食用，健康人食之也可防病。

4.黑米桂花粥：黑米100克，红豆50克，莲子30克，花生30克，桂花20克，冰糖适量。黑米洗净，浸泡6小时；红豆洗净，浸泡1小时；莲子洗净；花生洗净、沥干，备用。锅置火上，将黑米、红豆、莲子放入锅中，加水1000克，大火煮沸后换小火煮1小时；加入花生，继续煮30分钟；加入桂花、冰糖，拌匀，煮3分钟即可。

5.黑米薏仁八宝稀饭：黑米50克，薏苡仁50克，糯米50克，粳米50克，花生仁适量，红枣适量，无心白莲子适量，白芝麻适量。先将黑米、薏苡仁、无心白莲子、红枣洗净，用水浸泡；后将它们入锅加水先煮开，再放入糯米、粳米、花生仁、白芝麻，煮开后改用小火煮至近黏稠状；盖好盖闷一段时间，即成美味黑米薏仁八宝稀饭。喜爱甜食者可放入蜂蜜，也可与菜同吃。此粥营养价值高，是四季进补的佳品。

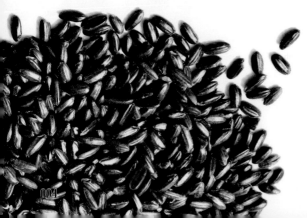

粳米

别名　白米、粳粟米、稻米、大米、硬米。
来源　为禾本科植物稻(粳稻)去壳的种仁。
性味归经　甘，平。归脾、胃、肺经。
功效　补气健脾，除烦渴，止泻痢。
宜忌人群　适宜妇女产后、老年人体虚、高热、久病初愈、婴幼儿消化力减弱、脾胃虚弱、烦渴、营养不良、病后体弱等病症患者，而且适合煮成稀粥。糖尿病、干燥综合证、更年期综合证等属阴虚火旺者和痈肿疔疮、热毒炽盛者不宜食用爆米花，否则易伤阴助火。

保健食谱

1.黑芝麻粳米粥：黑芝麻25克、粳米50克。黑芝麻炒熟研末备用，粳米洗净与黑芝麻入锅同煮，旺火煮沸后，改用文火煮成粥。有补益肝肾、滋养五脏的功效。每日两次，早、晚餐食用，适用于中老年体质虚弱者选用，并有预防早衰之功效。

2.粳米绿豆汤：粳米、绿豆各适量。将绿豆洗净后温水浸泡两小时。粳米淘洗后，与绿豆同放入砂锅内，加水，煮至豆烂、米花、汤稠即可。每日二至三次顿服。夏季当作冷饮频食之。有清热解暑止渴、补肾脾益胃、祛烦、生津止渴、解毒利尿功效。可作为预防中暑的饮食。

3.猴头菇粳米粥：猴头菇150克，粳米100克，葱花、姜末少许，盐、味精各适量。将猴头菇用温开水泡发，去柄蒂，洗净，切碎，剁成糜糊状。粳米淘净后入锅，适量加水，先用大火煮沸，加猴头菇，改以小火煮成黏稠粥。粥成时加葱花、姜末、盐、味精，拌和均匀即成。有调补脾胃，促进食欲的作用。

4.粳酥粥：真酥100克，芜荑仁（微炒捣末）10克，白粳米100克。先以粳米煮粥，候热，下酥并芜荑末搅匀。任意食。有清热利湿的功效。适用于热淋、小便不畅、涩痛。

5.粳米竹沥饮：粳米30克，竹沥2汤匙。粳米炒香，加水适量研磨，去滓取汁（2～4汤匙），与竹沥和匀顿服。有益胃清热的功效，止渴除烦。适用于胃热之口渴烦闷等。

糯米

别名　稻米、江米、元米。
来源　为禾本科植物稻（糯稻）的去壳种仁。
性味归经　甘，温，归脾、胃、肺经。
功效　补中益气，健脾止泻，缩尿，敛汗，解毒。
宜忌人群　一般人群均可食用；适用于脾胃虚寒所致的反胃、食欲减少、泄泻和气虚引起的汗出、气短无力、妊娠腹部坠胀等症，适宜肺结核、神经衰弱、病后产后之人食用。发热、咳嗽痰黄、黄疸、腹胀之人忌食。有胃炎、十二指肠炎等消化道炎症者，应该少食。老人、小孩、病人慎用。

（1）不宜与苹果同食。糯米中磷等矿物质与苹果中的果酸结合，产生不易消化的物质，易导致恶心、呕吐、腹痛。

（2）糯米与酒同食容易让人酒醉难醒。

保健食谱

1.糯米山药散：糯米、淮山药、砂糖、胡椒粉适量。糯米用水浸一宿后沥干，慢火炒熟，磨筛，淮山药研末，糯米与淮山药拌匀，调以砂糖、胡椒粉。每日清晨以滚汤调食。用于久泄食减，并大有滋补。久服令人精暖，有子。

2.桂花糯米藕：藕节完整和孔大的莲藕、糯米、红糖、桂花蜂蜜、红枣适量。糯米洗净后用温水浸泡60分钟，沥干备用，红枣洗净。藕刮去外皮，节连蒂切掉2.5厘米，留做盖子，将糯米填入藕内，加蒂盖，用牙签固定封口。将塞好米的藕放入锅中，加红枣和糖，倒入清水（要没过藕），武火煮滚后改文火煮30分钟，捞出晾凉。将凉后的藕切片，摆放盘中，浇上蜂蜜即可。此品补血润肺，香糯适口。

3.糯米烧卖：猪五花肉200克，麻油25毫升，糯米250克，面粉500克，胡椒粉、葱花、生姜末、酱油、白糖、精盐、味精、黄酒各适量。把猪五花肉切成指甲片状。炒锅上火，放麻油，倒入肉片、葱花、生姜末煸出香味，放入酱油、精盐、味精、白糖、黄酒、胡椒粉，炒至汁浓取出。将面粉加水和成面团。糯米蒸成糯米饭。把熟肉与糯米饭拌成馅。把面团擀成烧卖皮，包上馅，收口露馅，用旺火蒸8分钟即可。可健脾开胃、滋阴润燥。对单纯性消瘦症、慢性结肠炎、习惯性便秘、厌食症、慢性胃炎均有疗效。

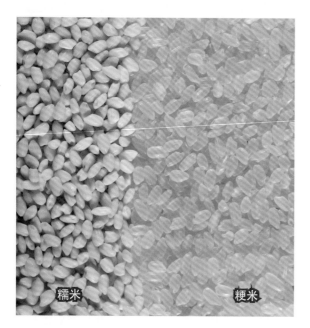

糯米　　粳米

4.糯米苹果盅：苹果、糯米、陈皮、白糖各适量。将苹果煮六成热，挖空芯部备用。糯米先泡开，倒入苹果中。再在苹果中加入陈皮和白糖。上锅蒸熟透，即可食用。可以当作甜点食用。苹果有利于排毒养颜，陈皮可以化痰美容。此品可用于润颜悦色、消除胃胀气、改善食欲不振。

黑芝麻

别名　胡麻、油麻、巨胜、脂麻。

来源　为胡麻科植物芝麻的黑色种子。

性味归经　甘，平。归肝、肾、大肠经。

功效　补肝肾，益精血，润肠燥。

宜忌人群　适宜肝肾不足所致的眩晕、眼花、视物不清、腰酸腿软、耳鸣耳聋、发枯发落、须发早白之人食用。益于改善习惯性便秘者症状。食欲不振、大便稀薄的人不宜多吃黑芝麻。

食用注意　吃黑芝麻过多会使内分泌紊乱，引发头皮油腻，导致毛发枯萎、脱落。因此，黑芝麻比较适合的食量应是每天半小匙，不能超过一瓷勺。

保健食谱

1. 芝麻蜜糕：黑芝麻100克，蜂蜜150克，玉米粉200克，面粉500克，鸡蛋2个，发酵粉1.5克。先将黑芝麻炒香研碎，和入玉米粉、蜂蜜、面粉、蛋液、发酵粉，加水和成面团，以35℃保温发酵1.5～2小时；上屉蒸20分钟即熟。有健胃、保肝、促进红细胞生长的作用。

2. 黑芝麻桑椹糊：黑芝麻、桑椹各60克，大米30克，白糖10克。将大米、黑芝麻、桑椹分别洗净，同放入石钵中捣烂；砂锅内放入清水3碗，煮沸后放入白糖，再将捣烂的米浆缓缓调入，煮成糊状即可。此糊补肝肾、润五脏、祛风湿、清虚火。常服可治病后虚羸、须发早白、虚风眩晕等症。

3. 芝麻核桃粥：黑芝麻50克，核桃仁100克。一齐捣碎，加适量大米和水煮成粥。此粥补肝肾，对继发性脑萎缩有食疗作用。

4. 芝麻木耳茶：生黑木耳、炒焦黑木耳各30克，炒香黑芝麻15克。共研成末，装瓶备用。每次取5克，沸水冲代茶饮。此茶能凉血止血，对血热便血、痢疾下血有食疗作用。

5. 芝麻杏仁蜜：黑芝麻500克，炒香后研成末；甜杏仁100克，捣烂成泥；白糖、蜂蜜各125克。共置瓷盆内，上锅隔水蒸2小时，离火，冷却。每天2次，每次2～4匙，温开水配服。能补肝益肾、润肺止咳。是支气管哮喘患者的食疗方，并有一定的防癌作用。

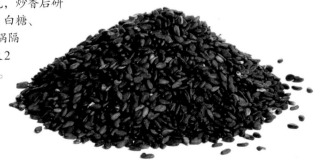

小麦

别名 来、麳、麸麦、麦子软粒、麦。

来源 为禾本科植物小麦的种子或其面粉。

性味归经 甘、凉。归心、脾、肾经。

功效 养心，益肾，除热，止渴。

宜忌人群 适用于心血不足、心悸不安、多呵欠、失眠多梦、喜悲伤欲哭以及脚气病、末梢神经炎、体虚、自汗、盗汗、多汗等症患者食用。此外，妇人回乳也适宜食用。患有糖尿病等病症者不适宜食用。

食用注意 不宜与花椒、萝卜同用。

保健食谱

1. **小麦大枣桂圆汤**：小麦50克，大枣10枚，桂圆5枚，红糖适量。将以上食材调以红糖煮汤食用。适用于精神紧张，易出汗。

2. **小麦粥**：小麦30～60克，粳米100克，大枣5枚。将小麦洗净后，加水煮熟，捞去小麦取汁，再入粳米、大枣同煮。或先将小麦捣碎，同枣、米煮粥食用。养心神，止虚汗，补脾胃。适用于心气不足、神经性心悸、怔忡不安、失眠、妇女脏躁病、白汗、盗汗、脾虚泄泻。

3. **麦枣甘草肉丸汤**：甘草2片，小麦15克，红枣10个，瘦肉馅200克，西蓝花150克，淀粉3克，盐、芝麻油、料酒适量。在瘦肉馅中加入料酒、盐、淀粉、芝麻油，抓匀后用筷子向一个方向搅拌均匀，挤出成品肉丸；锅上火加入清水后加入小麦、甘草，大火煮开，转小火煮约20分钟后加入红枣，盖上锅盖小火煮20分钟，接着倒入肉丸，大火煮开约10分钟，后加入西蓝花，中火煮5分钟左右，最后根据个人口味加盐调味即成。此汤具有益气养血、宁心安神、除烦解忧、提升睡眠质量的作用。

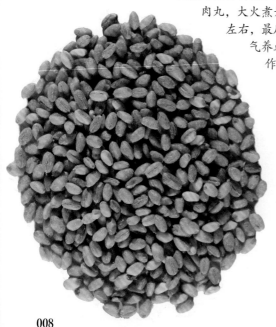

4. **红枣菊花炒麦茶**：红枣、小麦、菊花各适量。将小麦倒入干锅，小火慢炒，并且在炒的过程中要不断翻动，以防炒焦，炒至黄褐色，闻起来有淡淡的麦香为宜，将红枣去核，或切丝，依据个人口味，将适量炒熟的小麦、红枣、菊花置入杯中，注入热水，稍等片刻既可饮用。能增进食欲，暖肠胃。

燕麦

别名 莜麦、油麦、玉麦、雀麦、野麦。

来源 为禾本科植物燕麦的种子。燕麦属于小杂粮，主要有两种，一种是皮燕麦，另一种是裸燕麦。裸燕麦成熟后不带壳，俗称油麦，即莜麦，国产的燕麦大部分是这种；皮燕麦成熟后带壳，如进口的澳洲燕麦。

性味归经 甘，平。归肝、脾、胃经。

功效 益肝和胃。

宜忌人群 一般人群均可食用。过敏体质者慎用。

食用注意

（1）燕麦营养丰富，但不容易消化，所以，食用燕麦食品要掌握"少量、经常"的原则，每天食用量以40克为宜，小孩或者老人还应更少，否则有可能造成胃痉挛或者腹部胀气。老人或者小孩不要在晚餐大量食用燕麦食品，即使食用也应该选择燕麦粥。

（2）食用燕麦片的一个关键就是要避免长时间高温煮，否则会使维生素被破坏。燕麦片煮的时间越长，其营养损失就越大。生燕麦片需要煮20～30分钟，熟燕麦片则只需5分钟；熟燕麦片与牛奶一起煮只需要3分钟，中间最好搅拌一次。

保健食谱

1.什锦果粒：熟燕麦米2汤匙，黑芝麻粉1汤匙，苹果丁、香蕉丁各适量。把燕麦米、黑芝麻粉放在碗中，加入苹果丁和香蕉丁，加开水适量搅匀后用微波炉加热3分钟；取出滴入2滴橄榄油即可。对心血管有一定的保护作用，可稳定血糖、降低血胆固醇。

2.奶香蛋羹：奶酪10克，燕麦粉2汤匙，鸡蛋1个，牛奶250毫升。奶酪切成细末，与燕麦粉、鸡蛋、牛奶混匀，倒入有盖的碗中，上锅蒸10～15分钟即可。适用于幼儿及体弱老人。

3.燕麦粥：燕麦米60克，水适量。燕麦米洗好放入锅中，加适量水煮粥。

4.燕麦饭：胚芽米1/2量米杯，燕麦片20克，胡萝卜10克，青豆仁10克，盐1/2小匙，酱油1/2小匙。胚芽米洗净后，泡水2小时；胡萝卜洗净去皮切丁状；青豆仁洗净；把两者一同放入热水中汆烫，捞起沥干水分；把胚芽米和燕麦片放入电饭锅内煮熟；把胡萝卜丁、青豆仁、盐及酱油拌入煮好的饭内，搅拌均匀，即可食用。

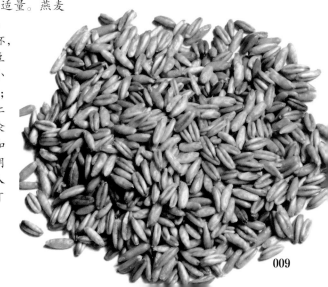

荞麦

别名　甜荞、乌麦、三角麦。

来源　荞麦是从野生荞麦演化而来的，但野生荞麦是一种藤本植物，荞麦是茎直立的。荞麦种子是三角形，被一个硬壳包裹，去壳后磨面食用。

性味归经　甘，凉。归脾、胃、大肠经。

功效　开胃宽肠，下气消积。

宜忌人群　一般人群均可食用。脾胃虚寒、消化功能不佳及经常腹泻的人，体质敏感的人不宜食用。

食用注意　猪肉、黄鱼不宜与荞麦同食。

保健食谱

1.海参红豆荞麦饭：海参2个，红豆20克，荞麦10克，黏米30克，葱花、香菜、花生油、盐适量。红豆、荞麦预先泡水，海参水发切成小块；米洗净，与红豆、荞麦一起倒进电饭锅，加入1.2倍的水量，加入少许的盐与花生油；待饭煮至微沸时，加入海参粒；水完全煮干时翻动均匀，再焖15分钟；撒少许葱花与香菜，即可装碗。海参红豆荞麦饭是款美容养颜饭。荞麦可清理肠道沉积废物，还具有扩张小血管和降低血液胆固醇的作用；红豆可健脾止泻、利水消肿、养心补血、祛湿清热、排毒减脂；海参可促进发育、增强免疫力、抑制血栓的形成、延缓衰老。

2.荞麦豆浆：黄豆50克，荞麦30克。将黄豆和荞麦用清水浸泡10分钟左右，倒入豆浆机中，加入所需量的清水；启动豆浆程序，20分钟左右即成。此豆浆对高血脂、高胆固醇有着缓解作用。

3.荞麦小米肉末粥：荞麦200克，小米100克，肉末100克，葱花、盐、麻油、料酒、姜丝适量。肉末用盐、麻油、料酒腌制半小时；荞麦洗净泡2小时；小米泡一个小时；将姜丝加入锅中用开水煮，然后加入泡好的荞麦和小米，大火煮沸，调小火煮1小时；煮好后，在出锅前五分钟加入腌好的肉末；用盐调味，撒入葱花即可。荞麦小米肉末粥有降血脂的功效。

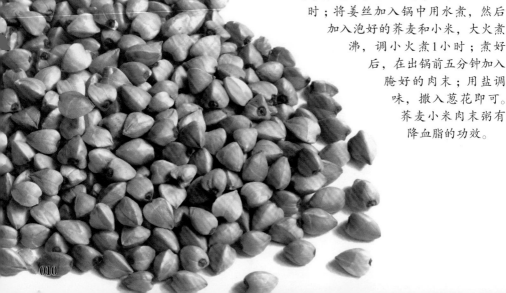

高粱

别名　木稷、蜀黍、蜀秫、芦粟。

来源　为禾本科植物高粱的种仁。

性味归经　甘、涩，温。归脾、胃、肺经。

功效　健脾止泻，化痰安神。

宜忌人群　一般人均可食用，糖尿病患者应禁食高粱，大便燥结以及便秘者应少食或不食高粱。

食用注意 高粱蛋白质略高于玉米，同样品质不佳，缺乏赖氨酸和色氨酸，蛋白质消化率低，需和其他谷类食物配合食用，可进一步提高其营养价值。

保健食谱

1.高粱米粥：高粱米50克，冰糖适量。先将高粱米煮烂，加入冰糖再煮，糖化即可。早晨食用，具有健脾益胃、生津止渴的作用。

2.高粱米羊肉粥：高粱米100克，羊肉200克，姜丝、盐各适量。羊肉洗净，切成丁；高粱米洗净，将羊肉丁、高粱米同放入砂锅内，加适量清水，煮至高粱米开花、羊肉丁软烂时，加入姜丝、盐即可。每日早、晚各一次。可暖脾胃、助消化。

3.高粱窝头：高粱粉400克，绿豆粉80克，白糖适量。将高粱粉、绿豆粉和适量白糖拌匀，用温水和成面团，饧30分钟。将面团揉成条，切成均匀的剂子，制成窝头生坯。蒸锅加水烧开，码入窝头，大火蒸20分钟即可。作主食食用。可止渴健胃、利水消肿。

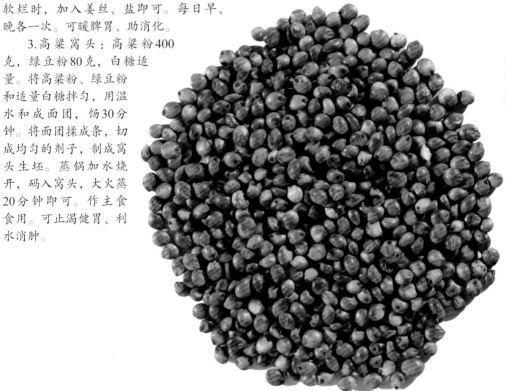

绿豆

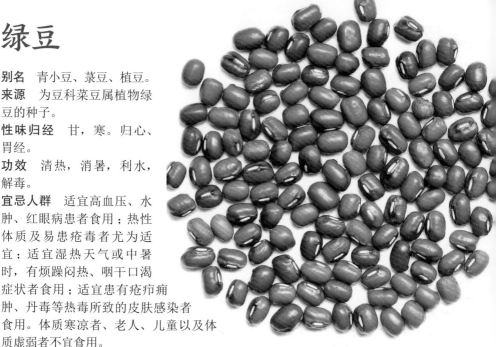

别名 青小豆、菉豆、植豆。

来源 为豆科菜豆属植物绿豆的种子。

性味归经 甘，寒。归心、胃经。

功效 清热，消暑，利水，解毒。

宜忌人群 适宜高血压、水肿、红眼病患者食用；热性体质及易患疮毒者尤为适宜；适宜湿热天气或中暑时，有烦躁闷热、咽干口渴症状者食用；适宜患有疮疖痈肿、丹毒等热毒所致的皮肤感染者食用。体质寒凉者、老人、儿童以及体质虚弱者不宜食用。

食用注意

（1）喝水消暑　如果只是想消暑，煮汤时将绿豆淘净，用大火煮沸，10分钟左右即可。注意不要久煮。这样熬出来的汤，颜色碧绿，比较清澈，喝的时候也没必要把豆子一起吃进去，就可以达到很好的消暑功效。

（2）煮烂解毒　如果是为了清热解毒，最好把豆子煮烂。这样的绿豆汤色泽浑浊，消暑效果较差，但清热解毒作用更强。

保健食谱

1.绿豆糯米粥：绿豆50克，糯米200克，杨梅90克。绿豆水浸4小时后与糯米同置锅中，加水，大火烧沸后转文火熬至米开花、豆烂；加入杨梅搅匀即可。每日早、晚分食。能健脾消食、生津解渴。可用来治疗萎缩性胃炎、胃酸缺乏症、糖尿病。

2.绿豆竹叶粥：绿豆15～30克，粳米50～100克，银花露、鲜荷叶、鲜竹叶各10克，冰糖适量。将鲜荷叶、鲜竹叶用清水洗净，共煎取汁，去渣；将绿豆、粳米淘洗干净，放入锅中煮粥；待沸后再加入银花露和上述汤汁，小火熬至粥熟；最后加入冰糖即可。温热服用，每日2次。消暑化湿，解表清营。适用于暑湿感冒。

3.绿豆百合美白汤：绿豆、红豆各25克，百合30克，盐或白砂糖适量。绿豆、红豆、百合分别洗净，用水浸泡30分钟；将上述材料一起放入砂锅，加适量清水，大火煮沸，转小火煮至豆熟；依个人喜好，放入盐或白砂糖调味即可。经常食用可美白祛斑、滋润肌肤。

豌豆

别名　青豆、荷兰豆、小寒豆、淮豆、麻豆、青小豆、留豆、金豆、回回豆、麦豌豆、麦豆、毕豆、麻累、国豆。

来源　为豆科豌豆属植物。以果、荚食用。种子可入药。

性味归经　甘，平。归脾、胃经。

功效　益脾和胃，生津止渴，利小便。

宜忌人群　一般人群均可食用。尿路结石、皮肤病和慢性胰腺炎患者不宜食用；糖尿病患者、消化不良者慎食。

食用注意　豌豆粒多食会发生腹胀，故不宜长期大量食用。

保健食谱

1.麻辣脆豌豆：嫩豌豆250克，松子仁20克，甜红椒1/3个，油、盐、味精、花椒油、红油适量。嫩豌豆洗净，沥干，投入六成热的油锅内炸熟，捞出待用；松子仁放入油锅炸至酥；甜红椒去籽、蒂，切成米粒状；锅置火上，放入油50克，烧至五成热，倒入豌豆、松子仁、甜红椒米煸炒几下；放入盐、味精，淋红油、花椒油，簸匀，起锅入盘即成。

2.清炒荷兰豆：荷兰豆（豌豆）250克，油、盐、鸡粉、蒜末、香油、姜末适量。将豌豆洗净；姜、蒜切末备用；炒锅倒油烧热，先放入姜末和部分蒜末炒香，然后放入豌豆大火快炒；临出锅前放入剩下的蒜末，用盐、鸡粉调味，淋入香油，炒匀即可关火。

3.荷兰豆香菇炒马蹄：鲜香菇（干香菇也可以）3朵，荷兰豆（豌豆）100克，马蹄6只，红椒少量，蒜2瓣，油、盐、鸡精适量。香菇洗净切片；豌豆去老筋，撕成小片洗净；马蹄洗净，去皮，切成片；蒜剁成蒜蓉；炒锅烧热下油，烧至五成热，先放入蒜蓉炒香，后放入香菇翻炒几下，再放入豌豆翻炒几下，最后放入马蹄、红椒同炒；可以放入少量高汤，放入盐和鸡精调味即可。

4.香肠炒豌豆：香肠100克，豌豆100克，盐2克。豌豆去掉两边的头，洗净；香肠先蒸好切小片备用；锅中放少许的油，油热后，放入香肠片，小炒30秒后放入豌豆，翻炒均匀；豌豆变色后，放入盐，即可起锅。

5.香干荷兰豆：荷兰豆（豌豆）100克，豆干100克，油、盐、鸡精、蒜适量。蒜剁碎；油烧热，先放入蒜末炒香，再放入豌豆翻炒；放入豆干和盐、鸡精，再翻炒几下即可出锅。

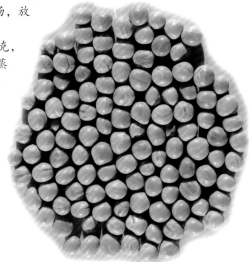

黑豆

别名 橹豆、乌豆、黑大豆、稽豆、马料豆。

来源 为豆科植物大豆的黑色种子。外皮黑，里面黄色或绿色。

性味归经 甘，平。归脾、肾经。

功效 活血利水，祛风解毒，健脾益肾。

宜忌人群 适宜脾虚水肿、脚气浮肿者食用；适宜体虚之人及小儿盗汗、自汗者，尤其是热病后出虚汗者食用；适宜老人肾虚耳聋、小儿夜间遗尿者食用；适宜妊娠腰痛或腰膝酸软、白带频多、产后中风、四肢麻痹者食用。小儿不宜多食。

食用注意 黑大豆炒熟后，热性大，多食者易上火，故不宜多食。

保健食谱

1.黑豆豆浆：黑豆、砂糖、水适量。先将黑豆洗干净，在温水中泡7～8小时，水要淹过黑豆2～3倍高；待黑豆泡软，倒掉泡黑豆的水，把黑豆放入豆浆机中，加水不要超过最高水位线；可以按照自己的口味加入适量的砂糖。其可以降血脂、预防心血管疾病、抗氧化、延缓衰老、养颜美容、增加肠胃蠕动。

2.醋泡黑豆：黑豆100克，米醋300毫升。将黑豆放在平底锅内，以中火炒黑豆，炒至表皮爆裂；将黑豆装入瓶子或罐子内，加入米醋，凉后将瓶盖封好；待黑豆吸收了醋，膨胀之后便可食用。黑豆含有丰富的食物纤维，有助改善便秘，它所含有的维生素B_1及维生素E可有助于恢复体力和改善皮肤状况。醋泡黑豆有辅助降压的作用。

3.黑豆乌鸡汤：黑豆150克，何首乌100克，乌鸡1只，红枣10枚，生姜5克，精盐适量。将乌鸡宰杀去毛及内脏，洗净备用；黑豆放入铁锅中干炒至豆衣裂开，再用清水洗净，晾干备用；何首乌、红枣、生姜分别洗净，红枣去核，生姜刮皮切片，备用；加清水适量于锅内，用猛火烧沸，放入黑豆、何首乌、乌鸡、红枣和生姜，改用中火继续煲约3小时，加入精盐适量，汤成。其可以补血养颜、乌发、养心安神。

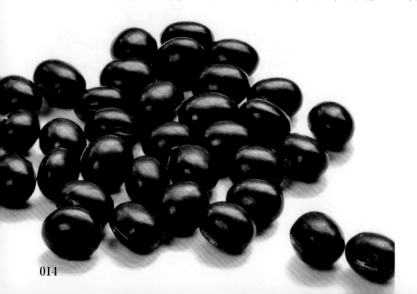

黄豆

别名　黄大豆、菽。

来源　为豆科植物大豆的黄色种子。中国各地均有分布。秋季采收近成熟或成熟果荚，除去荚壳，鲜用或晒干备用。

性味归经　甘，平。归大肠、脾经。

功效　健脾利水，宽中导滞，解毒消肿。

宜忌人群　适宜于动脉硬化、高血压、冠心病、高血脂、糖尿病、营养不良、癌症等患者食用。尤其适宜儿童生长发育时期食用。黄豆性偏寒，胃寒者和易腹泻、腹胀、脾虚者以及常出现遗精的肾亏者不宜多食。

食用注意　不可生吃，有毒。食用了不完全熟的豆浆可能出现腹胀、腹泻、呕吐、发热等不同程度的食物中毒症状。生大豆中含有一种胰蛋白酶抑制剂，进入人体后会抑制体内胰蛋白酶的正常活性，并对胃肠有刺激作用。

保健食谱

1.黄豆排骨汤：黄豆100克，猪排骨250克，精盐适量。将黄豆拣去杂质，用温水浸软，洗净；把猪排骨洗净，切成小块；将煮锅洗净，置于火上，加清水适量，旺火煮沸；把黄豆、猪排骨放入锅内，加盖，转为文火煲3小时后，点入精盐调味即可。补髓养阴，补血益智。孕妇食之有利于胎儿大脑发育，同时对孕妇用脑过度、神经衰弱、失眠、健忘等有防治作用。有健脑益神、养血宁心之功效。

2.猪手黄豆煲：猪手1个，黄豆20克，玉竹5克，枸杞10克，怀山药10克，人参5克，高汤适量。将黄豆泡软；猪手洗净去毛，改成三角块；将泡软的黄豆与切好的猪手加玉竹、枸杞、怀山药、人参一起煲，熬至汤浓即可。能去除毒素及不洁体液，有利于肾脏排毒。

3.拌香黄豆：黄豆1000克，酱油50毫升，黄酒10毫升，食盐、五香粉、葱花、香油适量。黄豆拣净，加水，倒入五香粉，上旺火煮15分钟左右，移至小火焖煮，这时加入食盐、酱油、黄酒等佐料，紧盖锅盖焖至豆皮发胀、汤成浓汁时起锅，晾冷装盘；吃时可撒些葱花，加入几滴香油，其味更香。

4.海带黄豆汤：海带（鲜）100克，黄豆100克，盐2克，味精1克，葱花5克。将海带清洗干净，切成丝；黄豆用温水浸泡半天，捞出备用；锅中加适量清水煮沸，倒入黄豆煮至熟烂，加盐；再下海带丝和葱花煮10分钟至入味；食用时加入味精即可。

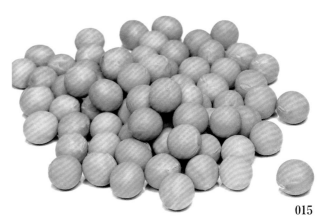

豆腐

来源　为豆科植物大豆的种子的加工制成品。

性味归经　甘，凉。归脾、胃、大肠经。

功效　泻火解毒，生津润燥，补中益气。

宜忌人群　一般人群皆可食用。身体虚弱、营养不良、气血双亏、年老赢瘦者宜食；高脂血症、肥胖者及血管硬化者宜食；糖尿病人宜食；妇女产后乳汁不足者宜食；青少年儿童宜食；痰火咳嗽哮喘者宜食；癌症患者宜食；豆腐皮最宜老人。痛风病人和血尿酸浓度增高的患者忌食，胃寒者和易腹泻、腹胀、脾虚者以及常出现遗精的肾亏者也不宜多食。

食用注意

（1）忌与酸醋同食，否则易损伤牙齿。

（2）豆腐与茭白、竹笋同吃易形成结石。

（3）不可与羊肉同吃，同吃易发生黄疸和脚气病(维生素B_1缺乏症)。

（4）不可与牛肉同吃，同吃会令人上火。

保健食谱

1.红糖煮豆腐：豆腐约200克，红糖50克，清水一碗，煮熟即食。有和胃止血的功效。可治疗胃、十二指肠溃疡出血等。

2.泥鳅炖豆腐：泥鳅500克、豆腐250克。泥鳅去鳃、内脏，洗净，放锅中，加食盐少许，水适量，精炖至五成熟，加入豆腐，再炖至鱼熟烂即可。吃鱼和豆腐，喝汤，分顿用之。本品有清利湿热的功效，可配合治疗湿热黄疸和小便不利水肿症。

3.豆腐猪肝汤：猪肝50克，嫩豆腐1块，精盐、味精、料酒、葱花、湿淀粉、色拉油、鲜汤各适量。将猪肝洗净，切薄片，放碗内，加入精盐、料酒、湿淀粉，拌匀；豆腐，切小片。锅内放鲜汤，烧沸，放入豆腐、精盐、色拉油，再烧沸，倒入猪肝，烧至熟，加入葱花、味精，出锅即成。有益气和中、清肺止咳的功效，可辅以治肺热咳嗽。此汤适用于小儿肺热咳嗽、口干燥渴、食欲不振等病症。

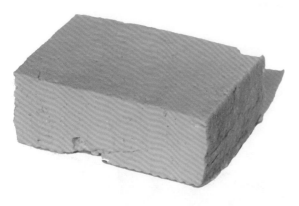

赤小豆

别名 赤豆、红饭豆、饭豆、蛋白豆、赤山豆。

来源 为豆科植物赤小豆或赤豆的干燥成熟种子。秋季果实成熟而未开裂时拔取全株，晒干，打下种子，除去杂质，晒干。

性味归经 甘、酸，平。归心、小肠经。

功效 利水消肿，解毒排脓。

宜忌人群 肾性水肿、心源性水肿、肝硬化腹水、营养不良性水肿以及肥胖症等病患者适宜食用。阴虚而无湿热者及小便清长者忌食赤小豆；被蛇咬伤者百日内忌食赤小豆。

食用注意 配合黑鱼、鲤鱼或黄母鸡同食，消肿效果更好。

保健食谱

1.冬瓜赤豆汤：冬瓜500克，赤小豆40克。将冬瓜、赤小豆加水两碗煮沸，用小火煨20分钟即可。不加盐或少加盐。日服2次，食瓜喝汤。利小便、消水肿、解热毒。适用于急性肾炎浮肿、尿少者。冬瓜含钠较低，是肾病浮肿患者的理想食品。慢性肾炎脾肾虚寒者不宜食用。

2.赤豆玉米须薏仁粥：玉米须50克，赤小豆15克，薏苡仁30克。将玉米须加水适量先煎10分钟，取出玉米须；赤小豆、薏苡仁洗净入锅，用旺火烧开后转用小火熬成稀粥。温服，每日1次。适用于治疗阳虚水泛引起的体形肥胖、身体容易感觉倦怠、舌苔白腻者。

3.赤豆鲤鱼：鲤鱼1尾（1000克以上），赤小豆100克，陈皮、花椒、草果各7.5克，葱、姜、胡椒、食盐适量。将鲤鱼去鳞、鳃，抠去内脏，洗净，将赤小豆、陈皮、花椒、草果洗净，塞入鱼腹，再将鱼放入砂锅，另加葱、姜、胡椒、食盐，灌入鸡汤，上笼蒸1.5小时左右，鱼熟后即可出笼，再撒上葱花，即成。有行气健胃、醒脾化湿、利水消肿、减肥的功效。

4.黄鸭赤豆汤：黄鸭1只，赤小豆30克，陈皮30克，花生米30克，冬瓜皮100克，料酒、盐、胡椒粉、姜片、葱段适量。将赤小豆、陈皮、冬瓜皮、花生米去杂洗净；陈皮、冬瓜皮装入纱布袋，扎口；黄鸭去毛，去内脏，斩去脚爪，洗净，放入沸水锅内氽一下，捞出洗净、斩块；烧热锅放入鸭块煸炒；放入葱段、姜片、料酒，煸炒至水干；注入适量清水，加入盐、胡椒粉、赤小豆、花生米、纱布袋（陈皮、冬瓜皮），共煮至肉熟烂；拣出纱布袋、葱段、姜片，盛入汤盆中即成。具有补中益气、利水消肿的功效。

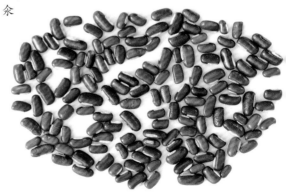

第二章　蔬菜类

黄豆芽

别名　豆芽菜、如意菜、掐菜、银芽、银针、银苗、芽心、大豆芽、清水豆芽。

来源　黄豆芽是芽苗菜的一种，是用黄豆经加工处理发出的嫩芽。

性味归经　甘，凉。归脾、大肠经。

功效　健脾养肝，清热明目，补气养血。

宜忌人群　一般人群均可食用。青少年可多食，孕妇多食对缓解妊娠期高血压和产后便秘有一定效果。黄豆芽性寒，慢性腹泻及脾胃虚寒者忌食。

食用注意

（1）在生发黄豆芽时注意豆芽不要生得过长。

（2）烹调黄豆芽切不可加碱，加少量食醋能保持B族维生素不减少。

（3）勿食无根豆芽，因无根豆芽在生长过程中可能被喷洒了除草剂，而除草剂一般都有致癌、致畸、致突变的作用。

（4）黄豆芽不宜与猪肝同食，有损营养素的吸收。

保健食谱

1.素炒黄豆芽：黄豆芽500克，料酒、酱油、油、白砂糖、葱、蒜、盐、味精、淀粉、香油适量。将黄豆芽洗净，沥去水分；锅内加油烧热，放入葱、蒜炝锅，加入料酒，放入黄豆芽、酱油略炒；再加入白砂糖、盐、烧开；用小火加盖烧透，至汁浓时，加入味精，用湿淀粉勾薄芡，淋入香油，出锅装盘即成。

2.黄豆芽炒粉条：黄豆芽250克，粉条150克，里脊肉150克，韭菜100克，生粉、盐、料酒、葱、姜、生抽、胡椒粉适量。黄豆芽择洗干净；里脊肉切丝，用1/4小勺盐、1/4小勺生抽、料酒、生粉拌匀腌制10分钟；粉条煮熟，捞出沥干水；锅内烧热油，放入里脊肉丝炒熟盛出；锅内再次烧热油，放入葱、姜炒香；倒入黄豆芽翻炒均匀；放入粉条，加入半杯水，剩余的调料全部倒入炒匀；盖上盖焖10分钟至汤汁浓稠；出锅前撒入里脊肉丝、韭菜，炒10秒立即关火。

3.炝炒黄豆芽：黄豆芽500克，香辣肉酱、干辣椒、葱、盐、鸡精、油适量。黄豆芽用开水略焯十几秒，清水漂洗并沥水；炒锅倒入油，放入适量香辣肉酱、干辣椒、葱炸香；然后倒入黄豆芽，大火快炒约1分钟；加入盐、鸡精，最后加点葱大火爆炒1分钟即可。

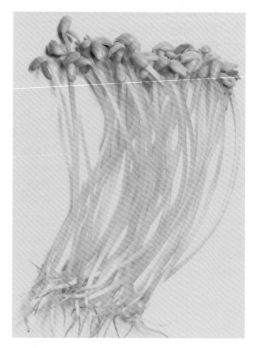

绿豆芽

别名 豆芽菜。

来源 为豆科植物绿豆的种子经浸罨后发出的嫩芽。

性味归经 甘，凉。归胃、三焦经。

功效 清热消暑，解毒利尿。

宜忌人群 一般人群均可食用。尤适宜便秘、心血管疾病、消化道癌症患者。脾胃虚寒者忌食。

食用注意

（1）炒豆芽时应热锅快炒，减少维生素C的破坏。

（2）烹调时配上一点姜丝，能够有效中和寒性。

（3）不宜与猪肝同食，影响营养物质的吸收。

保健食谱

1.炒绿豆芽：绿豆芽400克，虾米25克，香菜10克，色拉油、盐、味精、大葱、姜、胡麻油适量。将绿豆芽洗净，入沸水锅内焯水，断生后捞出，用凉水过凉，沥干水分，装入盘中；葱切段，姜切丝；将香菜梗洗净，切成6厘米长段；炒锅置旺火上，放色拉油烧热，下姜丝、葱段稍煸，继下焯过的绿豆芽，快速炒热，加精盐、味精、花椒油、水发虾米炒拌入味即可。

2.豆芽滑肉丝：绿豆芽250克，猪肉(瘦)125克，料酒、盐、味精、大葱、姜、花生油、淀粉适量。将绿豆芽洗净，沥去水，将猪肉洗净，切成4厘米长的细丝，用料酒5克，精盐3克，湿淀粉25克(淀粉15克加水)抓匀上浆，下入四成热油中滑透，倒入漏勺滤油、锅内加油30克烧热，放入葱(切丝)、姜(切丝)炝锅，放入绿豆芽用旺火翻炒，加入精盐、料酒、肉丝、味精炒匀，出锅装盘即可。

3.凉拌粉丝绿豆芽：粉丝100克，绿豆芽200克，胡萝卜100克，姜、醋、盐、香油、辣椒油适量。姜切成碎末，调入醋、盐、香油和辣椒油做成调味汁。粉丝、绿豆芽、胡萝卜用开水焯熟，捞出后迅速用凉水冲凉；浇上调味汁，撒些许香菜，拌匀即可。

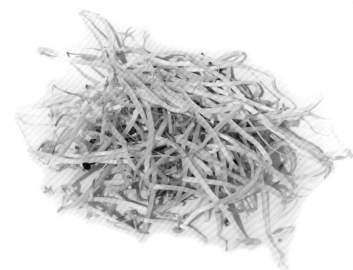

生菜

别名 鹅仔菜、唛仔菜、莴仔菜。

来源 为叶用莴苣的俗称，属菊科莴苣属。为一年生或二年生草本植物，叶长倒卵形，密集成甘蓝状的为球生菜。可生食，脆嫩爽口，略甜。

性味归经 甘，凉。归小肠、胃经。

功效 清热爽神，清肝利胆，养胃。

宜忌人群 一般人群均可食用。尤其适宜失眠、胆固醇高、神经衰弱的人。生菜性凉，患有尿频和胃寒的人不宜多吃。

食用注意 无论是炒还是煮生菜，时间都不要太长，这样可以保持生菜脆嫩的口感。生菜对乙烯极为敏感，储藏时应远离苹果、梨和香蕉，以免诱发赤褐斑点。

保健食谱

1.蚝油生菜：生菜600克，蚝油30克，酱油适量，白糖10克，水淀粉适量，香油5克，蒜末3克。把生菜老叶去掉，清洗干净；锅中水开后放入生菜焯水，时间不要太长，控干水分装盘；热锅烧油，放入蒜末、蚝油、酱油、白糖翻炒1分钟；把水淀粉倒入锅中与蚝油汁混合勾芡；淋香油，浇在生菜上即可。

2.白灼生菜：生菜500克，油适量，红辣椒半个（点缀用），白糖半茶匙，盐适量，酱油半茶匙，蒸鱼豉油半茶匙，葱段适量。洗净食材；红辣椒、葱段切丝；取一干净碗加入酱油、白糖、蒸鱼豉油、少许盐、1汤勺凉开水调匀，做成调味汁；锅里水烧开，加入几滴油，倒进生菜快速焯水，捞出，控干水分盛入盘中，铺入葱丝、红椒丝；锅里放油烧热，倒入盘中，淋上调味汁即成。

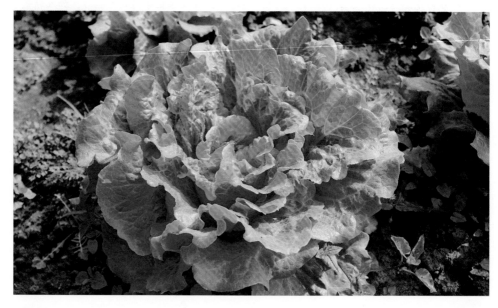

番茄

别名 西红柿、洋柿子、狼桃。

来源 为茄科植物番茄的果实。

性味归经 甘、酸、微寒。归肝、肺、胃经。

功效 健胃消食，生津止渴。

宜忌人群 一般人群均可食用。白癜风、急性肠炎、菌痢及消化性溃疡活动期患者不宜食用。

食用注意 青色未成熟的番茄不宜食用（因未成熟的番茄含有毒的龙葵碱）。不宜长时间高温加热，因番茄红素遇光、热和氧气容易分解，失去保健作用。服用抗凝血药物时不宜食用。

保健食谱

1.番茄汁：番茄50克，白砂糖20克。将成熟的番茄洗净，用开水烫软去皮，然后切碎；用清洁的双层纱布包好，把番茄汁挤入小盆内；将白砂糖放入汁中，用温开水冲调后即可饮用。要选用新鲜、成熟的番茄做原料，可用纱布挤汁也可用榨汁机，可用白糖也可用蜂蜜。有美容、减肥的功效。

2.芦笋青椒番茄汁：番茄400克，芦笋500克，青椒50克。番茄洗净，去蒂，切成小块；青椒洗净，去子，切成小块；芦笋洗净，切成段；将番茄、青椒、芦笋放进榨汁机中榨取汁液；将冰块放入杯中，倒入蔬菜汁，调匀，即可直接饮用。

3.番茄甜橙汁：番茄80克，甜橙100克，盐适量。番茄、甜橙洗净去皮，切成小丁；将番茄、甜橙全部放入榨汁机中榨汁，加入盐；用干净纱布滤过后，倒入杯中即可饮用。

4.番茄甜瓜汁：番茄400克，甜瓜500克，柠檬20克。番茄洗净，切成小块；甜瓜洗净，去子，切成小块；柠檬去皮，果肉切成块；把番茄块、甜瓜块、柠檬块放到榨汁机中榨取汁液；搅拌均匀后倒入杯子中，加入凉开水和冰块即可。本品加适量冰块口感更好；还可放入冰箱内降温，口感同样。有利尿、清热解毒的功效。

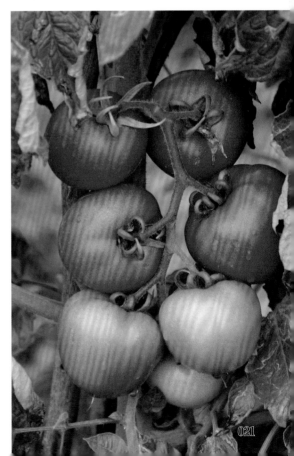

菠菜

别名 菠棱、赤根菜、波斯草、鹦鹉菜。

来源 为藜科菠菜属一年生草本植物。

性味归经 甘，平。归肝、胃、大肠、小肠经。

功效 养血止血，平肝，润燥。

宜忌人群 一般人群均可食用。菠菜含草酸较多，有碍钙的吸收，软骨病、肾结石、腹泻等人应少吃或暂戒食菠菜。

食用注意 吃菠菜时宜先用沸水烫软，捞出再炒可去除草酸。菠菜不宜与含钙丰富的食物（如豆腐）共煮，否则会形成草酸钙，既不利于钙的吸收，又有碍消化。

保健食谱

1.金荟菠菜汤：石斛、茯苓各20克，沙参12克，菠菜400克，素汤（豆芽加水熬炼而成）800毫升，味精、精盐、花生油、葱白、生姜各适量。石斛、茯苓、沙参以水煎取汁200毫升；菠菜洗净，切4厘米段；葱白切段；生姜切片，拍松；将菠菜急焯一下捞起；炒锅放旺火上，加入花生油烧热，放入生姜片煸炒，挑去生姜片；放入精盐，倒入药液和素汤，烧沸后倒入菠菜，汤沸后调入味精即可。此菜具有益胃养阴、健脾助食的功效。对于胃肠燥热、阴亏液少、食欲不振者有一定的食疗作用。

2.菠菜粥：菠菜、大枣各50克，粳米100克。将粳米、大枣洗净，加水熬成粥；熟后再加入菠菜煮沸即可。此粥营养丰富，具有健脾益气、养血补虚的功效。常用于治疗缺铁性贫血。

3.菠菜拌藕片：菠菜、鲜藕各200克，盐、麻油、味精各适量。将菠菜择洗干净，切段，入沸水中焯熟；鲜藕去皮，切片，焯水至断生；在菠菜、鲜藕片中加入盐、麻油、味精拌匀即可。本菜有清肝明目的功效。适用于肝血不足所致的视物模糊、头昏肢颤等病症。

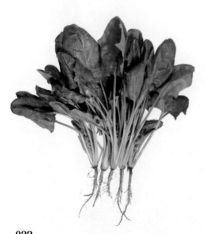

4.菠菜羊肝汤：鲜菠菜、羊肝各50克，盐、麻油、味精各适量。将鲜菠菜洗净，切段；羊肝切片；锅内加水约750毫升，烧沸后加入羊肝，稍滚，加入菠菜，并加入适量盐、麻油、味精，滚后即可。吃羊肝、菠菜，并喝汤。此汤具有养肝明目的功效。适用于视物模糊、两目干涩等病症。

5.菠菜猪血汤：鲜菠菜、熟猪血各500克，猪油、料酒、肉汤、盐、胡椒、姜片、葱段各适量。鲜菠菜洗净，切段；熟猪血切条；将锅置火上，加入猪油，将葱段、姜片煸香；倒入熟猪血煸炒；烹入料酒，煸炒至水干；加入肉汤、盐、胡椒、菠菜，煮沸后，盛入汤盆即成。此汤具有养血止血、敛阴润燥的功效。适用于血虚肠燥、贫血及出血等病症。

油菜

别名 芸薹、寒菜、胡菜、苦菜、薹芥、瓢儿菜。

来源 为十字花科芸薹属植物油菜的嫩茎叶。

性味归经 甘，凉。归肝、脾、肺经。

功效 活血化瘀。

宜忌人群 适宜高血压、高血脂等患者食之。油菜在多种本草书上均记载为发物，因此，疮痘、眼疾、小儿麻疹后期、疥疮、狐臭等慢性病患者及孕早期妇女要少食。

食用注意 食用油菜时要现做现切，并用旺火爆炒，这样既可保持鲜脆，又可使其营养成分不被破坏。熟油菜过夜后不宜再吃。绿叶蔬菜里含有较多的硝酸盐，储存一段时间后，由于酶和细菌的作用，会变成亚硝酸盐，亚硝酸盐是导致胃癌的有害物质。

保健食谱

1. 蒜茸炒油菜心：油菜心400克，油适量，盐适量，蒜茸适量，鸡粉适量。油菜心去掉残根，放水里泡20分钟；锅内热油，放入蒜茸爆香；放入油菜心翻炒；菜熟后加入盐和鸡粉调味就可出锅。本品可以补水利尿通便。

2. 香肠炒油菜：香肠100克，油菜200克，油适量，盐适量，大蒜适量，蚝油适量，鸡精适量，香油适量。油菜去根，去掉老叶，在盐水中浸泡15分钟，洗净后，切成小段，茎叶分开；香肠切薄片；大蒜3~4瓣，切成末儿；锅内放油，先放油菜茎，后放油菜叶，大火快速翻炒；加入香肠，放入适量盐、蚝油；油菜变软后，加入蒜末，出锅前点几滴香油即可。油菜含有大量胡萝卜素和维生素C，有助于增强机体免疫能力。特别适宜患口腔溃疡的人食用。

3. 香菇油菜：香菇100克，油菜500克，油适量，葱花适量，蚝油少许。香菇洗净切片；油菜择洗净待用；锅中倒水、烧开，先把油菜用热水烫一下，叶子变色即可捞出，放入冷水中，过水后沥干水分；把香菇倒入水中，用开水焯去香菇的异味，捞出后用冷水冰一下，然后控干水；倒入油、葱花炒香；放入香菇和油菜，再放入少许的蚝油，翻炒2分钟即可。

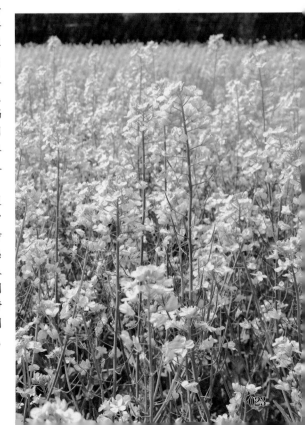

豌豆苗

别名 龙须苗、豌豆尖、寒豆苗、豆苗。
来源 豌豆苗俗称豌豆藤，是豌豆的嫩茎和嫩叶。
性味归经 甘、寒，凉。归脾、胃、大肠经。
功效 利尿，止泻，消肿，止痛。
宜忌人群 一般人群均可食用。糖尿病者尤宜食用。

食用注意 豌豆苗颜色嫩绿，具有豌豆的清香味，最宜用于汤肴。与猪肉同食，对预防糖尿病有较好的食疗作用。

保健食谱

1.凉拌豌豆苗：豌豆苗300克，油、芝麻油、盐适量。锅内放适量水，烧开后加一点油和盐，放入豌豆苗焯烫至熟；捞出放入凉开水里浸泡一下，沥干水分，这样可以保持豌豆苗翠绿的颜色；放入适量盐和芝麻油拌匀即可装盘。

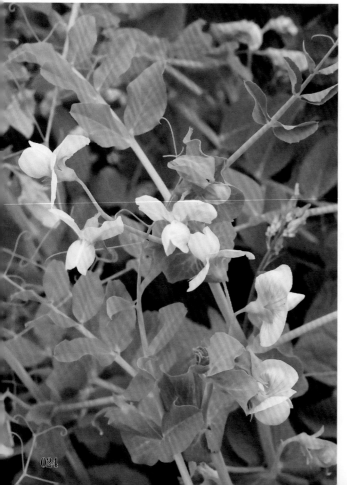

2.上汤豌豆苗：豌豆苗400克，油、盐、葱、酱油适量。把豌豆苗择洗干净；葱切碎；炒勺中加入适量的油，待油热之后将葱花倒入炝锅；放入豌豆苗翻炒；加入适量的酱油、盐调味即可。

3.豌豆苗豆腐汤：豆腐2块，豌豆苗50克，花椒粉、大蒜、酱油、盐、香油适量。豆腐切成丁备用；大蒜切碎；锅内放一碗清水烧开，加入适量香油，先将酱油、花椒粉、大蒜碎放入，再将豆腐块放入锅中煮5分钟；准备一只大碗，将洗净的豌豆苗放入碗底；待豆腐浮在汤面、内部出现小孔时，加少许盐调味；煮好的豆腐汤倒入放有豌豆苗的碗内，滚烫的汤能将豌豆苗烫熟。

空心菜

别名 蕹菜、蓊菜、通心菜、无心菜、瓮菜、空筒菜、竹叶菜。

来源 为旋花科植物蕹菜的茎、叶。

性味归经 甘，微寒。归肝、心、小肠、大肠经。

功效 清热凉血，解暑，利尿，润肠通便，解毒尤佳。

宜忌人群 一般人群均可食用。尤适宜便血、尿血和鼻衄患者，同时适宜糖尿病、高胆固醇、高血脂患者，以及口臭者、爱美人士等。空心菜中含有大量烟酸、糖类，肾结石患者如果吃空心菜，会加重肾结石患者的病情。

食用注意

（1）不宜与猪肝同食 空心菜含有维生素C，而猪肝含有丰富铁、铜等微量元素，两者搭配制作成菜会阻碍维生素C的吸收，降低空心菜的食用价值。

（2）不宜与枸杞同食 空心菜和枸杞都含有丰富的微量元素钾，两者一起大量食用，容易出现腹泻、腹胀等症状。

（3）不宜与奶酪同食 空心菜中含有的草酸会与奶酪中的钙相结合而形成草酸钙，两者搭配食用或制作成菜，会阻碍人体对钙的吸收和利用。

保健食谱

1.水烫空心菜：空心菜500克，蒜米4瓣，辣椒适量，白糖、鸡精、香油、生抽适量。用锅将水烧开，将择好洗净的空心菜放进开水中烫至九成熟，捞起，沥干水待用；在锅中用油将蒜米、辣椒爆炒一下；加入生抽、白糖、鸡精、香油适量，炒熟后淋在沥干水的空心菜上即可；也可将空心菜下锅拌匀。

2.酸辣空心菜梗：空心菜梗500克，辣椒2个，蒜米、鸡精、盐、老醋、油、生抽适量。挑选嫩的空心菜梗洗净，折成段状，撒入些许盐腌制片刻，再洗净；锅内放入油，倒入空心菜梗爆炒；加入适量盐、蒜米、鸡精、辣椒、老醋一起翻炒，菜熟起锅装盘。

3.素炒空心菜：空心菜500克，葱、姜、盐、鸡精、植物油适量。空心菜洗净，择去叶子，把茎切成段；葱、姜切成丝；炒锅内热油，油温八成热时放入葱、姜爆香；放入空心菜翻炒；加入盐、鸡精，炒至菜熟即可出锅。

4.腐乳炒空心菜：空心菜300克，腐乳（白）50克，水淀粉、植物油、白皮大蒜适量。空心菜洗干净，除去老梗，折成小段备用；腐乳放入碗中压成泥，加入少许水淀粉调匀备用；锅中倒油烧热，放入蒜茸（大蒜捣碎）炒香；加入空心菜炒匀；再加入调匀的腐乳汁炒熟，盛入盘中即可。

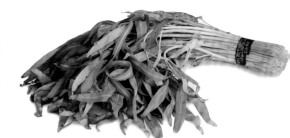

芹菜

别名 胡芹。

来源 为伞形科植物。有水芹、旱芹、西芹三种，功能相近，药用以旱芹为佳。旱芹香气较浓，称"药芹"。

性味归经 甘、辛，凉。归肺、胃、肝经。

功效 清热利湿，平肝健胃。

宜忌人群 适合高血压、动脉硬化、高血糖、缺铁性贫血患者及经期妇女食用。由于芹菜性凉、质滑，故脾胃虚寒、腹痛腹泻者不宜多食；芹菜有降血压的作用，血压偏低者不宜多食。

食用注意

（1）国外有医生经过实验发现，男性多吃芹菜会抑制雄性激素的生成，影响生育，此种情况在停止食用芹菜后数月又可恢复正常，故生育期男性不宜多食。

（2）芹菜属光敏性强的蔬菜，食之过多，容易导致光敏性物质在体内增加，此时如果照射强光，就会引起日光性皮炎等皮肤炎症。

保健食谱

1.芹菜拌干丝：芹菜250克，豆干300克，花生油、精盐、味精、葱白、生姜各适量。芹菜洗净，切去根头，切段；豆干切细丝；葱白切段；生姜拍松；炒锅置旺火上，倒入花生油，烧至七成热；放入生姜、葱段煸后，加入精盐，倒入豆干丝再炒5分钟；加入芹菜一齐翻炒；味精调水泼入，炒熟起锅即成。本菜鲜香可口，具有降压平肝、通便的功效。适用于高血压、大便燥结等病症。

2.芹菜粥：芹菜40克，粳米50克，葱5克，花生油、盐、味精各适量。芹菜洗净，去根；锅中倒入花生油烧热，爆葱，加入粳米、水、盐，煮成粥；再加入芹菜稍煮，调入味精即可。此粥具有清热利水的功效，可作为高血压、水肿患者的辅助食疗品。

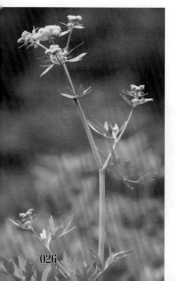

3.糖醋芹菜：芹菜500克，糖、盐、香油、醋各适量。将嫩芹菜去叶留茎，洗净，入沸水氽过，捞起沥干水，切寸段，加入糖、盐、醋拌匀，淋上香油，装盘即可。本菜酸甜可口，去腻开胃，具有降压、降脂的功效。高血压病患者可常食。

4.芹菜小汤：芹菜150克，奶油50毫升，牛奶150毫升，食盐、面粉各适量。芹菜洗净，去叶，切段，用150毫升水煮开；将食盐、奶油及2匙面粉调入牛奶内，一并倒入芹菜汤中，一滚即成。此汤清淡适口，鲜香开胃，具有益胃养阴、止血通淋的功效。糖尿病、小便出血、小便淋痛者均可常食。

5.芹菜拌核桃：芹菜250克，核桃仁50克，精盐、香油各适量。将芹菜切成细丝，放入开水锅内氽后捞出放入盘中，放入洗净的核桃仁及少许精盐、香油，拌匀即成。具有润肺、清热、定喘的作用。

洋葱

别名 球葱、圆葱、玉葱、葱头、荷兰葱、番葱。

来源 为百合科葱属二年生草本植物洋葱的鳞茎。

性味归经 甘、微辛，温。归肝、脾、胃、肺经。

功效 润肠，理气和胃，健脾进食，发散风寒，温中通阳，散瘀解毒。

宜忌人群 一般人均可食用。特别适宜高血压、高血脂、动脉硬化等心血管系统疾病，糖尿病，癌症，急、慢性肠炎，痢疾患者以及消化不良者食用。洋葱辛温，热病患者应慎食。凡有皮肤瘙痒性疾病、患有眼疾以及胃病、肺有炎症者少吃。

食用注意 洋葱易产生挥发性气体，过量食用会产生胀气和排气过多。

保健食谱

1.鱿鱼炒洋葱：鱿鱼250克，洋葱1个，糖、葱花、豆瓣酱适量。鱿鱼清洗干净；洋葱切片；锅中放入油烧热，倒入鱿鱼煸炒1分钟；然后倒入豆瓣酱，中火不停地翻炒3～4分钟；然后倒入洋葱片，继续翻炒2～3分钟；加适量糖翻炒一下，加点葱花即可。

2.洋葱烩鸡翅：鸡翅6个，洋葱1/4个，生姜4片，白糖1小勺，蜜糖1汤匙，生抽1汤匙，蚝油1汤匙，清水1/3碗，油适量。鸡翅洗干净；洋葱切碎；用生姜片、生抽、白糖腌制鸡翅20分钟；加热锅，放入少量油，爆香洋葱，放进鸡翅，加入1汤匙的蚝油，加入1/3碗清水，大火煮开后中火煮8分钟，小火焖2分钟；加入1汤匙的蜜糖，大火收汁即可。

3.洋葱土豆蛋糕：鸡蛋3个，面粉120克，土豆、洋葱各1个，盐5克，大杏仁1小把，色拉油20克，孜然5克。鸡蛋中加入色拉油、盐，打散，筛入面粉，打成均匀的糊状；土豆去皮擦成细丝，洋葱切成丝，同孜然一起拌进面粉糊；倒进吐司盒，撒上大杏仁；烤箱预热200℃，上下火烤40分钟。

4.洋葱炒牛肉：牛肉250克，洋葱1个，盐、生油、生抽、生粉、胡椒粉、黑椒粉、味精、料酒适量。将牛肉逆纹切片，用少许盐、生油、生抽、生粉、胡椒粉、味精、料酒拌匀，腌制10～20分钟，使其入味；把洋葱环切成丝；热锅放少许生油，先炒洋葱；将炒软的洋葱拨到一边，把腌好的牛肉以及腌肉汁一起倒入锅中，然后翻炒；炒熟后再撒上点黑椒粉炒匀，即可出锅。

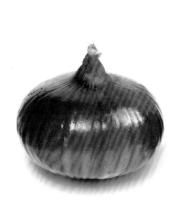
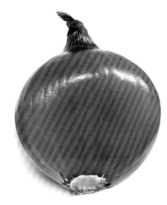

大白菜

别名　结球白菜、黄芽菜、菘、黄矮菜。

来源　白菜原产于我国北方，为十字花科芸薹属一年生或二年生草本植物。

性味归经　甘，微寒。归肠、胃经。

功效　清热除烦，通利肠胃，消食养胃。

宜忌人群　适宜脾胃气虚、大小便不利者和维生素缺乏者。大白菜性偏寒凉，胃寒腹痛、大便溏泻及寒痢者不可多食。

食用注意

（1）白菜一旦做熟了就千万不要隔天食用，否则白菜中的亚硝酸盐会大大增加，亚硝酸盐被人体吸收后会导致食物中毒。

（2）白菜与黄瓜同食，其所含维生素会被黄瓜中的维生素分解酶破坏，降低营养；白菜与猪肝、羊肝同食，其所含维生素C会被破坏。

保健食谱

1.**素白菜汤**：白菜250克，香油、食盐、味精各适量。白菜切碎，投入沸水中，煮沸去其生味，调以香油、食盐、味精即成。本品能清热除烦利尿。用于烦热口渴、小便不利者。

2.**白菜肉片汤**：白菜500克，水豆粉、生姜、食盐、酱油、葱各适量，猪肉（半肥瘦）250克。白菜除去外周老叶，洗净，切段；猪肉洗净，切片，拌入水豆粉少许；白菜放入沸水中煮至半熟时，放入猪肉，一同煮熟，以生姜、食盐、酱油、葱等调味。可分2次食。此汤中白菜富含纤维素，专以通利大便；猪肉补血润肠。用于血虚肠燥、大便秘结者。

3.**白菜姜葱汤**：白菜（连根茎）120克（切碎），生姜10克，葱白5根。以水煎汤服。本方对感冒有一定的防治作用。用于预防感冒，或用于感冒初起、发热咳嗽者。

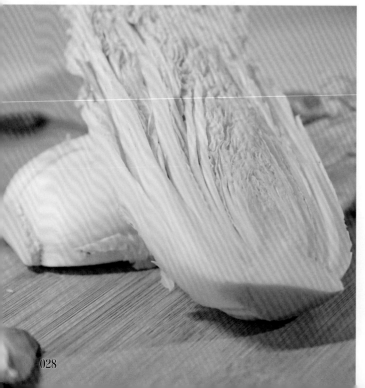

卷心菜

别名　洋白菜、圆白菜、包菜、包心菜。

来源　卷心菜，学名结球甘蓝。结球甘蓝为十字花科芸薹属植物，为甘蓝的变种。

性味归经　甘，平。归脾、胃经。

功效　补骨髓，润脏腑，益心力，壮筋骨清热止痛。

宜忌人群　适合动脉硬化患者、胆结石患者、肥胖者、孕妇及有消化道溃疡者食用。皮肤瘙痒性疾病、眼部充血患者忌食。

食用注意　卷心菜含有粗纤维量多，且质硬，故脾胃虚寒、泄泻以及小儿脾弱者不宜多食；腹腔和胸部手术后，胃肠溃疡及出血特别严重者，腹泻及肝病者不宜吃。

保健食谱

　　1.卷心菜奶酪色拉：卷心菜100克，沙拉酱、葡萄干、盐、橄榄油各适量。把卷心菜切细丝，用少量盐略腌后，加入沙拉酱、葡萄干、橄榄油拌匀即可。

　　2.圆白菜炒番茄：圆白菜250克，番茄200克，精盐、酱油、味精、葱花各适量。先将番茄用开水稍烫，去皮，切块；圆白菜洗净，切片；油锅烧热后，放入葱花煸香；加入圆白菜炒至七成熟；投入番茄略炒；再加入精盐、酱油、烧至入味；放入味精拌匀即成。具有酸甘开胃、益气生津的功效。适用于身体疲乏、心烦口渴、食欲不振等病症。

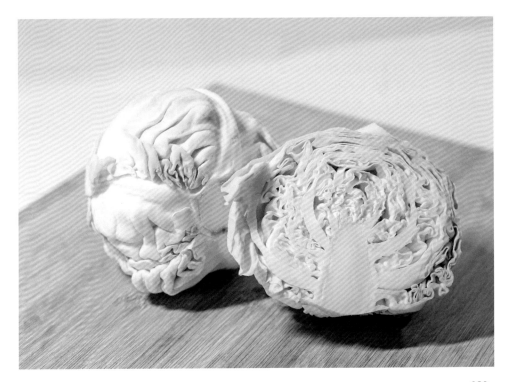

西蓝花

别名 绿花菜、绿菜花、青花菜、绿花椰、美国花菜。

来源 为十字花科芸薹属甘蓝种中以绿色花球为产品的一个变种。以茎、叶鲜用。

性味归经 甘，平。归脾、肾、胃经。

功效 补肾填精，健脑壮骨，补脾和胃。

宜忌人群 适宜癌症、久病体虚、肢体痿软、耳鸣健忘、脾胃虚弱、小儿发育迟缓者食用。脾胃虚寒、腹痛腹泻、肺寒咳嗽者慎用。

食用注意 西蓝花虽然营养丰富，但常有残留的农药，还容易生菜虫，所以在吃之前，可将西蓝花放在盐水里浸泡几分钟，既可去除菜虫，还有助于去除残留农药。

保健食谱

1.西红柿炒西蓝花：西红柿2个，西蓝花2棵，油、盐、鸡精适量。西红柿洗净，去皮，切成半月状；西蓝花洗净，掰成小朵；炒锅入油，烧至六成热时倒入西蓝花和西红柿，加入适量盐和鸡精，炒熟即可。这道菜富含维生素，又不会使人发胖，是美容减肥的佳品。

2.蛋黄西蓝花粥：粳米50克，西蓝花50克，鸡蛋1个，清水800毫升左右，盐适量。鸡蛋煮熟，取出蛋黄压碎；粳米洗干净，放入砂锅，加水煮成粥；加入蛋黄，最后放入西蓝花，稍加点盐，煮滚即可。

3.西蓝花皮蛋汤：西蓝花，胡萝卜1根，皮蛋2个，姜、盐、糖、料酒、蒜适量。西蓝花洗净后切成小块，在已放盐的沸水中煮45秒左右，捞起沥干；皮蛋去壳，捣碎或切块；胡萝卜切丝；锅中放入适量油烧热，放入姜煎至金黄色；放入适量清水，再加入适量盐、糖以及料酒调味，待煮沸后放入准备好的皮蛋和胡萝卜丝，大火煮至沸腾；最后放入西蓝花，煮滚即可。

4.西蓝花杂炒：西蓝花1个，玉米粒小半碗，胡萝卜1小段。西蓝花切小朵；胡萝卜切块；在已加盐的沸水中放入西蓝花，煮熟后捞出沥干待用；锅中倒入油加热，倒入玉米粒和胡萝卜，搅拌，待颜色变了就可以装盘；把煮好的蔬菜摆放在一个盘子里，西蓝花可摆在边上作装饰。多吃玉米，它含有膳食纤维，可以帮助排便；胡萝卜吸水性强，可加强肠道的蠕动，从而利膈宽肠、通便防癌。

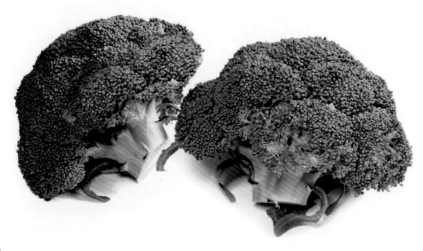

苦瓜

别名 凉瓜、锦荔枝。

来源 为葫芦科苦瓜属植物苦瓜的果实。以果、藤、叶入药。5～10月间采收果实，鲜用。

性味归经 苦，寒。归心、肝、脾、肺经。

功效 清暑涤热，明目，解毒。

宜忌人群 一般人群均可以食用。适宜糖尿病、癌症、痱子患者食用。小儿、脾胃虚寒的人不宜过量食用苦瓜。

食用注意 苦瓜最好的吃法是凉拌。凉拌能够很好地保留苦瓜中所含有的维生素。如果用清炒的方法，会使这些维生素在清炒的过程中大量丢失，而且清炒后油的含量比较高，人体食用后会摄入较多的油脂，不能起到清凉败火的作用。

保健食谱

1.猪油炒苦瓜：苦瓜250克，猪油、姜、葱、食盐各适量。苦瓜切开去瓤，切片或切丝，用猪油爆炒；用适量姜、葱、食盐调味佐餐食用。有清热、明目、养肝、润脾、补肾的作用。适用于体虚有热之目疾者以及脾虚体弱者食用。

2.苦瓜瘦肉汤：鲜苦瓜200克左右，猪瘦肉100克。食盐适量。苦瓜去瓤切块；猪瘦肉切片；同放入锅内加适量水煮汤，煮熟后加适量食盐调味食用。有清热解暑、明目去毒的作用。适用于治疗暑热烦渴、暑疖、热痱过多、眼结膜炎等病症。

3.苦瓜焖鸡翅：鸡翅、姜汁、黄酒、酱油、白糖、食盐、豆粉油、苦瓜、葱段各适量。鸡翅斩块，放碗中，加入姜汁、黄酒、酱油、白糖、食盐、豆粉拌匀；放入开水中烫煮片刻，捞起；再入热油锅中，炒焖至熟时，将苦瓜倒入与鸡翅同炒；然后加入少许生葱段和少量清水焖熟食用。有清肝明目、补肾润脾、解热除烦的作用。

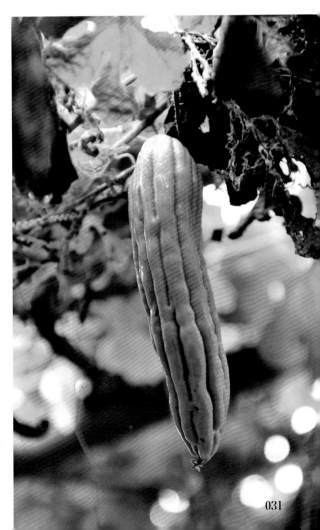

冬瓜

别名　东瓜、枕瓜、白冬瓜，水芝、地芝、白瓜。

来源　为葫芦科植物冬瓜的果实。

性味归经　甘、淡，凉。归肺、大肠、膀胱经。

功效　利水，消痰，清热，解毒。

宜忌人群　适宜肾病、水肿、肝硬化腹水、癌症、高血压、糖尿病、动脉硬化、冠心病、肥胖以及缺乏维生素C者。

食用注意　冬瓜性寒，脾胃气虚、腹泻便溏、胃寒疼痛者忌食；女子月经来潮期间和寒性痛经者忌食。

保健食谱

1.冬瓜炒蒜苗：冬瓜300克，蒜苗100克，植物油50毫升，调料、淀粉、味精各适量。先将蒜苗洗净，切成2厘米长的段；冬瓜去皮、瓤，洗净，切成块状；再将炒锅放置火上，加植物油烧至六成热，投入蒜苗略炒；再放冬瓜块；待炒熟后，加调料适量、淀粉调汁勾芡；最后加入味精起锅装盘。此菜具有利肺化痰的功效。适用于肺中有痰、肺气不利所致咳嗽气喘等疾病患者。

2.冬瓜银耳羹：冬瓜250克，银耳30克，汤、盐、味精、黄酒各适量。将冬瓜去皮、瓤，切成片状；银耳水泡发，洗净；锅放火上加油烧热，把冬瓜倒入煸炒片刻；加入汤、盐，烧至冬瓜将熟时，加入银耳、味精、黄酒，调匀即成。此汤羹具有清热生津、利尿消肿之功效。适宜高血压、心衰、肾炎水肿等患者服食。

3.冬瓜粥：冬瓜60克，大米30克。先将冬瓜去瓤连皮洗净，切成小块状；大米淘洗干净；同放入锅中，加水1000毫升，武火煮沸后文火慢煮，瓜烂、米熟、粥稠即可。本粥具有清热利尿、减肥之功效。适用于暑热烦闷、水肿、肺热咳嗽等病症。

4.冬瓜汤：冬瓜50克。先将冬瓜去瓤，连皮洗净，切成薄片，然后放入锅中，加水200毫升，煮约10分钟；去冬瓜取汤汁代茶饮服。经常饮服能起到利水消脂的作用，适用于肥胖、水肿诸病症。

5.海米冬瓜：海米、冬瓜、料酒、盐、蒜、姜、油各适量。海米用沸水泡5分钟，沥干水分，用姜汁、料酒腌制5分钟，用漏勺沥干水分备用；冬瓜去皮，去瓤，洗净，切薄片，用盐腌制5分钟，腌好的冬瓜沥干水备用；蒜、姜切片；锅内放入少许油烧热，放入冬瓜炒半分钟，盛出；继续放入油，烧热，炒蒜、姜片至有香味，捞出蒜、姜片；放入海米翻炒至稍微变色；加入冬瓜翻炒1.5分钟；加入清水，焖2分钟即可。

丝瓜

别名 天丝瓜、胜瓜、菜瓜。

来源 为葫芦科植物丝瓜或粤丝瓜的鲜嫩果实。

性味归经 甘，凉。归肝、胃经。

功效 清热，化痰，凉血，解毒。

宜忌人群 适宜热病期间身热烦渴、痰喘咳嗽、肠风痔漏，以及夏季疖肿患者食用；适宜妇女带下、妇女产后乳汁不通者食用。多食也会引起滑肠腹泻，久病体虚、脾胃虚弱、消化不良的人不宜多食。

食用注意 食用以嫩者为美，药用以老者为优。也就是说如果要吃丝瓜的话，要选择嫩的；而如果要拿丝瓜入药用，则老的丝瓜最好。

保健食谱

1.烧丝瓜：丝瓜800克，水发香菇50克，生油、料酒、精盐、味精、湿淀粉、麻油、姜汁适量。将水发香菇去蒂，洗净；丝瓜去皮，洗净，切片；锅烧热，加入生油，用姜汁烹，再加入丝瓜片、香菇、料酒、精盐、味精，煮沸至香菇、丝瓜入味；用湿淀粉勾芡；淋入麻油，调匀即成。此菜肴具有益气血、通经络的功效。适用于妇女产后乳汁不下、乳房胀痛等病症。

2.西红柿丝瓜汤：丝瓜1根，西红柿2个，鲜汤、熟猪油、胡椒粉、细盐、味精各适量。香葱花适量。将西红柿洗净，切成薄片；丝瓜去皮，洗净，切片；锅中放入熟猪油烧至六成热，加入鲜汤500毫升烧开；放入丝瓜片、西红柿片，待熟时，加胡椒粉、细盐、味精、香葱花调匀起锅。此汤味美鲜香，具有清解热毒、消除烦热的功效。暑热烦闷、口渴咽干者服之有效。

3.炒丝瓜：丝瓜250克，油、精盐各适量。将丝瓜去皮，洗净，切片；锅置火上，放油少许，烧至六成热，倒入丝瓜煸炒，待丝瓜熟时加精盐少许即成。此菜肴清淡可口，具有清热利湿、化痰止咳的作用。尤其适用于痰喘咳嗽、热痢、黄疸患者。

4.生丝瓜汁：生丝瓜1000克，蜂蜜适量。先将生丝瓜洗净，切丝绞榨取汁，然后加入蜂蜜（一般10：1比例调制），搅匀即可。此汁具有清热止咳化痰之功效。

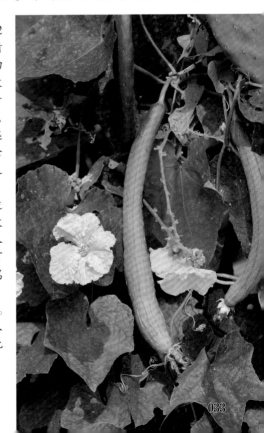

黄瓜

别名 胡瓜、勤瓜、王瓜、刺瓜。

来源 为葫芦科植物黄瓜的果实。

性味归经 甘，寒。归脾、胃、大肠经。

功效 清热利尿。

宜忌人群 一般人群均可食用。尤适宜热病、肥胖、高血压、高血脂、水肿、癌症、嗜酒、糖尿病人群食用；脾胃虚弱、腹痛腹泻、肺寒咳嗽者，肝病、心血管病、肠胃病患者慎食。

食用注意

（1）空腹不宜生吃黄瓜，黄瓜性寒，肠胃不好的人不宜空腹食用。

（2）黄瓜不适合与碱性食物一起吃，当黄瓜与碱性食物一起吃时，会降低黄瓜的营养价值。

（3）脾胃虚寒、体虚久病者不宜食用，黄瓜味甘，性寒，黄瓜中含有丰富的水分与膳食纤维，能润滑肠道，预防便秘，所以腹泻患者不宜食用黄瓜。

保健食谱

1.凉拌黄瓜：黄瓜2根，姜5克，葱1根，蒜5克，食盐、辣椒油、醋、花椒粉、香油、生抽、味精适量。黄瓜去皮，洗净，切条，放少许食盐腌制；姜蒜切末，葱切葱花；放入辣椒油、花椒粉、白糖、醋、生抽、香油、味精拌匀；调好的酱汁倒入黄瓜中，拌匀即可。

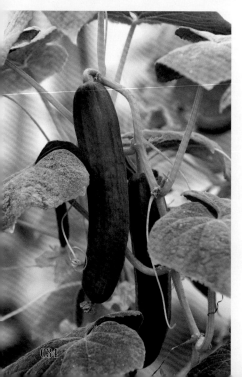

2.黄瓜炒鸡蛋：黄瓜1根，鸡蛋3个，枸杞3～5粒，黄酒、盐、食用油适量。黄瓜切成片后放入少许盐腌制一下；鸡蛋中加入盐和1勺黄酒，打散备用；热锅倒油，倒入鸡蛋液，蛋液煎至微微定型后用筷子划开成小块，盛出备用；锅中再放入少许油，将腌制过的黄瓜片挤去水分放入里面煸炒；煸炒几下后加入炒好的鸡蛋，继续翻炒几下即可盛入盘中，表面上撒些枸杞即可出锅。

3.小炒黄瓜片：黄瓜2根，猪肉250克，小米椒、蒜、淀粉、盐、生抽、香油、白糖适量。黄瓜洗净后切片，加盐腌渍5分钟，腌好后沥干水分备用；猪肉切片、小米椒切小圈，大蒜切片；猪肉用少许料酒、生抽、干淀粉腌渍10分钟；热锅倒油，滑散肉片加入小米椒、蒜片、爆香；倒入黄瓜片，以大火翻炒1～2分钟，加盐、白糖调味。关火，淋入少许香油即可。

芥菜

别名 盖菜、芥兰。

来源 为十字花科芥菜的嫩茎和叶。

性味归经 辛，温。归肺、胃、肾经。

功效 宣肺豁痰，温中利气。

宜忌人群 一般人群均可食用，是便秘、眼疾患者的食疗佳品。内热偏盛及热性咳嗽、疮疡、痔疮、便血及眼疾的人不宜食用。

食用注意 芥菜类蔬菜常被制成腌制品食用，因腌制后含有大量的盐分，故高血压、血管硬化的患者应注意少食以限制盐的摄入。用大叶芥菜泡制的酸菜，最为人熟悉，是酸菜鱼、系列酸菜汤的必需调料，用途极广。

保健食谱

1.枸杞炒芥菜：芥菜500克，枸杞适量，虾米干少许，蒜茸、盐、鸡精各适量。将芥菜洗净，切成小段，稍焯水后过冷水，沥干备用；枸杞和虾米干用清水泡洗一下；热油锅爆香蒜茸；再放入虾米干，爆香；再放入枸杞，最后放入芥菜大火炒起；加入少许盐、鸡精，调好味即可。清甜爽口，加入枸杞明目补眼，色泽漂亮。

2.芥菜清肺汤：油豆腐200克，芥菜100克，姜5克，盐5克。芥菜剥下叶瓣洗净，斜切大片；油豆腐切半；姜切丝；锅中放入5碗水，先放入芥菜片煮至半透明状，再放入油豆腐一起煮，至芥菜梗完全软透时，放入姜丝继续煮滚1～2分钟，最后加盐调味即可。此汤清肺热，保健价值很高。

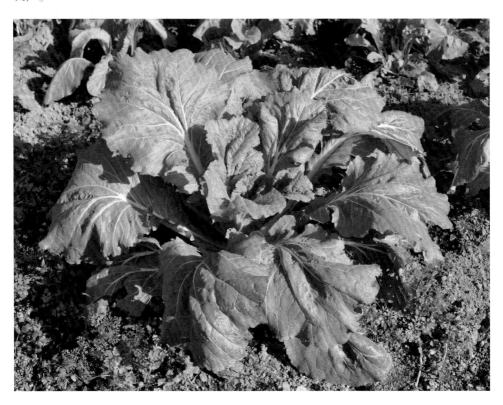

莴笋

别名 青笋、茎用莴苣、莴苣、莴菜、香莴笋、千金菜。

来源 为菊科莴苣属莴苣种能形成肉质嫩茎的变种，一二年生草本植物。地上茎可供食用，茎皮白绿色，茎肉质脆嫩，幼嫩茎翠绿，成熟后转变为白绿色；嫩叶也可食用。

性味归经 苦、甘，凉。归胃、小肠经。

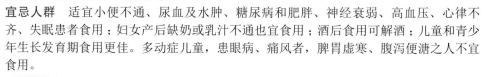

功效 利尿，通乳，清热解毒。

宜忌人群 适宜小便不通、尿血及水肿、糖尿病和肥胖、神经衰弱、高血压、心律不齐、失眠患者食用；妇女产后缺奶或乳汁不通也宜食用；酒后食用可解酒；儿童和青少年生长发育期食用更佳。多动症儿童，患眼病，痛风者，脾胃虚寒、腹泻便溏之人不宜食用。

食用注意

（1）莴笋甘凉，甘能生湿助饮，凉可增寒，食用后可助寒饮内生。不宜过量或经常食用。女性月经来潮期间以及寒性痛经之人，忌食凉拌莴笋。

（2）莴笋叶不宜丢弃，莴笋叶营养价值高，食用可口。有很多人丢弃叶子不吃，既造成浪费，也降低了食用的营养价值。

保健食谱

1.凉拌莴笋丝：鲜莴笋350克，香油10克，葱10克，醋适量，味精5克，盐15克，白糖10克，芝麻5克，辣椒油5克，酱油5克。将莴笋切丝后用少量盐腌5～10分钟，然后倒掉莴笋中多余的水分；在莴笋中加入适量葱，调入盐、香油、醋、味精，喜欢吃辣的人可以再加少许辣椒油。莴笋是我们日常生活中的常见蔬菜，具有很高的营养价值和食疗功效。它性凉，味微苦，入肠、胃经，具有健脾开胃、清热利尿的功效。

2.莴笋木耳炒虾仁：鲜虾250克，莴笋1支，干木耳20克，盐、料酒、淀粉、姜丝少许。鲜虾剥壳、去掉虾线，虾仁用少许盐、料酒、淀粉拌匀待用；莴笋去皮，切片；干木耳泡发，洗净，撕成小朵；取炒锅将油烧至六成热（油可稍多些），倒入虾仁快速翻炒至变色，盛出待用；用锅中余油把姜丝爆香；再将莴笋和木耳倒入翻炒；加入盐，再倒入虾仁炒；最后勾薄芡即可出锅。虾是优质蛋白质来源，又低脂肪；木耳有降压软化血管的功效；莴笋富含钾，对高血压和心脏病患者有很大的裨益。三样搭配起来颜色鲜亮味道鲜美，是老少咸宜的家常菜。

茄子

别名　落苏、昆仑瓜、矮瓜、茄、紫茄、白茄。

来源　为茄科植物茄的果实。

性味归经　甘，凉。归脾、胃、大肠经。

功效　清热止血，消肿止痛。

宜忌人群　一般人群均可食用。可清热解暑，对于容易长痱子、生疮疖的人尤为适宜。体弱、便溏者不宜多食。

食用注意　在茄子的所有吃法中，拌茄泥是最健康的。茄子切忌生吃，以免中毒。最好不要食用老茄子，尤其是秋后的老茄子，含有较多茄碱，对人体有害，不宜多吃。

保健食谱

1. 鱼香茄子：长茄子2个，葱25克，蒜15克（约3瓣），姜10克，泡红辣椒25克，盐1/4茶匙（1克），白糖1汤匙（15毫升），醋1茶匙（5毫升），酱油半茶匙（2.5毫升），肉汤（或者水）4汤匙（60毫升），淀粉1茶匙（5毫升），食用油2汤匙（30毫升）。茄子洗净去蒂，切成长条形或者滚刀块；锅中不放油，将茄子条放入锅中用中火翻炒，炒到茄子变软，盛出待用；葱、姜、蒜切末；泡红辣椒切末；将盐、白糖、醋、酱油、肉汤、淀粉调匀兑成芡汁待用；锅烧热放入油，放入泡红辣椒末炒香，炒出红油；放入葱末、蒜末、姜一起炒，炒出香味；放入茄子条，炒匀；倒入芡汁炒匀即可。

2. 家常茄子：茄子500克，青蒜2根，青辣椒3个，水发木耳50克，豆瓣酱1汤匙，酱油1汤匙，油、盐、味精各适量，水淀粉1汤匙，辣椒油1汤匙。将茄子削皮洗净，切成长4厘米、粗1厘米的条；把青蒜洗净，切成段；将青辣椒切成小块；炒锅上火烧热，放入油4汤匙，倒入茄子条翻炒数下；加入盐，焙至茄子条的水分基本收干时，捞出，将油沥干待用；炒锅再上火，放入油3汤匙，炒香豆瓣酱；放入青蒜段、水发木耳和青辣椒块炒香，倒入茄子条，再用酱油调味，用水淀粉勾芡，淋入辣椒油，炒匀即可。

3. 炸茄饼：茄子300克，肉末100克，鸡蛋三枚，黄酒、精盐、味精、淀粉、椒盐末、葱花、姜末各适量。先将茄子洗净去皮，切成直径3厘米长的夹刀片（第一刀切断，第二刀相连）；肉末内加入黄酒、精盐、葱花、姜末与味精，搅拌均匀；鸡蛋去壳打碎，投入淀粉调成糊；茄片撒少许淀粉后，将肉末放入做成茄饼；锅内放油烧至六成热时，茄饼挂糊，逐个下锅炸至八成熟时捞出；待油温升到八成热时，再将茄饼放入复炸至酥脆，出锅，撒上椒盐末即成。此菜香脆可口，具有和中养胃的作用。胃纳欠佳、食欲不振者尤宜服食。

4. 鲜香紫茄：紫皮茄子300克，大蒜4瓣，香油2小匙，甜面酱1小匙，精盐1小匙，味精1/2小匙。将紫皮茄子洗净，带皮切成块状，放入沸水中余一下，捞出沥干水；把大蒜洗净捣成茸，放入紫皮茄子中，另放入精盐、甜面酱、味精、香油，拌匀即可食用。

5. 脆皮茄卷：茄子、肉馅、盐、味精、葱末、姜末、鸡蛋、面粉、脆皮粉、椒盐各适量。茄子去蒂洗净去皮，切成5厘米的段，再用刀旋成厚薄均匀的片，用少许盐略腌制；肉馅加盐、味精、葱末、姜末、鸡蛋，搅均匀后，再放入腌好的茄片内卷好，蘸面粉；脆皮粉放入碗内，加水搅成适度的糊；勺内放油，烧五成熟时，把茄卷逐个蘸脆皮糊，入勺炸成金黄色；捞出沥油，装盘撒椒盐即好。

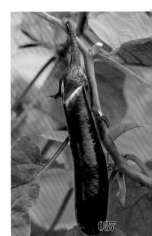

胡萝卜

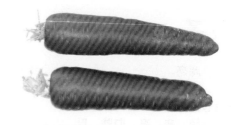

别名 黄萝卜、番萝卜、丁香萝卜、小人参。

来源 为伞形科植物胡萝卜的根。

性味归经 甘，平。归肺、脾经。

功效 健脾消食，润肠通便，杀虫，行气化滞，明目。

宜忌人群 一般人都可食用。更适宜癌症、高血压、夜盲症、干眼症患者，营养不良、食欲不振者，皮肤粗糙者。体弱气虚者不宜食用；妇女过多吃胡萝卜后，摄入的大量胡萝卜素会引起闭经和抑制卵巢的正常排卵功能，因此欲生育的妇女不宜多吃胡萝卜。

食用注意

（1）不宜与醋一起食用，醋中的酸性成分会破坏β胡萝卜素。生食不易吸收。

（2）不宜多食久食，以免耗伤正气。大量摄入胡萝卜素会使皮肤变成橙黄色。

（3）不宜与白萝卜、人参、西洋参一同食用。

（4）不宜去皮食用，胡萝卜的营养精华就在表皮，洗胡萝卜时不必削皮，只要轻轻擦拭即可。

（5）服用氢氯噻嗪时不宜食用胡萝卜。

保健食谱

1. 胡萝卜炖羊肉：胡萝卜300克，羊肉180克，水1200毫升，料酒3小匙，香油1/2小匙，葱、姜、蒜末各1小匙，色拉油、糖与盐适量。胡萝卜与羊肉洗净后沥干，并将胡萝卜及羊肉切块备用；将羊肉放入开水汆烫，捞起沥干；起油锅，放入5大匙色拉油，将羊肉放入，大火快炒至颜色转白；将胡萝卜、水及其他调味料（除香油外），一起放入锅内，用大火煮开后改小火煮约1小时后熄火；加入香油，即可起锅。补益气血、御寒壮阳。冬季常食对改善产后妇女手脚冰冷特别有效。

2. 胡萝卜烧羊肉：胡萝卜150克，羊肉500克，橘皮15克，生姜30克，精盐、花生油等适量。将胡萝卜、生姜去皮，洗净，切块备用；羊肉洗净，切块，加精盐腌15分钟备用；大火将锅烧热，加入花生油，烧至八成热后将羊肉、胡萝卜、生姜、橘皮一起放入锅中炒匀，加水，滚后改小火焖至羊肉熟烂即可食用。补气和中、健脾暖胃。寒冷季节每天中午和晚间食用，对患有虚寒性胃及十二指肠溃疡者尤为适宜。

3. 胡萝卜炒鳝鱼片：胡萝卜150克，鳝鱼片250克，花生油、精盐、酱油适量。将胡萝卜洗净，切片；鳝鱼洗净，切薄片备用；大火将锅烧热，加少许花生油，烧至八成熟，放入鳝鱼片和胡萝卜片一起炒熟；然后放入精盐、酱油调味食用。每日2次当菜吃，对儿童夜盲症、角膜干燥症有效。

4. 胡萝卜蛋粥：胡萝卜半根，鸡蛋1个，白米50克，盐少许。把白米清洗干净，浸泡30分钟后放在锅里文火慢煮；把胡萝卜洗净，切成细丁，放在锅里与白米一起煮；待白米粥煮好后，在里面加上蛋花拌匀，最后加一点点盐即可。适合作为10个月以上的婴幼儿辅食。如果事先用植物油炒一下胡萝卜，再放在粥里煮，营养会更好。

5. 胡萝卜香泥：新鲜胡萝卜半根。把胡萝卜清洗干净，煮熟或蒸熟，然后将其放凉后去皮，再用压泥器压成碎泥状，即可食。是婴幼儿补充维生素A的绝佳辅食，但应注意适量喂给；如果给幼儿吃得过多，会使皮肤出现黄染。

蒜薹

别名 蒜毫。

来源 为百合科植物蒜的花茎，包括花茎和总苞两部分。

性味归经 辛，温。归肺、脾、胃经。

功效 温中下气，补虚，调和脏腑。

宜忌人群 一般人群均可食用。消化能力不佳的人最好少食蒜薹；过量食用蒜薹可能会影响视力；蒜薹有保护肝脏的作用，但过多食用则反而会损害肝脏，可能造成肝功能障碍，使肝病加重。

食用注意 不宜烹制得过烂，以免辣素被破坏，杀菌作用降低。

保健食谱

1.蒜薹炒肉：五花肉250克，蒜薹150克，辣椒2个，料酒1大匙，酱油1大匙，糖半茶匙，盐半茶匙，清水4大匙，油适量。五花肉洗净，切薄片，拌入料酒、酱油、糖，略腌；将2大匙油烧热，放入五花肉片，大火爆炒，肉色变白时盛出；把蒜薹择除老梗，洗净，切小段；辣椒片开，去籽，切粗丝；用2大匙油炒蒜薹，并加盐，放入辣椒丝同炒；倒入五花肉片，炒至汤汁收干即盛出。

2.蒜薹丝拌鲜蘑豆腐：鲜蘑菇50克，豆腐450克，冬笋10克，蒜薹10克，盐5克，味精2克，香油5克，姜5克，胡椒粉3克，醋5克。冬笋去壳，去皮，洗净，切片；蒜薹择洗干净，切段；姜洗净，切末；把豆腐切成1厘米厚、4厘米长、3厘米宽的长方块；鲜蘑菇切成厚0.5厘米的片，勺内添素汤500毫升，放入豆腐、鲜蘑菇、冬笋、姜末、盐、胡椒粉，烧开撇去浮沫；再放入味精、醋；豆腐入味后点香油，出勺装入大汤碗中，撒上蒜薹小段即成。蘑菇可选用罐头鲜蘑菇，若选用新采的，口味将会更好。此菜能增强机体对各种疾病的免疫力，适用于青少年、孕妇、动脉硬化者及老人。

3.蚝油蒜薹牛肉：牛瘦肉50克，蒜薹100克，香菇4朵，辣椒3个，油、酱油、料酒、盐、白糖、味精、胡椒粉、蚝油、姜末、鲜汤适量。牛瘦肉切片；蒜薹切段；香菇切粗丝；辣椒切段；将牛瘦肉片上浆备用；拿1只小碗，里面放入上述调料混匀备用；锅烧热后，放入2大勺油，待油还没有热时，放入牛瘦肉片，用筷子轻轻搅散，放入香菇丝，看到牛肉的边缘部有黄焦色时，就可以捞出了；还用刚才的锅，少放点油，放入辣椒段，烧出辣味；放入蒜薹段，翻炒几下；倒入刚才小碗里兑好的汁，然后放入牛瘦肉片，略炒片刻；勾芡即成。

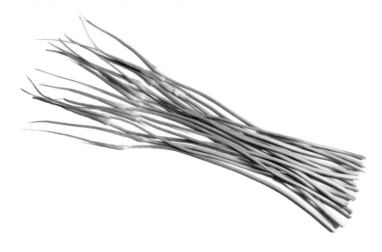

白萝卜

别名 芦菔。

来源 为十字花科植物白萝卜的根茎。

性味归经 甘、辛，凉。归肺、胃、大肠经。

功效 清热生津，凉血止血，下气宽中，消食化滞，开胃健脾，顺气化痰。

宜忌人群 一般人都可食用。白萝卜性偏寒凉而利肠，脾虚泄泻者慎食或少食；胃溃疡、十二指肠溃疡、慢性胃炎、单纯性甲状腺肿、先兆流产、子宫脱垂等患者忌食。

食用注意 白萝卜主泻，胡萝卜主补，所以二者最好不要同食。若要一起吃时应加些醋来调和。

保健食谱

1.蜂蜜白萝卜汁：白皮大萝卜1个，蜂蜜100克。把白皮大萝卜洗干净后，挖空中心，放入蜂蜜，放入大碗内，加清水蒸煮20分钟，熟透即可食用。每日食用2次，早、晚各1次，适量食用。适用于急性哮喘之痰多、黏稠以及咳痰不爽者。主要用于腹胀停食、腹痛、咳嗽、痰多等症。

2.白萝卜胡辣汤：白萝卜1个，白胡椒5粒，生姜4片，陈皮1片。上述食材一同放入锅中，加清水500毫升，煎煮30分钟后，去渣留液；再加入水250毫升煎煮15分钟，摇匀后分别装在2个碗中，备用。可每日饮用2次，每次1碗，早、晚各1次。适用于痰多以及痰黏难以咳出者。

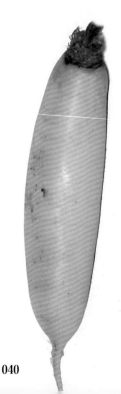

3.羊肉萝卜汤：羊肉（瘦）400克，白萝卜300克，香菜10克，酱油2克，黄酒6克，盐3克，色拉油15克，大葱10克。羊肉洗净切片，用酱油、黄酒浸入味；白萝卜洗净，去皮，切片；香菜切碎；用色拉油将大葱、羊肉炒一下；加入适量清水，加入萝卜，中火煮40分钟；放入香菜调味。此汤具有开胃健脾的作用。

4.炖猪排骨：白萝卜500克，猪排骨（大排）250克，盐3克，大葱10克，精盐适量。猪排骨剁成3厘米大小的块；白萝卜切成片；先将猪排骨炖至肉脱骨，再加入白萝卜、大葱，炖熟，撇去汤面浮油，加入适量精盐即可。此菜消食健胃、理气化痰。用于脾失健运挟食、挟痰、厌食症。

5.山药白萝卜粥：白萝卜50克，山药20克，大米100克。将山药浸泡一夜，切薄片；白萝卜去皮，切薄片；大米淘洗干净；将大米、白萝卜、山药一同放入锅内，加清水800毫升，先置武火上烧沸，再用文火煮35分钟即成。每2～3日食用1次。可以消积、健脾、减肥。

大蒜

别名　蒜、蒜头、独蒜、胡蒜。
来源　为百合科植物大蒜的鳞茎。以独头紫皮者为佳。
性味归经　辛、平，温。归脾、胃、肺经。
功效　温中健胃，消食理气，解毒杀虫。
宜忌人群　一般人群均可食用。眼病患者、肝炎患者、非细菌性腹泻患者、正在服药的人不宜食用。

食用注意

（1）大蒜素遇热时会很快失去作用，所以大蒜适宜生食，遇咸会失去作用。因此，如果想达到最好的保健效果，食用大蒜最好捣碎成泥。

（2）长期、大量吃蒜，对眼睛是有害的。嵇康在《养生论》中说："荤辛害目"，蒜味最辛，它走清窍、通眼睛，容易造成眼睛的损伤。所以吃蒜要注意不要过多，尤其是有眼病的人，在治疗时必须忌食辛辣的食物。

保健食谱

1.大蒜粥：紫皮大蒜30克，粳米100克。紫皮大蒜去皮，放入沸水中煮1分钟后捞出；然后取粳米，放入煮蒜水中煮成稀粥；再将大蒜放入（若结核患者食用，可再加白及粉5克），同煮为粥。此粥具有下气健胃、解毒止痢的功效。适用于急性菌痢患者。

2.大蒜浸液：大蒜10克，白糖适量。将大蒜去皮捣烂，加开水50毫升，澄清后加适量白糖即成。此浸液具有止咳解毒的功效。适用于百日咳。

3.黑豆大蒜煮红糖：黑豆100克，大蒜30克，红糖10克。将炒锅放旺火上，加水1000毫升煮沸后，倒入黑豆（洗净）、大蒜（切片）、红糖，用文火烧至黑豆熟烂即成。具有健脾益胃的功效。适用于肾虚型妊娠水肿者。

4.蒜头煮苋菜：大蒜2个，苋菜500克，精盐、味精各适量。将苋菜择洗干净；大蒜去皮切成薄片；锅中油烧热，放入大蒜片煸香；投入苋菜煸炒；加入精盐炒至苋菜入味，再放入味精拌匀，出锅装盘。此菜具有清热解毒、补血止血、暖脾胃、杀细菌的功效。适用于痢疾、腹泻、小便涩痛、尿道炎等病症。

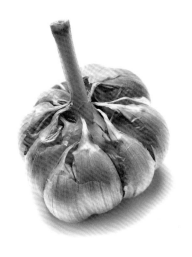
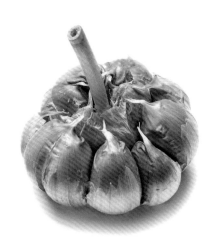

蒜黄

别名 黄韭菜、韭黄、软化韭黄。

来源 为大蒜幼苗。利用大蒜鳞茎在黑暗条件下进行软化栽培而成。叶蜡黄色，基部嫩白。辣味不浓。

性味归经 辛，温。入脾、胃经。

功效 去脂降压，消食，解气消胀，提高免疫力。

宜忌人群 一般人群均可食用。

食用注意 消化功能不佳的人宜少吃；有肝病的人过量食用，有可能引起肝病加重。不宜经常食用，易上火。

保健食谱

1.蒜黄炒鸡蛋：蒜黄300克，鸡蛋2个，泡发的黑木耳、葱花、盐、糖、香油适量。蒜黄洗净，切段；鸡蛋加少许盐打散；泡发的黑木耳洗净，切丝；炒锅倒油烧热，倒入蛋液，炒熟，盛出备用；锅中再加少许油烧热，爆香葱花；然后倒入蒜黄段和黑木耳翻炒；加入适量的盐，再加少许糖，翻炒均匀后倒入炒好的鸡蛋，淋入香油，翻炒均匀后关火。

2.肉丝蒜黄：蒜黄200克，猪精瘦肉100克，青椒50克，色拉油40克，料酒10克，味精1克，盐2克，葱末、姜末各适量。把蒜黄洗净，切成寸段；猪精瘦肉洗净，去掉筋膜，切成丝；青椒去蒂和籽，洗净，切成丝待用；炒锅上火烧热倒入底油，油热后倒入猪精瘦肉丝滑炒，炒至肉丝变色；放入葱、姜末再翻炒一下；倒入蒜黄段大火翻炒几下就可以倒入青椒丝调味，再大火翻炒几下就可以了。

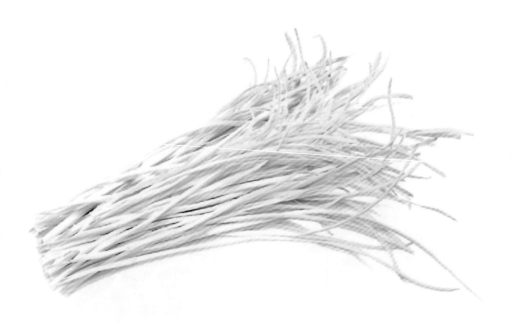

西葫芦

别名 茭瓜、白瓜、角瓜。

来源 为葫芦科南瓜属西葫芦的果实，是南瓜的一种。原产于印度，中国南方、北方均有种植。

性味归经 甘，温。归肺、脾、大肠经。

功效 清热利尿，除烦止渴，润肺止咳。

宜忌人群 适宜于糖尿病、肝病、肾病、肺病患者。脾胃虚寒、腹痛腹泻、肺寒咳嗽者慎用。

食用注意 不宜生吃；烹调时不宜煮得太烂，以免营养损失。

保健食谱

1.西葫芦汤：鲜嫩西葫芦半个，淀粉、味精、盐、老抽、香醋、麻油、胡椒粉适量。鲜嫩西葫芦去皮，削薄片；空锅烧水，待水翻滚后将鲜嫩西葫芦片下锅，烧开，加入适量淀粉使汤浓稠；加入味精、盐、老抽、香醋、麻油、胡椒粉调味即可。

2.茄汁西葫芦：嫩西葫芦1个，番茄1个，青椒1个，大蒜2瓣，盐，味精，植物油适量。嫩西葫芦洗净，顺长轴切成4瓣，再横切成片；番茄用开水烫一下，撕去外皮，切成小片；青椒切成块；大蒜切成片备用；锅内放植物油烧热，放入番茄片煸炒出汁，放入嫩西葫芦和青椒片、蒜片，翻炒；快熟时放适量盐、少许味精，出锅。

3.西葫芦饼：西葫芦半个，鸡蛋1个，面粉适量，油、花椒油、盐、花椒粉、细葱末、蒜泥、酱油、醋各适量。在面粉中加入鸡蛋，倒入适量水，用筷子和成烂泥状；将和好的面糊醒一会，为了筋道，也防止有没和匀的面疙瘩；挑嫩西葫芦，洗干净，切细丝备用；将西葫芦丝放入面中，加入少量水，和成稠的面水，同时放入适量的盐、花椒粉和细葱末；烙饼时锅内放少许油，让油遍布整个锅内，用小火烙熟即可；蒜泥加入一点酱油、适量醋、盐，用烧好的花椒油泼汁蘸食。

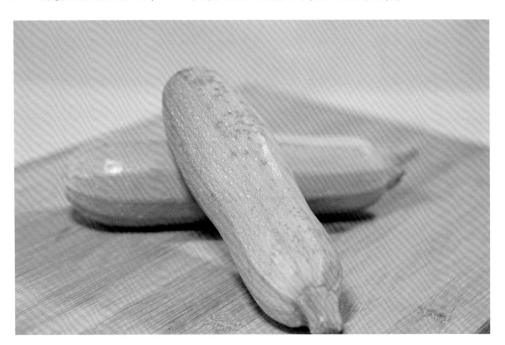

木耳菜

别名 藤菜、落葵、豆腐菜、紫角叶。

来源 为菊科菊三七属植物。木耳菜以幼苗、嫩梢或嫩叶供食用，质地柔嫩软滑，营养价值高。

性味归经 甘、酸，寒。归心、肝、脾、大肠、小肠经。

功效 清热，解毒，滑肠，润燥，凉血，生肌。

宜忌人群 一般人群均可食用。高血压、肝病、便秘患者可以多食，极适宜老年人食用。孕妇及脾胃虚寒者慎食，因为木耳菜有滑肠凉血的功效，所以怀孕早期及有习惯性流产的孕妇忌食。

食用注意 木耳菜适宜素炒，要用旺火快炒，炒的时间长了易出黏液，并且不宜放酱油。

保健食谱

1. 清炒木耳菜：木耳菜350克，花生油15克，大蒜15克，香油8克，料酒3克，盐2克，味精1克。木耳菜洗净，捞出沥水备用；大蒜切成末；炒锅放火上，倒入花生油烧热，放入大蒜末稍炒，倒入料酒，放入木耳菜、盐、味精拌炒，浇入香油，出锅即可。

2. 海米扒木耳菜：木耳菜750克，葱10克，蒜20克，盐5克，料酒5克，味精2克，水淀粉5克，香油10克，花生油30克，精盐、海米各适量。将木耳菜洗净，入开水中烫至断生，捞出冲凉；炒勺置于火上，加入花生油烧至五成热，煸葱、蒜，烹料酒、清汤，放入精盐、海米及木耳菜，移至小火烧至酥烂；加入味精、水淀粉勾芡，淋香油，装盘即成。

3. 木耳菜蜜枣鱼汤：鲤鱼500克，木耳菜500克，猪肉100克，蜜枣5克，植物油15克，盐3克。鲤鱼去鳞、肠、脏，洗净，控干水分；生油起锅，将鲤鱼稍煎后铲起；猪肉洗净；木耳菜洗净，切成段；把猪肉、鲤鱼、木耳菜、蜜枣放入开水锅内，武火煮沸后文火煲3小时；加入盐调味即可。

4. 木耳菜及第汤：木耳菜600克，猪小肠150克，猪肉（瘦）150克，猪肝120克，猪腰子180克，蜜枣20克，陈皮5克。猪小肠洗净；猪腰子纵剖成两半，切除白色筋络，洗净，切成薄片；猪肝洗净，片成薄片；陈皮浸软；待煲内水沸时，放入木耳菜、猪肉、猪小肠、蜜枣、陈皮同煲2小时；待猪小肠焖透时，放入猪肝、猪腰子煮熟；调味即可。

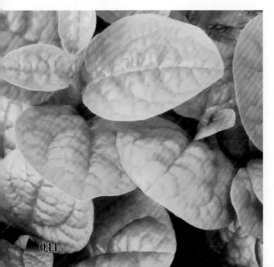

5. 甜椒木耳菜汤：青椒200克，木耳菜520克，姜3克，盐3克，花生油5克，高汤适量。木耳菜洗净，放入开水中，加1汤匙花生油灼熟，捞起沥水；放入青椒，将木耳菜加入调味，爆炒一会；加入高汤，煮开即成。

蕨菜

别名 拳头菜、猫爪、龙头菜、鹿蕨菜、蕨儿菜、猫爪子、拳头菜、蕨苔。

来源 为凤尾蕨科植物蕨菜的新生嫩茎叶。

性味归经 甘，寒。归膀胱、大肠经。

功效 清热，健胃，滑肠，降气，祛风，化痰。

宜忌人群 适宜高热神昏、筋骨疼痛、肠风热毒、排尿不利、妇女湿热带下、大便秘结或习惯性便秘等患者食用。蕨菜性寒凉，因此脾胃虚寒者不宜多食；常人亦不宜多食，避免腹泻。

食用注意 由于蕨菜含有草酸，因此蕨菜的鲜品或干品在食用前应先在沸水中浸烫一下后浸入凉水中，以清除其表面的黏质和土腥味。蕨菜炒食适合配鸡蛋、肉类，更有营养。

保健食谱

1.鲜炒蕨菜：蕨菜250克，胡萝卜1个，猪肉50克，海米、葱、姜、蒜、盐、胡椒粉、黄酒适量。新鲜的蕨菜用清水反复冲洗几遍，洗去浮土和表面的绒毛，切掉蕨菜尾部发黑的部分，在滚水中烫2～3分钟，再放冷水中浸泡1小时左右以减轻涩味；蕨菜切成段；胡萝卜切成丝；猪肉切成丝；海米泡发好；葱、姜、蒜切成末；热锅温油，爆香葱、姜末；加入猪肉丝炒2分钟；加入胡萝卜丝、海米一起翻炒2分钟；加入蕨菜段大火翻炒2分钟；烹入几滴黄酒提鲜，再煸炒几分钟；按个人的口味，加入胡椒粉、盐调味。

2.凉拌蕨菜：蕨菜250克，蒜、剁椒、生抽、糖、醋、盐、香油、葱花适量。蕨菜洗净，切段，放入开水中煮熟，捞出后入冷开水浸泡半小时；蒜砸成蒜泥，与剁椒、生抽、糖、醋、盐、香油、葱花拌匀，淋在蕨菜上，拌一拌即可。

3.猪肉炒蕨菜：干蕨菜350克，猪肉150克，蒜苗2根，辣椒2根，油、糯米酒、盐、酱油适量。干蕨菜在开水中煮20分钟后，用煮过的水泡半日以上至用手可以扯断（湿蕨菜可直接使用）；猪肉切片；蕨菜用手掰断；蒜苗、辣椒切段；锅内不用加油，先把蕨菜炒干，加入半碗水，加入盐煮几分钟（这样蕨菜比较入味），将水分炒干；将炒好的蕨菜盛出；另起锅，热锅放油，将辣椒段爆香；加入猪肉片翻炒，加入盐、糯米酒，猪肉片炒至两面焦黄；加入炒干的蕨菜翻炒；加一点水、酱油，焖2分钟，稍稍收汁，加入蒜苗段翻炒几下即可。

4.蕨菜拌海苔丝：蕨菜100克，海苔丝50克，水萝卜、红辣椒、大蒜、白糖、酱油、白醋、香菜、红油适量。先把海苔丝用凉水泡发20分钟左右，之后焯水过凉水，切成小段；水萝卜洗净切丝；红辣椒切丁备用；将上面的所有食材，装在小碗中，加入适量的白糖、大蒜、酱油，再倒入适量的白醋、红油，拌匀，装盘，香菜点缀，即可食用。

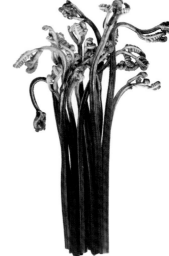

芦笋

别名 石刁柏、龙须菜、青芦笋。

来源 为百合科天门冬属多年生草本植物石刁柏的地下茎节上生发的条状根（肉质根）。

性味归经 甘、苦，凉。归肺、胃经。

功效 健脾益气，滋阴润燥，生津解渴，抗癌解毒。

宜忌人群 一般人群均可食用。尤其适宜高血压病、高脂血症、癌症、动脉硬化患者食用。痛风患者不宜多食。

食用注意

（1）不宜生吃，也不宜存放1周以上才吃，而且应低温、避光保存。

（2）芦笋中的叶酸很容易被破坏，所以若用来补充叶酸应避免高温烹煮；微波炉加热会导致芦笋中维生素流失，因为维生素C和B族维生素属于水溶性维生素，稳定性差，遇水、遇热、遇光容易遭到破坏。

保健食谱

1.凉拌芦笋：芦笋10根，花生油1大匙，芝麻油1小匙，生抽1大匙，白糖1小匙，盐1小匙，蒜2瓣（切碎）。芦笋洗净，去掉根部，先放入沸水中烫1分钟，再将1小匙盐倒入沸水中；1分钟后，捞出芦笋，及时放入冷水中浸1分钟；捞出后，切成2段，放入盘中；在小碗里，混合生抽、白糖、芝麻油；锅里放入花生油，加热后（油温不

要太高）放入蒜碎，炸几秒（不要炸糊），立刻将花生油倒入小碗的混合物中，搅拌一下，浇到芦笋上即可。

2.培根芦笋卷：西式奶培根500克，虾仁茸200克，芦笋250克，精制油200克，生粉适量。将西式奶培根切成12厘米长，平铺在砧板上，撒上干生粉少许，将虾仁茸均匀地铺在上面；用西式奶培根将8厘米长的芦笋包卷，成卷放入五成热的油锅炸熟，倒入漏勺内沥净油；锅内放入芦笋卷，兑汁，快速翻动即可。

3.芦笋炒虾仁：虾仁50克，绿芦笋150克，葱20克，生姜丝少许，油、盐、料酒适量。葱切丝；绿芦笋洗净，切段，放入沸水中焯一会盛出；炒锅中加入适量油烧热，加入葱、生姜丝炒香；加入虾仁翻炒；加入绿芦笋翻炒至熟；加入盐、料酒调味即可。

4.芦笋鸡丝汤：芦笋350克，鸡胸脯肉110克，金针菇40克，豌豆苗40克，鸡蛋清2个，淀粉30克，盐15克，味精5克，鸡油10克，高汤适量。鸡胸脯肉先切0.5厘米薄片，再切2厘米长丝，用鸡蛋清、盐、淀粉拌腌20分钟；芦笋沥干浸汁，切成长段；金针菇洗净，沥干；豌豆苗摘取嫩心；鸡胸脯肉丝先用开水烫熟，见其散开即捞起，沥干；高汤入锅，加入鸡胸脯肉丝、芦笋、金针菇同煮；待滚起加入盐、味精、豌豆苗，再滚起即可起锅。

5.上汤芦笋：芦笋400克，咸鸭蛋1个，皮蛋1个，青辣椒1个，红辣椒1个，高汤1大匙，大蒜1瓣，料酒1小匙，精盐1小匙，白糖半小匙，味精半小匙。将芦笋切段；咸鸭蛋、皮蛋切块；青辣椒切圈；将芦笋放入沸水中氽烫后待用；把咸鸭蛋、皮蛋、青辣椒圈、高汤放入锅内，加入所有调料，烧开，淋在芦笋上即可。

四季豆

别名 架豆、芸豆、菜豆。
来源 为豆科一年生缠绕草本植物四季豆的鲜嫩荚。
性味归经 甘、淡、微温。归脾、胃经。
功效 调和脏腑，安养精神，益气健脾，消暑化湿，利水消肿。
宜忌人群 一般人群均可食用。腹胀者不宜食用。

食用注意

（1）烹调前应将豆筋摘除，否则既影响口感，又不易消化。

（2）四季豆中毒是因食用四季豆引起的食物中毒。在食用没有充分加热、彻底熟透的四季豆时就会中毒。四季豆中毒的病因可能与皂素、植物凝集素、胰蛋白酶抑制物有关。主要表现为胃肠炎症状，有恶心、呕吐、腹泻、腹痛、头痛等，可采用必要的对症治疗。

（3）为防止中毒发生，四季豆食前应加热处理，可用沸水焯透或热油焖，直至变色熟透，方可安全食用。

保健食谱

1. 干煸四季豆：四季豆500克，大蒜5瓣，油、干辣椒、姜丝、酱油、糖、盐、鸡精各适量。大蒜切末；四季豆洗净，去两头，把筋撕掉，然后沥干水分；锅中稍微放多些油，用大火炸四季豆至颜色发黄、外皮微皱，捞出盛起，滤油备用；锅中留底油，油热后倒入干辣椒、蒜末、姜丝爆香；倒入捞出的四季豆，加少许酱油，放入糖、盐、鸡精，翻炒均匀即可。

2. 四季豆炒肉：四季豆300克，猪肉50克，盐、生抽、油各适量。四季豆洗净，撕去头尾和老筋，切段备用；猪肉洗净，切片；热锅倒入适量油烧热，加入猪肉片，中火微炒；放入适量盐，炒2分钟后出锅备用；留底油，放入四季豆，改大火不断翻炒至四季豆变色；放入适量盐和生抽，翻炒1分钟；把备用的猪肉片倒入，翻炒均匀即可出锅。

3. 椒麻鸡丁四季豆：鸡腿2个，四季豆250克，油、生抽、盐、干红椒、大蒜头、花椒、料酒、蚝油、生粉各适量。将鸡腿去除骨头，切成丁，用料酒、蚝油、生粉搅拌均匀腌制20分钟；四季豆去除两头老筋，放入开水锅中焯烫2分钟后捞起，切成小段；干红椒切成段；锅中倒油，油热后倒入鸡腿丁翻炒，炒至鸡腿肉变色、肉发紧；倒入干红椒段、花椒、大蒜头，炒至出辣味；倒入四季豆翻炒3分钟，炒至无水分、变干，四季豆表面发紧；倒入适量生抽，撒入盐，翻炒均匀即可。

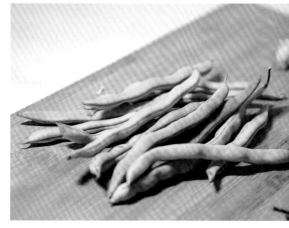

茼蒿

别名 同蒿、蓬蒿、蒿菜、菊花菜、塘蒿、蒿子秆、蒿子。

来源 为菊科植物茼蒿的茎叶。

性味归经 辛、甘、平。归肝、肾经。

功效 调和脾胃，利小便，化痰止咳。

宜忌人群 一般人群均可食用。对慢性肠胃病和习惯性便秘有一定的食疗作用；是儿童和贫血患者的必食佳品。茼蒿辛香滑利，脾虚泄泻者不宜多食。

食用注意 茼蒿中的芳香精油遇热易挥发，烹调时应以旺火快炒。

保健食谱

1.茼蒿蛋白饮：茼蒿250克，鸡蛋3枚，油、盐各适量。将鲜茼蒿洗净；鸡蛋打破取蛋清；茼蒿加适量水煎煮，快熟时，加入鸡蛋清煮片刻，调入油、盐即可。具有降压、止咳、安神的功效。对高血压头昏脑涨、咳嗽咳痰及睡眠不安者，有辅助治疗作用。

2.拌茼蒿：茼蒿250克，麻油、盐、醋各适量。先将茼蒿洗净，入滚开水中焯过，再以麻油、盐、醋拌匀即成。本菜辛香清脆、甘酸爽口，具有健脾胃、助消化的功效。对于胃脘痞塞、食欲不振者，有良好的辅助治疗作用。

3.茼蒿炒猪心：茼蒿350克，猪心250克，葱花适量，油、精盐、料酒、白糖、味精各适量。将茼蒿去梗，洗净，切段；猪心洗净，切片；锅中放油烧热，放入葱花煸香；投入猪心片煸炒至水干；加入精盐、料酒、白糖，煸炒至熟；加入茼蒿，继续煸炒至猪心片熟、茼蒿入味，放入味精即可。具有开胃健脾、降压补脑的功效。适用于心悸、烦躁不安、头昏失眠、神经衰弱等病症。

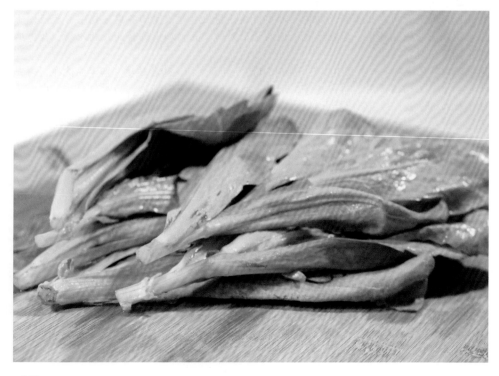

苋菜

别名 青香苋、红苋菜、千菜谷、蓼菜、红菜、银银菜。

来源 为苋科植物苋菜的茎叶。

性味归经 微甘，凉。归肺、大肠经。

功效 清热利湿，凉血止血，止痢。

宜忌人群 一般人群均可食用。用于痢疾便血或湿热腹胀，热淋，小便短赤，虚人、老人大便难等症。脾虚易泻或便溏者慎服；孕妇不宜食用。

食用注意 苋菜、灰菜、荠菜等蔬菜具有感光性，有部分人食用后皮肤有发紫、发痒、灼热以及弥漫性肿胀等过敏性反应，对这一现象医学上称之为"植物日光性皮炎"。凡有过敏史的人最好不要吃苋菜、灰菜、荠菜等光感性强的菜，在吃完蔬菜后注意减少外出，特别是要减少直接受到强光照射的机会。如果在食后出现上述临床表现，要及时去医院诊疗。

保健食谱

1.凉拌苋菜：苋菜500克，大蒜5克，盐、香油、味精各适量。将苋菜洗净，放入沸水中焯一下捞出；大蒜捣成泥状；将焯水的苋菜放入盘中，放入蒜泥、盐、香油、味精，拌匀即可。此菜清淡凉爽，具有开胃助食的功效。适用于胃纳不佳、饮食不香、脘腹痞满等病症。

2.苋菜豆腐汤：苋菜400克，水发海米20克，豆腐250克，蒜10克，油、盐、味精各适量。苋菜洗净，放入沸水中焯一下，捞出沥干；水发海米切成末；豆腐切成小块；蒜捣成泥；炒锅放火上，加入油，油热后放入蒜泥，煸出香味后放入水发海米和豆腐块、少许盐焖1分钟，再加水和适量盐；将汤烧开，放入苋菜，一滚即离

火装碗，调入味精即可。此菜具有清热解毒、生津润燥的功效。对于肝胆火旺、目赤咽肿者有辅助治疗作用。

3.炒苋菜：苋菜250克，虾仁20克，油、盐各适量。苋菜洗净，取嫩尖；虾仁洗净，剁碎；锅置旺火上，加油烧热，放入苋菜干炒，放入虾仁，炒熟；起锅时入盐少许即可。此菜具有补虚助长的功效，尤宜儿童食用。

4.苋菜汤：苋菜400克，麻油、高汤各适量。将苋菜取嫩尖，洗净；锅内下麻油，烧热，放入苋菜，旺火炒片刻；再加高汤文火煨熟，起锅装入碗中。此菜清淡凉爽，可通利二便，是燥热便秘患者的食疗佳品。

5.紫苋粥：紫苋菜150克，粳米60克，盐适量。将紫苋菜洗净，切碎，放入锅内，加入洗净的粳米，再加适量水和盐，武火烧沸后改为文火煮粥。此粥具有清热止痢的功效。适用于老年体虚、大便不畅、急性菌痢、急性肠炎等病症。常食之可益脾胃、强身体。

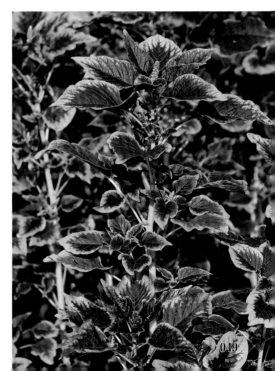

黑木耳（水发）

别名　木菌、光木耳、树耳、木蛾、黑菜、云耳。

来源　为黑木耳属担子菌纲木耳目的木耳干燥子实体。

性味归经　甘，平。归胃、大肠经。

功效　益气强身，滋肾养胃，活血。

宜忌人群　一般人群均可食用。更适合心脑血管疾病、结石症患者食用；特别适合缺铁人士、矿工、冶金工人、纺织工、理发师食用。出血性疾病者、腹泻者、孕妇慎食。

食用注意　温水中放入黑木耳，加入2勺淀粉、一点盐，之后再进行搅拌。用这种方法可以去除黑木耳细小的杂质和残留的砂粒。泡发后仍然紧缩在一起的部分不宜吃。

保健食谱

1.凉拌木耳：黑木耳500克，洋葱20克，大蒜10克，香菜5克，红椒15克，盐5克，生抽10克，鸡精5克，米醋20克，香油5克，白糖5克。水发黑木耳洗净，摘去根，撕成小朵；大蒜切末；洋葱切丝；香菜洗净，切段；红椒去蒂，去筋膜，切菱形片；锅内加入500克清水，大火烧开，放入黑木耳焯熟；焯熟的黑木耳，倒入漏勺过凉水备用；将沥干水分的黑木耳放入器皿中，放入大蒜末、盐、生抽、鸡精、米醋、香油、白糖、洋葱丝、红椒片，拌匀装盘，最后放入香菜点缀即可。

2.木耳炒鸡蛋：黑木耳500克，鸡蛋200克，葱、姜、蒜、青尖椒、红尖椒各10克，盐、胡椒粉、料酒、香油、米醋、生抽、油适量。泡好的黑木耳去蒂，择成片；青、红尖椒洗净，去蒂，去筋膜，切菱形片；葱、姜、蒜切片；鸡蛋打入碗中，打匀备用；锅中加入清水，大火烧开，放入黑木耳焯熟，捞出控水；锅内放入油，大火将油烧至七成热时，倒入打好的鸡蛋，炒熟打散，放入漏勺备用；锅内放入油，大火将油烧至七成热，放入葱、姜、蒜片爆香；放入切好的青、红尖椒片，转中火翻炒；然后加入料酒，放入焯好的黑木耳，大火翻炒；加入炒好的鸡蛋，加入盐、胡椒粉、米醋、生抽，大火翻炒；最后淋入香油，出锅装盘。

3.双耳炒素味：黑木耳150克，银耳100克，水发面筋50克，胡萝卜、青椒15克，葱、姜、蒜、盐、味精、白糖、鸡粉、料酒、香油、油、水淀粉适量。水发黑木耳、银耳洗净，择成小片；葱、姜、蒜切成末；水发面筋洗净；胡萝卜、青椒切成菱形片；锅中放入清水300克，大火烧开，放入黑木耳、银耳、面筋、胡萝卜、青椒，焯透后倒入漏勺备用；锅中放入油，大火烧热，放入葱、姜、蒜末爆香；放入料酒，放入焯过的黑木耳、银耳、面筋、胡萝卜、青椒，大火翻炒；放入盐、味精、白糖、鸡粉，放入少许清水，大火烧开，然后用水淀粉勾芡，大火翻炒均匀后出锅，淋入香油，装盘。

4.木耳红枣汤：黑木耳30克，红枣20枚。将黑木耳洗净，红枣去核，放入锅中，加水适量，煮半个小时左右。每日早、晚餐后各服一次。常服食，可以驻颜祛斑、健美丰肌，并用于治疗面部黑斑、形瘦。

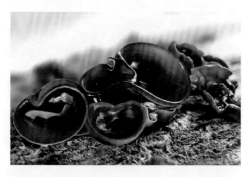

银耳

别名　白木耳、雪耳、银耳子。

来源　为银耳科银耳属植物银耳的干燥子实体。春秋季采收，用老斑竹浸猪油制成竹刀采割，将鲜银耳以清水洗净后，晒干即成。

性味归经　甘、淡，平。归肺、胃、肾经。

功效　滋补生津，润肺养胃。

宜忌人群　一般人群均可食用。尤其适合阴虚火旺、老年慢性支气管炎、肺源性心脏病、免疫力低下、体质虚弱、内火旺盛、虚劳、癌症、肺热咳嗽、肺燥干咳、妇女月经不调、胃炎、大便秘结患者食用。外感风寒、出血症、糖尿病患者慎用。

食用注意

（1）银耳宜用开水泡发，泡发后应去掉未发开的部分及根部，特别是那些呈淡黄色的部分。

（2）银耳一定要用小火慢煮，这样胶质才会全部被煮出来。

保健食谱

1. 山楂银耳粥：山楂10克，银耳10克，大米100克，冰糖50克。把山楂洗净，去籽，切成片；银耳发透去蒂根，撕成瓣状；大米淘洗干净；把大米、山楂、银耳放入电饭煲内，加入冰糖和清水，如常规将其煮熟即成。

2. 银杞明目汤：银耳15克，枸杞15克，鸡肝100克，茉莉花24朵，清汤、味精、料酒、姜汁、食盐各适量。将鸡肝洗净，切成薄片，放入碗内，加入料酒、姜汁、食盐拌匀待用；银耳洗净，撕成小片，用清水浸泡待用；茉莉花择去花蒂，洗净，放入盘中；枸杞洗净待用；将锅置火上，加入清汤、料酒、姜汁、食盐和味精，随即放入银耳、鸡肝、枸杞，烧沸，撇去浮沫；待鸡肝刚熟，装入碗内，将茉莉花撒入碗内即成。可补肝、益肾、明目、养颜。适用于阴虚所致的视物模糊、两眼昏花、面色发黄等。

3. 木瓜银耳薏苡仁羹：木瓜100克，薏苡仁50克，干银耳5克。薏苡仁洗净，用清水浸泡2小时；干银耳用清水泡发后清洗干净，去掉根部，撕成小朵；木瓜去皮去籽，切成滚刀块；将泡好的薏苡仁和银耳放入砂锅中，大火煮开后转小火炖1小时，至薏苡仁、银耳软烂；然后将切块的木瓜放入，继续炖15分钟即可。

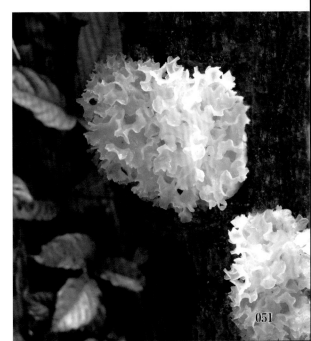

香菇（新鲜）

别名 花蕈、香信、椎茸、冬菰、厚菇、花菇。

来源 为真菌类担子菌纲伞菌目伞菌科香蕈的子实体。

性味归经 甘，平。归肝、胃经。

功效 扶正补虚，健脾开胃，祛风透疹，化痰理气，解毒，抗癌。

宜忌人群 一般人群均可食用。脾胃湿气重的人忌食；有顽固性皮肤瘙痒症的人不宜食用。

食用注意 香菇含有丰富的生物化学物质，与含有类胡萝卜素的番茄同食，会破坏番茄所含的类胡萝卜素，使营养价值降低。

保健食谱

1.香菇里脊：猪里脊肉200克，水发香菇100克，精盐、味精、黄酒、葱段、鸡蛋清、芝麻油、熟猪油、湿淀粉适量。将水发香菇洗净，切成片；猪里脊肉切成薄片，入精盐、鸡蛋清抓匀后用湿淀粉上浆；将炒锅置火上，放入熟猪油，烧至七成热时，放入猪里脊肉片划散，沥油待用；原锅留底油，投入葱段炒香；放入香菇、精盐和猪里脊肉片，加入黄酒、葱段，稍炒勾芡即成。

2.山药烩香菇：山药300克，新鲜香菇100克，胡萝卜100克，红枣10克，香葱1棵，食用油30克，酱油、胡椒粉、精盐适量。胡萝卜洗净，去皮，切成薄片；香菇洗净，切成薄片；红枣洗净，泡水；香葱洗净，切成段；山药洗净，去皮，切成薄片，放入水中，加入精盐浸泡；锅中倒入油烧热，爆香香葱段；放入山药、香菇及胡萝卜炒匀；加入红枣及酱油，用中火焖煮10分钟至山药、红枣熟软；再加入精盐和胡椒粉调匀，即可盛出。

3.香菇笋丁：鲜香菇500克，笋1棵，油、香菜、大葱、红椒、芝麻、酱油、糖、盐、鸡精适量。将鲜香菇放在淡盐水中浸泡10分钟后洗净，切成丁；将笋洗净，切成丁（和香菇丁大小差不多）；大葱切成片；红椒切碎；锅加热倒入油，待油七成热时，放入大葱爆香；倒入香菇丁和笋丁翻炒2分钟；调入酱油、糖、盐，炒2分钟即可；装盘后撒上红椒碎、芝麻和香菜装饰。

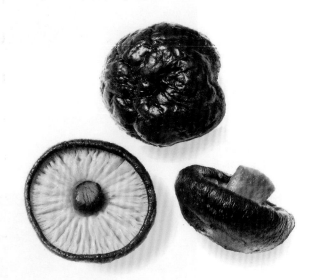

猴头菇

别名 猴头菌、猴头蘑、刺猬菌、猬菌、猴菇。

来源 为真菌类担子菌纲多孔菌目齿菌科猴头菌的干燥子实体。

性味归经 甘，平。归脾、胃经。

功效 行气消食，健脾开胃，安神益智。

宜忌人群 一般人群均可食用。外伤感染者、菌类过敏者、脾胃虚寒者和腹泻者不宜食用。

食用注意

（1）食用猴头菇要经过洗涤、涨发、漂洗和烹制4个阶段，直至软烂如豆腐时营养成分才能完全析出。霉烂变质的猴头菇不可食用，以防中毒。

（2）干猴头菇适宜用水泡发而不宜用醋泡发。泡发时先将猴头菇洗净，然后放在冷水中浸泡一会，再加沸水入笼蒸制或入锅焖煮，或放在热水中浸泡3小时以上（泡发至没有白色硬心即可，如果泡发不充分，烹调的时候由于蛋白质变性，很难将猴头菇煮软）。另外需要注意的是，即使将猴头菇泡发好了，在烹制前也要先放在容器内，加入姜、葱、料酒、高汤等上笼蒸或煮制，这样做可以中和一部分猴头菇本身带有的苦味，然后再进行烹制。

保健食谱

1. 肚片炒猴头菇：干猴头菇30克，熟猪肚260克，韭菜80克，植物油、香油、精盐、味精、白糖、胡椒粉、料酒各适量。将干猴头菇用温水泡发，洗净，顺刺切片，入沸水锅汆去苦味，捞出控干水；熟猪肚切成片；炒锅置旺火上，加入植物油烧热，放入熟猪肚片、猴头菇片煸炒；加入料酒、精盐、白糖、味精、韭菜，淋上香油；炒匀后装盘，撒上胡椒粉即可。

2. 菜心炒猴头菇：水发猴头菇800克，火腿片20克，青菜心120克，鸡蛋2个，葱段、姜片、精盐、湿淀粉、鸡汤、熟猪油各适量。将水发猴头菇顺刺切片，入沸水锅内汆10分钟，捞出，控干水，放入碗内，加入葱段、姜片、精盐、鸡汤，上笼蒸35分钟；取出，滗去汤汁，去葱段、姜片；在鸡蛋清碗内加湿淀粉、鸡汤调成糊，涂在猴头菇片上，投入烧热的熟猪油锅中炸成黄色后出锅；锅内留底油，烧热后放入火腿片、青菜心翻炒；投入猴头菇片、鸡汤、烧沸；用湿淀粉勾芡即可。

3. 猴头菇清炖排骨：鲜猴头菇250克，猪排骨200克，香菇3个，精盐、酱油各适量。将鲜猴头菇浸泡去苦味后切成片；猪排骨洗净后切成小块；将鲜猴头菇、香菇片、猪排骨块一起放入锅中，放适量水，用旺火煮半小时；加入精盐、酱油即可。

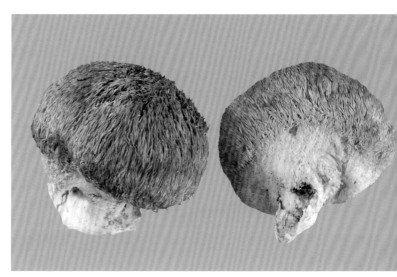

金针菇

别名 毛柄小火菇、构菌、朴菇、冬菇、朴菰、冻菌、金菇、智力菇。

来源 为真菌类伞菌纲伞菌目白蘑科金针菇属金针菇的子实体。

性味归经 甘、咸，寒。归脾、大肠经。

功效 补肝，益肠胃。

宜忌人群 一般人群均可食用。适合气血不足、营养不良的老人、儿童、癌症患者、肝脏病患者及胃肠道溃疡患者、心脑血管疾病患者食用。脾胃虚寒者不宜食用。

食用注意 金针菇不宜生吃；变质的金针菇不要吃。

保健食谱

1.葱油金针菇：金针菇400克，蒸鱼豉油和鲜酱油各1汤匙，香葱2棵，生抽、油适量。将金针菇择洗干净，沥水，摆盘备用；金针菇上浇上鲜酱油、蒸鱼豉油，上锅蒸几分钟后关火取出，淋上生抽；香葱切成葱花，放在金针菇上，最后淋上一层刚烧热的油即可。

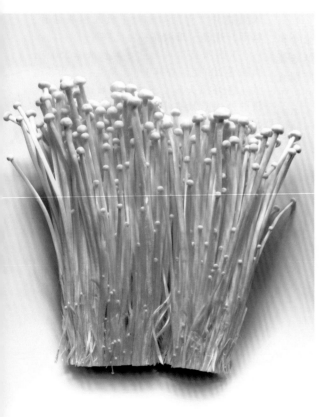

2.凉拌金针菇：金针菇350克，小红椒、葱、姜、蒜、生抽、醋、花椒油、橄榄油、白糖、盐、味精各适量。葱洗净，切成葱花；小红椒洗净，去蒂，切成圈；姜、蒜切成末放在碗里；倒入2勺生抽和醋，加一点白糖，淋些花椒油和橄榄油调匀；切去金针菇根部，洗净；锅中水烧开，把金针菇焯水1分钟，捞出沥干水分；将沥干水分的金针菇梳理整齐码在碗中，淋上调好的调料汁即可。

3.金针菇肥牛盖浇饭：雪花肥牛200克，金针菇100克，米饭、胡萝卜、酱油、蚝油、白糖、料酒、水淀粉各适量。酱油、蚝油、白糖、料酒、水淀粉调匀备用；切去金针菇根部，洗净；胡萝卜切片；雪花肥牛用热水焯一下；锅中倒入调味汁、金针菇和胡萝卜，煮至软烂，再加入雪花肥牛片略煮即可出锅，浇在米饭上即成。

平菇

别名 侧耳、糙皮侧耳、蚝菇、黑牡丹菇、秀珍菇。

来源 为真菌侧耳的子实体。

性味归经 甘，温。归肝、肾经。

功效 追风散寒，舒筋活络，补肾壮阳。

宜忌人群 一般人均可食用。体弱者，更年期妇女，肝炎、消化系统疾病、软骨病、心血管疾病患者，尿道结石症患者及癌症患者尤其适宜食用。菌类食品过敏者、有皮肤瘙痒症等疾病患者勿食。

食用注意 平菇口感好、营养高、不抢味。但鲜品出水较多，易被炒老，须掌握好火候。

保健食谱

1. 香炸椒盐平菇：平菇150克，鸡蛋1个，淀粉、面粉、油、椒盐各适量。平菇洗净，撕成条，用手挤干平菇中的水分；面粉、淀粉中加一点点盐，放入鸡蛋，逐步加水，搅拌成稀稠适中的脆皮糊；把挤过水分的平菇放入脆皮糊中；坐锅入油，热后用竹筷夹平菇入油锅炸制，保持中小火炸制，有粘连的用筷子轻轻分开，炸至平菇酥脆变熟、变浅黄色，捞出沥油；倒入盘中，食用时蘸椒盐。

2. 平菇炒鸡蛋：鸡蛋3个，平菇150克，油、盐、葱、胡椒粉各适量。鸡蛋打入碗里，加入少许盐打匀；平菇去根蒂后洗净泥沙，撕成小条；葱切碎备用；炒锅上火，倒入油烧热，倒入鸡蛋液煎熟，并用铲子打成小块后盛出备用；另起锅，倒入油烧热，放入葱花煸出香味；放入平菇翻炒一会；平菇炒熟后放入适量盐翻炒均匀；放入少许胡椒粉翻炒均匀；倒入炒好的鸡蛋翻炒均匀，即可起锅。

3. 平菇炒油菜：平菇250克，油菜250克，油、盐、酱油、大蒜各适量。油菜洗净；平菇洗净，撕成小块；大蒜切成片；热锅放入油，放入大蒜片煸香；放入平菇块翻炒，将平菇翻炒软后放入油菜，继续翻炒；放入盐、酱油，翻炒熟即可。

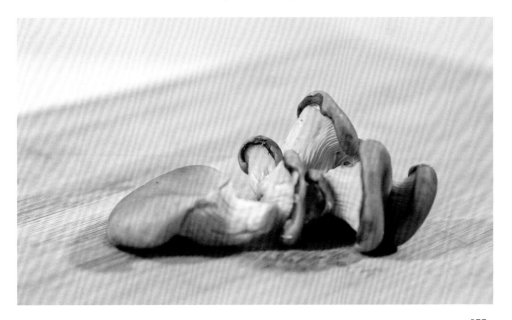

红薯

别名 甜薯、地瓜、番薯、白薯、甘薯。

来源 为旋花科植物番薯的块根。

性味归经 甘，平。归脾、肾经。

功效 补中和血，益气生津，宽肠胃，通便。

宜忌人群 一般人群均可食用。胃溃疡、胃酸过多、糖尿病患者不宜食用。

食用注意 红薯含有"气化酶"，吃后有时会有胃灼热、吐酸水、腹胀排气等不适表现。只要一次不要吃得过多，而且和米面搭配着吃，并配以咸菜或喝点菜汤即可避免上述不适表现。红薯忌与柿子、西红柿、白酒、螃蟹、香蕉同食。

保健食谱

1. 红薯栗子排骨汤：红薯250克，排骨250克，板栗9个，葱、姜、盐适量。将排骨洗净；红薯去皮，切成块；板栗洗净，用刀在上面拉一刀；锅内烧开水，放入排骨飞水，捞出洗净；将所有材料放入炖锅中炖2小时，放少许盐调味即可。

2. 蜜制红薯：红薯200克，冰糖50克，白芝麻少许，油适量。将红薯洗净，去皮，切成边长1厘米的方形小块；锅内放入少许油，放入红薯慢慢煎至表面焦黄；加入冰糖和少许水，煮至冰糖溶化；待冰糖上色，大火收汁，让冰糖汁均匀地裹住红薯，关火，撒上白芝麻即可。

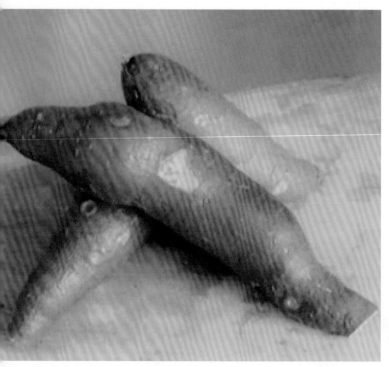

3. 红薯南瓜汤：红薯100克，南瓜150克，冰糖30克，枸杞少许。红薯去皮切成块，洗净，加入清水浸泡30分钟；南瓜洗净，去皮，去籽，切成块；把红薯放入煲汤锅内，一次性加足清水，煮滚后再煲10分钟；转小火，倒入南瓜和枸杞，煲20分钟，放入冰糖，煲至溶化即可。

土豆

别名 马铃薯、洋芋、阳芋、山药蛋、荷兰薯、地蛋、薯仔等。

来源 为茄科植物马铃薯的块茎。

性味归经 甘，平。归胃、大肠经。

功效 和胃健中，解毒消肿。

宜忌人群 一般人均可食用。尤其适宜动脉硬化、胆石症或肥胖者食用。脾胃虚寒者不宜多食。

食用注意

（1）发芽变绿的土豆不要食用。土豆含有的龙葵碱，是有毒物质，多集中在其皮里，在红皮或紫皮中的含量多于黄皮；光照会使皮色变青，其龙葵碱的含量又随着色深而增多。因此，食用时一定要去皮，特别是要削净已变绿的皮。发了芽的土豆中龙葵碱的含量是正常的100倍，食用时一定要把芽挖掉。龙葵碱遇醋酸极易分解，高热、煮透亦能分解，因此，宜大火炖煮，炖煮时加醋利于有毒物质的分解。

（2）土豆中毒症状一般在进食后2～4小时出现。表现为：先有咽喉部位刺痒或灼热感、上腹部烧灼感或疼痛，继而出现恶心、呕吐、腹泻等胃肠炎症状；中毒较深者可因剧烈吐、泻而出现脱水、电解质紊乱和血压下降；此外，还常伴有头晕、头痛、轻度意识障碍等；重症者可出现昏迷和抽搐，最后因心脏衰竭、呼吸中枢麻痹而死亡。

保健食谱

1.番茄土豆丝：番茄1个，土豆1个，青椒半个，木耳3朵，小泡椒10个，葱1段，盐1/4茶匙，醋1/2茶匙，鸡精1/4茶匙，油1汤匙。木耳提前泡发；其他蔬菜洗净；番茄和土豆去皮备用；土豆切成细丝，用清水冲洗几遍后泡在凉水中，以防与空气接触氧化变黑；葱、泡好的木耳和青椒切成丝；番茄切成小块；炒锅中放入油烧至七成热时，放入葱丝、番茄块和小泡椒，翻炒至番茄成糊状；放入土豆丝，大火翻炒；调入醋和鸡精，继续翻炒2～3分钟后倒入木耳和青椒丝，炒熟即可。

2.酸辣土豆丝：土豆500克，干辣椒30克，醋10克，辣椒酱15克，大蒜10克，生姜10克，葱10克，花椒、盐适量。把土豆去皮，切丝，用冷水浸泡后去淀粉；大蒜、生姜切末；葱切段；热油锅，放入干辣椒、花椒、大蒜末、生姜末、大葱段爆香；放入土豆丝，翻炒；然后加入盐、醋，即可盛盘。

3.红烧土豆片：土豆4个，红烧酱油30毫升，陈醋10毫升，料酒5毫升，水80毫升，糖、鸡精、盐适量。土豆洗净，去皮，切片（不要太薄，以免碎掉），放入盐水中浸泡后过冷水备用；将红烧酱油、陈醋、料酒、糖、水、盐和鸡精调和成红烧汁，用量可以根据个人口味增减；锅热油后，倒入沥干水分的土豆片，翻炒1分钟；倒入调制好的红烧汁（尽量没过食材），大火煮沸后转中火焖煮至收汁即可。

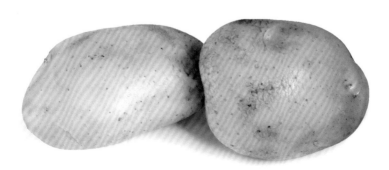

芋头

别名 青芋、芋艿、毛芋头。

来源 为天南星科多年生草本植物芋的地下肉质球茎。

性味归经 甘、辛，平。归胃、大肠经。

功效 益脾胃，调中气，化痰散结。

宜忌人群 一般人群均可食用。特别适合身体虚弱者食用。有痰、过敏性体质、小儿食滞、胃纳欠佳者以及糖尿病患者应少食；食滞胃痛、肠胃湿热者忌食。

食用注意

（1）芋头烹调时一定要烹熟，否则其中的黏液会刺激咽喉。

（2）芋头的黏液中含有一种化合物，遇热能被分解，这种物质对人体有治疗作用，但对皮肤黏膜有刺激，因此在剥洗芋头时，手部皮肤会发痒。剥洗芋头致手部皮肤发痒时，在火上烤一烤就可缓解。剥洗芋头时最好戴上手套。

保健食谱

1. 排骨蒸芋头：猪小排500克，芋头250克，食盐、鸡精、生抽、淀粉、植物油、芝麻油、白砂糖各适量。芋头去皮，切成丁；猪小排用少许的食盐、生抽、白砂糖、鸡精、植物油、淀粉拌匀，腌制备用；将芋头丁加入猪小排中拌匀，再浇上一点芝麻油，入蒸锅，隔水蒸15～20分钟即可。

2. 椰汁芋头西米露：西米50克，芋头250克，椰汁、白糖各适量。接1锅清水，烧开，放入西米，中火一边煮一边搅拌约15分钟，至西米半透明的时候，关火闷10分钟直至完全透明，过冷水，把黏液冲洗干净备用；芋头去皮，切成块状，蒸锅蒸约20分钟至芋头粉糯（筷子能轻松穿过），备用；把椰汁倒进锅里，加入适量的清水加以稀释，再加入适量的白糖，煮开；倒入芋头和西米，搅拌均匀即可。

3. 香葱芋艿：芋头300克，食盐、香葱、水、白糖、植物油各适量。芋头连皮洗净，放入锅中，加水盖过，煮滚后转小火煮15分钟左右，以筷子可以轻松插入为准；把煮好的芋头泡到冷水中冷却后再把皮剥除，个头较大的切成大块备用；香葱切末备用；炒锅烧热，放入两勺植物油，把葱白部分加入爆香；再把芋头放入翻炒；加入水、盐、糖烧开；加盖，用小火焖煮5～6分钟，中间注意翻炒一下以防粘锅；待汤汁略呈糊状，把葱绿的部分撒入，翻炒两下即可起锅。

4. 芋头排骨煲：小排骨300克，芋头400克，蒜2瓣，酒1大匙，酱油1/2大匙，盐1/2茶匙，糖1茶匙，胡椒粉少许，油适量。小排骨洗净，先拌入调味料腌10分钟，再用热油炸至上色后捞出；芋头去皮，切小块，放入热油中炸过后捞出；用2大匙油炒香蒜瓣，再放入小排骨，加入调味料和2杯清水，烧开后改小火煮20分钟；芋头下锅同煮约20分钟，待其酥软并汤汁收至稍干时，即可盛出。

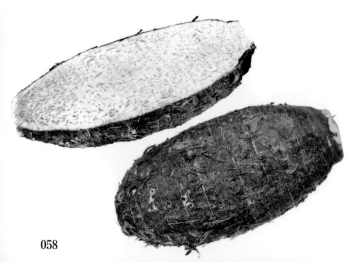

南瓜

别名 番瓜、北瓜、笋瓜、方瓜、麦瓜、倭瓜、金冬瓜、金瓜。

来源 为葫芦科植物南瓜的果实。

性味归经 甘，温。归脾、胃经。

功效 补中益气，解毒杀虫，降糖止渴。

宜忌人群 一般人群均可食用。尤其适宜肥胖者、糖尿病患者和中老年人食用。南瓜性温，胃热者少食；南瓜性偏壅滞，气滞中满者慎食。

食用注意 南瓜切开后再保存，容易从心部变质，所以最好用汤匙把内部掏空，再用保鲜膜包好放入冰箱冷藏，这样可以存放5～6日。服用中药期间不宜食用。

保健食谱

1. 糖醋南瓜丸：南瓜、面粉各500克，精盐、白糖、醋、淀粉、油各适量。将南瓜去皮、瓤，洗净，切块，上笼蒸熟后取出，控水，加入面粉、白糖、食盐等，揉成面团状；锅内放油，烧至七成热，把南瓜挤成小圆球状丸子，入油中炸至金黄色时捞出；锅内放入底油，倒入清水100毫升，加入白糖和少许精盐勾芡，淋入少许醋，倒入丸子，调匀即可。此菜肴具有补中益气、温中止泻的功效，适用于脾胃虚弱之泄泻、体倦等病症。

2. 紫菜南瓜汤：老南瓜100克，紫菜10克，虾皮20克，鸡蛋1枚，酱油、猪油、黄酒、醋、味精、香油各适量。将紫菜用水泡发，洗净；鸡蛋打入碗内，搅匀；虾皮用黄酒浸泡；老南瓜去皮、瓤，洗净，切块；将锅放在火上，倒入猪油烧热，放入酱油炝锅；加入适量的清水，投入虾皮、老南瓜块，煮约30分钟；把紫菜投入，再煮10分钟；将搅好的蛋液倒入锅中，加作料调匀即成。此汤具有护肝补肾强体之功效。适宜肝肾功能不全患者食用。

3. 南瓜汤：南瓜250克，调料适量。将南瓜去皮、瓤，洗净，切小块，放入锅中加水500毫升，煮至南瓜熟，加入调料即可。饮汤食瓜，早、晚各服食1次。本汤具有降糖止渴的功效。糖尿病患者可常服食。

4. 南瓜猪肝汤：南瓜、猪肝各250克，精盐、味精、香油各适量。将南瓜去皮、瓤，洗净，切块；猪肝洗净，切片；以上二物同入锅中，加水1000毫升，煮至南瓜烂、猪肝熟，加入佐料调匀即成。此汤具有健脾养肝明目的功效。长期食之，对夜盲症有一定的治疗效果。

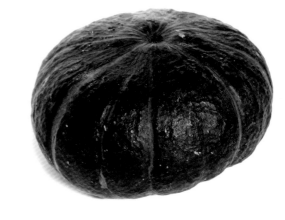

香椿

别名　香椿铃、香桩头、香椿子、香椿芽。
来源　为楝科椿属植物香椿的嫩叶。
性味归经　苦、涩、平。归肝、胃、肾经。
功效　清热解毒，健胃理气，杀虫。
宜忌人群　一般人群均可食用。香椿为发物，多食易诱使痼疾复发，故慢性疾病患者应少食或不食。

（1）香椿是季节性蔬菜，很多人喜欢把它冻藏起来慢慢食用。香椿速冻之前焯一下可以更好地保存维生素C。

（2）吃香椿当心过敏。过敏体质或体质较差的人应尽量避免食用，如果出现异常要马上就医，以免延误病情。

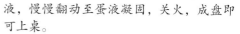

保健食谱

1.香椿炒鸡蛋：香椿50克、鸡蛋2个、油、食盐适量。香椿入沸水中焯1分钟，捞出沥干，切末；打入鸡蛋，拌匀备用；放入适量食盐；热锅凉油，大火，倒入拌匀的蛋液，慢慢翻动至蛋液凝固，关火，成盘即可上桌。

2.香椿拌核桃仁：新鲜核桃仁50克，香椿100克，红辣椒丝少许，盐、白醋、香油适量。香椿去根，洗净待用；用温水将核桃仁浸泡30分钟，撕掉核桃仁外皮；将香椿、核桃仁、盐、白醋、香油拌匀，用红辣椒丝装饰即可。

3.香椿鱼片：黑鱼鱼片250克，香椿100克，淀粉、盐、料酒、食用油适量。鱼片清洗几遍，然后泡在大量的清水里30分钟以上（这样可以去除鱼片上的血水，让鱼片洁白）；鱼片泡好以后捞出，沥干水分，加入适量盐，抓匀入味，抓到鱼片出现黏性（这样出来的鱼片才会弹滑）；鱼片抓好后放入适量料酒和淀粉，抓匀；在鱼片里拌入1大勺食用油（这样可以避免炒鱼片的时候粘在一起）；香椿洗净，择去老梗，放入开水锅中焯一下后过凉水，切碎备用；热锅凉油，放入鱼片滑炒至变色；鱼片变色以后放入香椿末、适量盐，翻炒均匀即可出锅。

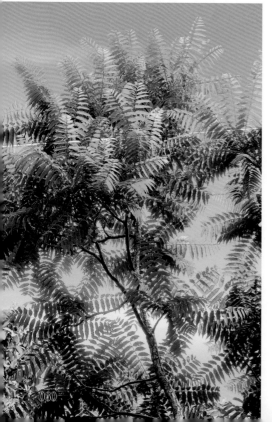

香菜

别名 胡荽、芫荽、香荽。
来源 为伞形科植物芫荽的全株。
性味归经 辛，温。归肺、脾经。
功效 发汗透疹，消食下气，醒脾和中。
宜忌人群 一般人群均可食用。小儿麻疹及风疹透发不快时、流行性感冒流行传染期间和已患有流感的人食用，可起到预防和治疗的效果。因热毒壅盛而非风寒外感所致的疹出不透者忌食；小儿麻疹已经透发后不能食用；患有癌症、慢性皮肤病、眼病、胃及十二指肠溃疡之人，气虚体弱者不宜多食。

食用注意 容易患感冒的人，应该避免食用香菜。因为这类人常存在不同程度的气虚症状，而香菜味辛能散，多食或久食，会耗气、损精神，进而引发或加重气虚，导致感冒更加频繁。

保健食谱

1.香菜爆炒羊肉：羊肉500克，香菜、香葱、蒜适量，花椒面、盐、酱油、香油、油各适量。羊肉放入凉水中洗去血水，攥干水分；香葱、香菜，洗净，沥干水分，切段；蒜切片备用；锅里放油加热，放入羊肉，用筷子搅拌打开，放少许花椒面，待羊肉刚要变色，放入香葱、蒜、香菜，翻炒；放入盐，再快速翻炒；加几滴酱油和香油，翻炒几下，出锅装盘即可。香菜可促进精子活力、提高生育能力；香菜和羊肉同服可激发性欲、提高性功能。

2.香菜梗炒肚丝：熟猪肚200克，香菜150克，油500克，料酒25克，盐3克，味精5克，米醋10克，葱丝、姜丝、蒜片各2克，香油10克。将熟猪肚洗净，切成长4厘米的细丝，放入沸水锅里焯一下，捞出沥水待用；将香菜择洗干净，去叶，切成寸段，待用；锅置旺火上，放油烧至六成热时，将熟猪肚丝滑油后捞出沥油；原锅中留些许底油，烧至七成热时，将熟猪肚丝、香菜段及调味料加入，快速颠锅拌匀；然后勾芡，淋香油，出锅装盘即成。白绿相间，质地鲜嫩，清淡爽口。可以补虚。

3.香菜豆腐汤：嫩豆腐1盒，香菜150克，熟咸鸭蛋1个，盐、鸡精、胡椒粉、花生油适量。嫩豆腐洗净，切块，在沸水中汆水后捞起；熟咸鸭蛋切粒；香菜洗净；锅内放水，煮沸；加入花生油，放入嫩豆腐块、熟咸鸭蛋粒、盐、胡椒粉，大火煮沸后改中火煮2分钟；加入香菜、鸡精即可。

4.香菜花生米：新鲜嫩香菜1把，花生米50克，油、盐、糖、醋、味精适量。花生米用油炸香备用；香菜去除杂质，洗净，用刚烧的开水烫一下，捞出后沥干水分，切成小段，放入油（可以是菜油，也可以用芝麻油）、盐、糖、醋、味精调味；加入炸好晾凉的花生米，拌匀即可。

5.香菜拌木耳：嫩鲜香菜3棵，木耳1把，洋葱1个，花椒油、凉拌酱油、醋、盐、糖、香油、熟芝麻适量。木耳提前用凉水泡发；泡好的木耳焯水，去掉根蒂，过冷水，控干水分；洋葱切薄片；香菜切碎；洋葱片、木耳放入容器中，加入香菜、花椒油、凉拌酱油、醋、盐、糖、香油拌匀，撒上熟芝麻即可。

6.香菜肉丝：香菜50克，猪肉50克，鸡蛋1个，油、水淀粉、葱、姜、盐、味精、糖各适量。猪肉切丝，放入鸡蛋、水淀粉抓匀；葱、姜切丝；香菜去叶，切段；锅内放油，油热后放入猪肉丝划开，倒在漏勺内；锅内留底油，放入葱丝、姜丝、香菜段，大火煸炒后放入猪肉丝，再放入盐、味精、糖翻炒，出锅即成。香菜不能炒得太老，烹饪时间不要过长，要保证香菜的脆爽口感。

韭菜

别名 山韭、扁菜、懒人菜、草钟乳、起阳草、韭芽。
来源 为百合科葱属植物韭菜的全草。
性味归经 辛，温。归肝、胃、肾、肺、脾经。
功效 补肾，温中行气，散瘀，解毒。
宜忌人群 一般人群均能食用。适宜便秘者、寒性体质者等。胃热炽盛者不宜多食；多食会上火且不易消化，因此，阴虚火旺、有眼病和胃肠虚弱的人不宜多食。

食用注意 隔夜的熟韭菜不宜再吃。

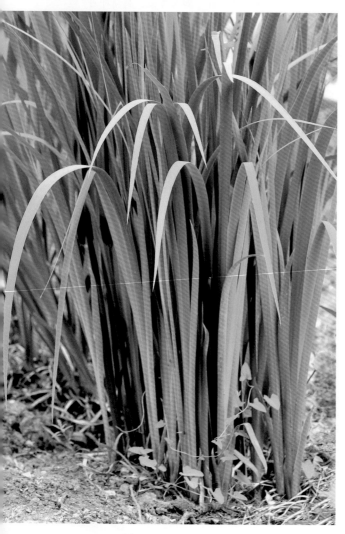

保健食谱

1.韭菜炒鲜虾：韭菜200克，鲜虾100克，白酒、食盐各适量。鲜虾炒熟后去壳，再将切好的韭菜同放入锅内炒熟，放入适量白酒和食盐调味即可。有壮阳益精、补虚健胃的作用。适用于腰膝无力、阳痿遗精、盗汗、遗尿等病症。

2.韭菜炒鸡蛋：韭菜100克，鸡蛋2个，食盐适量。韭菜洗净切碎，打入鸡蛋搅拌均匀，用油炒熟，加入适量食盐食用。有温中养血、温肾暖腰膝的作用。对于肾虚腰膝酸痛、肾虚寒性哮喘、肾虚阳痿、遗精等病症有良好的辅助治疗的功效。

3.韭菜炒蛤蜊：鲜韭菜300克，蛤蜊肉200克。先将蛤蜊肉放入锅中煮熟，后放入韭菜同煮，调味食用。适宜阴虚盗汗的糖尿病患者。

荸荠

别名 马蹄、水栗、芍、凫茈、乌芋、菩荠、地栗、钱葱、土栗。

来源 为莎草科荸荠属浅水性宿根草本植物荸荠的球茎。

性味归经 甘，寒。归肺、胃经。

功效 生津润肺，化痰利肠，通淋利尿，消痈解毒，凉血化湿，消食除胀。

宜忌人群 一般人群均可食用。儿童和发热患者最宜食用；咳嗽痰多、咽干喉痛、消化不良、大小便不利、癌症患者也可多食；对于高血压患者、便秘者、糖尿病尿多者、小便淋沥涩痛者、尿路感染患者均有一定功效。不适宜小儿及消化力弱、脾胃虚寒、血瘀者食用。

食用注意 荸荠不宜生吃，因为荸荠生长在泥中，外皮和内部都有可能附着较多的细菌和寄生虫，所以一定要洗净煮透后方可食用。如果削开的荸荠里面是黄色的，说明荸荠已经不新鲜了。

保健食谱

1.荸荠蒸肉饼：荸荠6粒，猪肉300克，冬菜少许，香菜1棵，生粉、鸡粉和盐适量。荸荠去皮，洗净，切碎粒；猪肉洗净，切片后再剁碎；香菜洗净，切段；将荸荠、猪肉、冬菜、生粉、鸡粉、盐和少许清水混合拌匀，装在盘上，隔水猛火蒸半小时，撒上香菜即可食用。

2.荸荠素什锦：荸荠6粒，青圆椒1个，花菇3朵，胡萝卜半根，油、水淀粉、黑胡椒粉、盐各适量。荸荠洗净，去皮；青圆椒洗净，切半，去籽；花菇泡发后去蒂；胡萝卜洗净；所有东西都成丁；锅里放油，倒入切好的所有原料，翻炒；加入少许水后加盖煮熟；放入黑胡椒粉、盐调味，放入水淀粉勾芡后盛出即可。

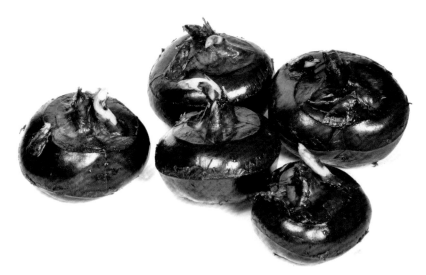

莲藕

别名 藕、湖藕、塘藕、果藕、菜藕、水鞭蓉、荷藕。

来源 为睡莲科植物莲的肥大根茎。

性味归经 甘，寒。归心、脾、胃经。

功效 清热，凉血，散瘀。

宜忌人群 一般人群均可食用，老幼妇孺、体弱多病者尤宜，特别适宜高热病人、吐血者及高血压、肝病、食欲不振、缺铁性贫血、营养不良者宜多食用；脾虚胃寒者、易腹泻者不宜食用生藕，生藕性偏凉，生吃凉拌较难消化，有碍脾胃，所以宜食用熟藕。

食用注意

（1）发黑、有异味的藕不宜食用。应挑选外皮呈黄褐色、肉肥厚而白的，注意要无伤无烂无锈斑、不断节且不干缩、未变色的藕。

（2）莲藕最好不要生食。有些藕寄生有姜片虫或带囊蚴。

（3）煮藕时忌用铁器，以免使藕在烹饪过程中变黑。

保健食谱

1.炒藕片：鲜藕400克，红灯笼椒1棵，青葱2棵切碎，盐、味精、香油适量。鲜藕切薄片，过一下清水；红灯笼椒去籽拍碎切丁；青葱切葱花，将藕片在沸水中烫1分钟捞出，过冷水沥干；炒锅置火上，放油热至七成，下藕片、红椒丁、盐翻炒2分钟；下味精调味即可出锅装盘，滴上香油，撒上葱花即可。

2.凉拌莲藕：莲藕400克，水梨1个，红辣椒1根，青辣椒1根，山芹菜少许，红枣4个，白芝麻1大匙，糯米粉1杯，甘草汁1杯，辣椒粉、盐适量，醋少许。糯米粉以少许水调匀并以小火煮成稠状；水梨去皮及核，切丝，青、红辣椒洗净，去籽切丝，红枣去核切丝，山芹菜切小段，烫熟备用；莲藕洗净去节，切成厚2～3毫米片状，在沸水中烫1分钟捞出，以醋浸泡约3分钟。所有材料放入大盆中加入糯米水、甘草水、辣椒粉及盐拌匀并腌渍至入味即可。

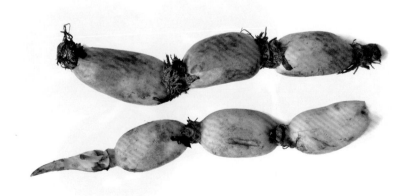

土鸡肉

别名　草鸡肉、家鸡肉、笨鸡肉。

来源　为雉科原鸡属动物家鸡的肉。

性味归经　甘，温。归脾、胃、肝经。

功效　补脾，滋补血液，补肾益精。

宜忌人群　一般人群均可食用。老人、病人、体弱者更宜食用。对营养不良、畏寒怕冷、乏力疲劳、月经不调、贫血、虚弱等有很好的食疗作用。感冒伴有头痛、乏力、发热的人及内火偏旺之人和痰湿偏重之人忌食鸡肉、鸡汤。

食用注意　鸡屁股是淋巴最为集中的地方，也是储存病菌、病毒和致癌物的"仓库"，应弃掉不要。

保健食谱

1.土鸡百合汤：土鸡1只，水发百合50克，枸杞子10克，盐、醪糟、啤酒、姜片、植物油、香葱花各适量。土鸡处理干净，切块，加入啤酒腌制10分钟；水发百合洗净；枸杞子洗净；锅中倒入适量冷水，放入土鸡块，烧沸后捞出，过一遍冷水，捞出沥水；炒锅放植物油烧热，放入姜片煸香；放入土鸡块，翻炒3分钟；冲入适量开水，加入醪糟，倒入砂锅中炖45分钟左右；放入水发百合、枸杞子，再炖20分钟；加入盐调味，撒上香葱花即可。鸡块用啤酒腌制，是为了去腥除腻、提鲜增香。

2.杂菌土鸡煲：土鸡1只，干冬菇、茶树菇、猪肚菇、白蘑各5朵，姜、葱段、料酒、盐各适量。干冬菇用温水泡发，每朵中间切十字花刀，其余各菌类均切片；土鸡切块，洗净，焯去血水；将土鸡块与各菌类、姜、葱段、料酒一起放入冷水中，用大火烧开后转小火煲约5小时；最后10分钟加入盐，也可不加，品尝汤汁的原味。

3.土鸡肉炖平菇：土鸡肉300克，青辣椒3个，平菇、油、花椒、八角、葱、姜、蒜、盐、银耳、木耳各适量。土鸡肉用开水烫一下，焯去血水，控干；平菇洗净，用开水烫一下，挤干水备用；高压锅内加油，油热后放入土鸡肉，翻炒几下；放入花椒、八角、葱、姜、蒜，入味后放少量水和适量盐，盖上锅盖压20分钟；开盖放入平菇、银耳、木耳、青辣椒翻炒；放入适量盐，10分钟后出锅。

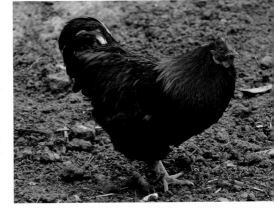

乌鸡肉

别名　丝羽乌骨鸡肉、武山鸡肉、乌骨鸡肉。

来源　为雉科原鸡属动物乌鸡的肉。

性味归经　甘，平。归肝、肾经。

功效　滋阴清热，补肝益肾，健脾止泻。

宜忌人群　一般人群均可食用。尤其对体虚血亏、肝肾不足、脾胃不健的人效果更佳。感冒发热、内火偏旺、痰湿偏重、肥胖症、热毒疖肿、高血压、血脂偏高、胆囊炎、胆石症的人忌食；乌鸡肉中丰富的蛋白质会加重肾脏负担，因此，有肾病的人应尽量少吃，尤其是尿毒症患者应禁食。

食用注意

（1）用砂锅文火慢炖为佳，最好不用高压锅。

（2）服用铁剂时不宜食用。

保健食谱

1.乌鸡汤：乌鸡500克，陈皮3克，高良姜3克，草果5克，大葱10克，醋5克，胡椒6克。将乌鸡洗净，切块；大葱切段；将乌鸡块与陈皮、高良姜、草果、胡椒、大葱段、醋同煮，文火炖烂。

2.归芪乌鸡汤：乌鸡1只，当归、黄芪、葱、姜、香菇、胡椒粉、料酒、盐各适量。先将乌鸡洗净，去除内脏和鸡爪，然后放进温水里加入料酒用大火煮，待锅开后捞出乌鸡，放入清水里洗去浮沫；把乌鸡放入有温水的砂锅里，将调料一起放入锅中，用大火煮；待水开后再改用小火炖；1小时后加入适量的胡椒粉即可。

3.红豆乌鸡汤：红豆200克，黄精50克，陈皮10克，乌鸡1只，盐适量。乌鸡洗净，斩块，焯水；将所有材料洗净，一齐放入已经煲滚了的水中，继续用中火煲3小时左右；加入少许盐调味即可。红豆乌鸡汤有补血养颜、强壮身体的作用。

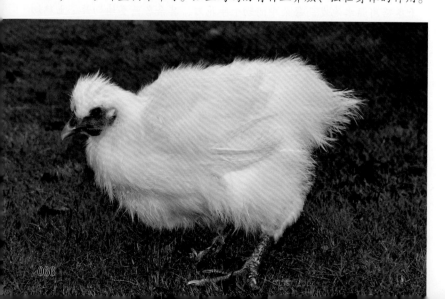

鸭肉

别名　鹜肉。

来源　为鸭科动物家鸭的肉。

性味归经　性寒，味甘、咸。归脾、胃、肺、肾经。

功效　大补虚劳，滋五脏之阴，清虚劳之热，补血行水，养胃生津，清热健脾，虚弱浮肿。

宜忌人群　寒性体质的人群和腹部冷痛以及腹泻的人群不宜吃鸭肉，另外高胆固醇血症人群也不宜吃鸭肉。

食用注意　外感未清、阳虚脾弱腹泻者，均应忌服。不宜炙烤食。鸭肉与鳖同时食用会让人出现阳虚、水肿、腹泻。

保健食谱

1. 柠檬鸭：鸭1只，酸辣椒、酸藠头、酸姜、酸笋、姜、山黄皮、蒜、生抽、耗油、糖、黄皮酱适量。将鸭斩成小块；锅里放水，烧开，放姜少许，将切块的鸭肉放进锅里焯水。将酸姜和酸辣椒切丝；锅烧热，放油，将酸姜、酸辣椒和酸藠头放进锅里炒出香味，盛起；将姜块切丝，蒜瓣剥皮，锅烧热，放油，放姜丝和蒜瓣小火爆香，转大火，将鸭肉放进去翻炒焗出油；倒进黄皮酱、生抽、蚝油、盐和糖混合的酱料，翻炒五分钟，放少量水，盖上锅盖让鸭焖出香味，10分钟左右；转中火倒进第二步炒好的酸料，翻炒均匀，放进山黄皮翻炒；倒进去籽后剁碎的酸柠檬，翻炒三分钟，放老抽调色即可。

2. 香辣啤酒鸭：鸭肉600g，啤酒500ml，葱、姜、蒜适量，花椒10粒，八角2粒，干辣椒3个，酱油、蚝油、盐、糖、食用油适量。将鸭洗净斩成块，焯水，洗净血末，捞出沥水；锅中放入少量的盐炒香花椒、八角、辣椒、葱姜蒜；放入沥干水分的鸭子块煸炒，煸炒出鸭油，加入酱油、糖、蚝油煸炒均匀；加入啤酒，没过鸭肉，大火烧开，转小火，焖至1小时，加入盐收干汤汁即可。

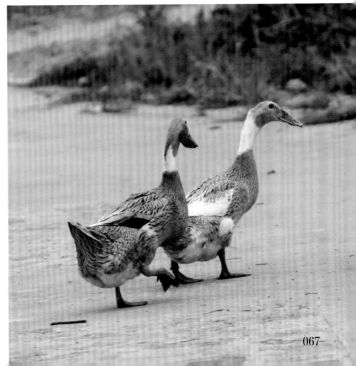

鸽肉

别名 乳鸽、鸽子。

来源 为鸠鸽科动物鸽子的肉。

性味归经 甘、咸，平。归肝、肾经。

功效 调心，养血，补气。

宜忌人群 适宜病后体弱、血虚闭经、头晕神疲、记忆力衰退者。食积胃热者、性欲旺盛者、尿毒症患者、发热和热病初愈者、肥胖者和小儿以及孕妇不宜食用。

食用注意 鸽子老、嫩有讲究，老鸽子用来配药更好，嫩鸽子煲汤营养更佳。

保健食谱

1.武汉鸽子汤：鸽子1只，山药1段，黑木耳2～3朵，鹌鹑蛋6～7个，姜片、葱段、盐、鸡精、料酒各适量，红枣3个，枸杞少许。鸽子洗净，放入滚水里面，加点料酒，去血，捞出，洗净；山药削皮，切滚刀块；泡发黑木耳；煮鹌鹑蛋，剥壳；锅中放入鸽子、姜片、葱段、枸杞、红枣，小火炖1.5小时；用筷子刺一下，鸽肉烂时放入鹌鹑蛋和黑木耳，小火炖20分钟；放入山药，再炖至山药酥烂；加入盐、鸡精调味即可。本汤适用于一般人补养。

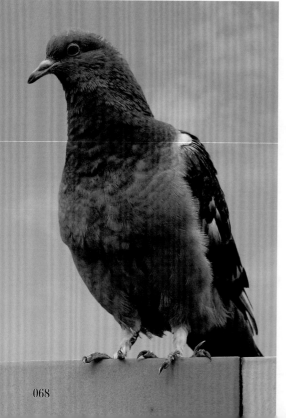

2.香酥鸽子：鸽子2只，生姜、葱白、肉桂、花椒、八角茴香、小茴香、黄酒、精盐、油各适量。鸽子先用精盐、黄酒揉搓，再加入葱白、生姜、肉桂、花椒、八角茴香、小茴香，上笼蒸烂，拣去香料、生姜、葱白；锅置火上放油烧热，投入鸽子炸至其表皮酥脆，捞出装盘即成。

3.蒸鸽：鸽子1只（去毛和内脏），枸杞子25克，食盐适量，黄精30克。将上述食材放入锅中，加入适量食盐，隔水蒸熟食用。治疗肾虚或老人体虚。

4.乳鸽蒸饭：肥大乳鸽1只，红枣10枚，香菇3个，生姜5个，米酒、白糖、熟植物油、米饭各适量。将乳鸽洗净，斩块，以适量米酒、白糖、熟植物油调汁腌渍；生姜切片，同时放入乳鸽肉碗中拌匀；待米饭烧得将干时，将乳鸽肉、红枣等铺于饭面上，盖严后文火焖熟。有补阳益气、生血解毒的功效。尤适用于胃癌手术后的调养。

猪肉

别名 豚肉。

来源 为猪科动物猪的肉。

性味归经 甘、咸，平。归脾、胃、肾经。

功效 滋阴，润燥，补血。

宜忌人群 一般人都可食用。肥胖、血脂较高、高血压者不宜多食。

食用注意

（1）猪肉应斜切，因为这样能使猪肉不破碎，吃起来又不塞牙。

（2）猪肉烹调前不要用热水清洗，烹煮过程中不要加冷水。

（3）食用猪肉后不宜大量饮茶，因为茶叶的鞣酸会与蛋白质合成鞣酸蛋白质，使肠蠕动减慢，不但易造成便秘，更是增加了有毒物质和致癌物质的吸收，影响健康。

保健食谱

1.猪肉增液汤：猪肉（半肥瘦）500克。将猪肉切小块，急火煮汤；除净浮油，随意饮用。本方取猪肉养阴滋液、润燥之功效。用于温热病火热已衰、津液不能回者。

2.当归瘦肉汤：猪瘦肉500克，当归30克。将猪瘦肉切块，与当归一起放入锅中，加水适量，用小火煎煮；可稍加食盐调味，除去药渣，饮汤吃肉。可分作2～3次服。当归善于补肝养血，同瘦肉配食以增强其补血生血的作用。用于贫血或血虚所致的头昏眼花、疲倦乏力以及产妇缺乳。

3.海带炖猪肉：猪肉300克，海带150克，姜5克，葱10克，盐10克。把海带洗净，切成细丝；猪肉洗净，切成块；姜拍松；葱切成段；把海带丝、猪肉块、姜、葱段放入炖锅内，加入清水1500毫升，先用武火烧沸，除去浮沫，再用文火煮1小时；调入盐即成。补虚损、降血压。适用于肝肾阴虚型高血压病患者。

4.栗子炖猪肉：猪瘦肉500克，栗子300克，葱、姜少许，油、料酒、砂糖、酱油适量。将猪瘦肉切成小方块；栗子剥皮；锅中放油与砂糖，炒成橙红色；倒入酱油，放入猪瘦肉块、栗子、葱、姜、料酒同煮；肉软即可。润肺化痰、补肾健脾。

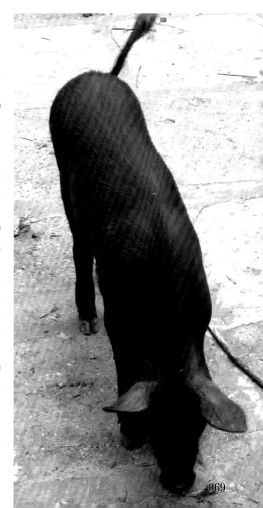

驴肉

别名 漠骊肉、毛驴肉。

来源 为马科动物驴的肉。

性味归经 甘、酸，平。归心、肝经。

功效 补血，益气。

宜忌人群 一般人均可食用。身体瘦弱者尤宜。平素脾胃虚寒、慢性肠炎、腹泻者不宜食用。

食用注意 驴肉和金针菇不宜同时食用。

保健食谱

1.五香驴肉：驴肉350克，陈皮2克，草果2克，香叶1克，桂皮2克，八角2克，丁香1克，酱油1大匙，精盐2小匙，冰糖适量，味精1/2小匙。驴肉洗净备用；香料洗净，沥水；往汤锅里加入水、精盐、味精、酱油、冰糖，煮开后即成酱汤；再加入陈皮、草果等香料煮30分钟左右；把驴肉投入酱汤中煮熟后捞出。食用有补虚、补气的功效。

2.泰山驴肉：新鲜驴肉500克，香菜、葱、蒜、干辣椒、生姜丝、精盐、味精、白糖、料酒、胡椒粉、酱油各适量。驴肉冲水洗净，加入卤料煮至八成熟，晾干后切片备用；净锅烧油，至油温四成热时放入葱、蒜、生姜丝、干辣椒煸炒；放入驴肉片，加入料酒，放入原汁驴肉汤，然后放入精盐、味精、白糖、胡椒粉、酱油，烧2～3分钟即可；起锅装盘，下面垫一点香菜，浇上已调好的秘酱即成。

3.老王寨五香酱驴肉：驴肉5000克，花椒10克，肉豆蔻2克，红曲20克，山楂10克，桂皮5克，冰糖50克，白芷5克，草果5克，姜20克，酱油300克，料酒100克，冰糖、姜适量，八角5克，盐30克，大葱半棵。将驴肉用清水清洗干净，再浸泡5小时；大葱切段；姜切片；将汤锅置火上，注入清水，烧开；将泡好的驴肉放入开水中氽一下，然后放入凉水中；将锅置火上，加入冰糖，炒至金红色；加入清水、酱油、盐、料酒，烧开，除去浮沫；再加入用红曲煮红的水及山楂；将花椒、肉豆蔻、草果、桂皮、白芷、八角装入纱布袋内扎好口，同放入锅中，再加入葱段、姜片，烧开后煮约3分钟，再将驴肉放入，然后用旺火烧开，撇去浮沫，再用中火炖3.5小时，至肉酥烂为止；然后取出晾凉，即可用刀切片装盘食之。

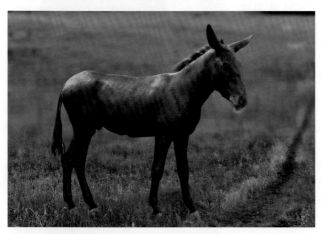

兔肉

别名 兔子肉。

来源 为兔科动物蒙古兔、东北兔、高原兔、华南兔、家兔等的肉。

性味归经 味甘，性凉。归肝、脾、大肠经。

功效 补中益气，凉血解毒，清热止渴。

宜忌人群 一般人群均可食用。适宜老人、妇女食用，也是肥胖者和肝病、心血管病、糖尿病患者的理想肉食。孕妇及经期女性、有明显阳虚症状的女性、脾胃虚寒者不宜食用。

食用注意

（1）食兔肉后，不宜马上食橘子。因兔肉酸冷，橘子味甘酸而性温，多食生热。同吃会引起肠胃功能紊乱，而致腹泻。

（2）兔肉不能与芥末同吃。兔肉酸冷性寒，芥末性温，性味相反不宜同食。

（3）兔肉不能与姜同食，干姜、生姜辛辣性热，两者性味相反，寒热同食，易导致腹泻。所以，烹调兔肉时不宜加姜。

（4）兔肉忌与芹菜同食，否则会引起脱皮、脱发；忌与小白菜同食，食后容易发生呕吐、腹泻。

（5）兔肉肉质细嫩，几乎没有筋络，必须顺着纤维纹路切，否则兔肉烹制后会变成碎屑。

保健食谱

1.芝麻兔：兔1只，黑芝麻30克，葱白、花椒、盐、味精、麻油各适量。将黑芝麻淘洗干净，炒香；洗净的兔肉放入砂锅，加入适量清水和葱白、花椒、盐，先用武火煮沸，再用文火炖煮1～2小时，以肉熟烂为度；然后投入卤水锅中，用文火继续煨炖1小时左右，捞出晾凉；将味精和麻油调匀，涂在兔肉表面，再撒上黑芝麻。佐餐食用。适用于肝肾两虚、消渴多饮、小便频多、形体消瘦、头晕眼花、

腰腿酸软、须发早白、大便燥结。

2.陈皮兔肉：兔肉250克，陈皮5克，鲜汤、菜油、精盐、葱、料酒、花椒、干辣椒、酱油、醋、辣油、白糖、味精、麻油各适量。将洗净的兔肉切成肉丁，放入碗内，加入适量精盐、菜油、葱和料酒，拌匀，腌制30分钟；陈皮用温水浸泡10分钟，切成小块；将铁锅用武火加热，倒入适量菜油，烧至七成热时，投入干辣椒，炸成棕黄色；再放入兔肉丁，炒至肉色发白；加入陈皮和适量花椒、葱，继续翻炒；待兔肉丁干酥后，烹入鲜汤、酱油、醋、辣油、白糖和味精，收干汁液停火，淋上麻油。佐餐食用。可作老年人及心血管疾病、高脂血症等患者的保健食品。

3.兔肉汤：兔1只，食盐、味精各适量。将洗净的兔肉切块，放入砂锅中，加入清水高出肉面，先用武火煮沸，再用文火煨炖2～3小时；待兔肉熟烂、汤汁稠浓后停火，加入食盐、味精调味。兔肉当点心食用，汤汁代茶，口渴即饮。适用于阴虚燥热、口渴多饮、消谷善饥、形体消瘦、舌燥心烦者。

4.红枣炖兔肉：兔肉500克，大枣50克，料酒、葱白、食盐、味精各适量。将洗净的兔肉切成小块；大枣洗净，与兔肉一并放在瓦锅内，加入适量沸水及料酒、食盐、葱白；将瓦锅放在蒸锅内，隔水蒸炖1～2小时，以兔肉和大枣熟烂为度；加入味精调味。肉当点心食用。适宜脾胃气虚、食欲不振、气短自汗、头晕心悸、面色萎黄者食用。

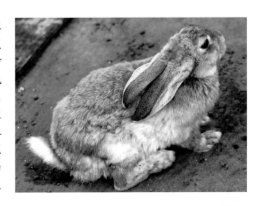

牛肉

来源 为牛科动物黄牛或水牛的肉。

性味归经 甘，平。归脾、胃经。

功效 补中益气，滋养脾胃，强健筋骨，化痰息风，止渴止涎。

宜忌人群 适宜中气下陷、气短体虚、筋骨酸软和贫血久病及面黄目眩之人食用。有感染性疾病、肝病、肾病的人慎食；黄牛肉为发物，患疮疥湿疹、痘瘀、瘙痒者慎用。

食用注意 牛肉的纤维组织较粗，结缔组织又较多，应横切，从而将长纤维切断；不能顺着纤维组织切，否则不仅没法入味，还嚼不烂。

保健食谱

1. 生拌牛肉丝：牛里脊肉300克，白梨100克，炒熟的芝麻25克，香菜少许，精盐、味精、酱油、醋精、醋、辣酱油、白糖、白胡椒粉、蒜泥、葱丝、香油各适量。将白梨切成丝；将牛里脊肉切成丝，用醋精拌匀，然后放在凉开水里洗净醋精和血，与熟芝麻和各种调料拌匀待用；把香菜洗净，沥干水分，装入盘内垫底；盘内放入牛里脊肉丝和白梨丝，与香菜拌匀即成。

2. 干拌牛肉：牛肉150克，炒花生米10克，熟辣椒油10克，酱油40克，葱、盐、白糖、花椒粉、味精各少许。牛肉洗净，在开水锅内煮熟，捞起晾凉后切成片；葱切成段；将炒花生米碾细粒；将牛肉片盛入碗内，先放入盐拌匀，使之入味；接着放入熟辣椒油、白糖、酱油、味精、花椒粉再拌；最后放入葱段及炒花生米细粒，拌匀盛入盘内即成。

3. 拌麻辣牛肉：牛后腿肉750克，黄酒25克，清汤1500克，辣椒油、葱段、葱白、酱油、芝麻仁、精盐、花椒、白糖、香油、味精、干辣椒粉、生姜各适量。将牛后腿肉洗净，切成两块，放在冷水里浸泡1小时后捞起，放在汤锅中，加入清汤、葱段、生姜（拍碎）、花椒、黄酒，大火烧沸，撇去浮沫，转小火上煮3小时；待牛肉九成烂时，

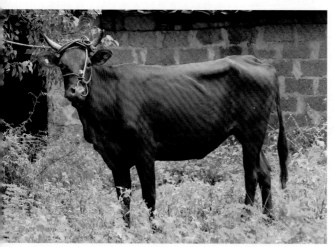

捞出控去汤，晾凉；芝麻仁炒熟，晾凉；葱白洗净，切成末；干辣椒粉放入碗中，加入适量开水调湿，浇入八成热的香油搅匀；花椒放入锅内，微火焙至焦黄；取出研成粉，和辣椒油、白糖、精盐、味精、酱油调匀制成麻辣汁；将煮熟的牛后腿肉切成长方形薄片，码在盘中，浇上麻辣汁，撒上熟芝麻仁与葱白末，拌匀即成。

羊肉

别名　羖肉、羝肉、羯肉。

来源　为牛科动物山羊或绵羊的肉。

性味归经　甘，温。归脾、肾经。

功效　益气补虚，温中暖下。

宜忌人群　一般人群均可食用。有发热、牙痛、口舌生疮、咳吐黄痰等上火症状者不宜食用；肝病、高血压、急性肠炎患者或其他感染性疾病患者及发热期间不宜食用。

食用注意

（1）羊肉是大热之物，醋性温味甘（与酒性相近），两物同煮，容易生火动血。因此，羊肉汤中不宜加醋。

（2）吃过羊肉之后不能马上喝茶，否则会导致排便不畅或便秘。

（3）羊肉特别是山羊肉膻味较大，煮制时放个山楂或加一些萝卜、绿豆，炒制时放葱、姜、孜然等佐料，可以去除膻味。

保健食谱

1. 附子烧羊肉：羊肉500～1000克，熟附子片30～60克，甘草、当归各10克，八角、桂皮、食盐、生姜各适量。羊肉切块；诸料同放锅内，加水，用小火焖熟食用。适用于老年人体虚怕冷、腰酸腿软、夜尿频多、小便频数、易感冒、风寒咳嗽等阳虚病症者。健康人食之，有保健强身之功。

2. 羊肉萝卜汤：羊肉500克，萝卜500克，草果2个（去皮），甘草3克，生姜5片，食盐适量。羊肉、萝卜分别切块，与配料同放入锅内煮汤，加入少量食盐调味食用。有补中健胃、益肾壮阳的作用。适用于病后体虚、腰痛怕冷、食欲不振等症。

3. 羊肉小麦生姜粥：羊肉500克，小麦60克，生姜10克。羊肉切块，与小麦、生姜同煮成粥食用。早、晚各1次，连续服食1个月。有助元阳、益精血、补虚劳的作用。是病后体弱者调养身体的补益佳品。最适宜冬季滋补用之。

4. 参芪归姜羊肉羹：羊肉500克，生姜片，黄芪、党参各30克，当归20克。羊肉切小块；调料装入纱布内包好；一起放入锅内加水煮至熟烂。经常食用，有补气养血、强身壮体的作用。适用于病后或产后气血虚弱、营养不良、贫血、低热多汗、手足发冷等病症。

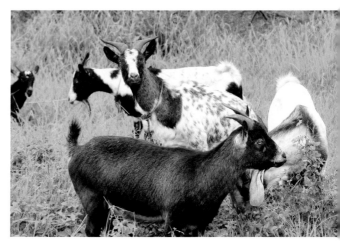

鹅肝

来源　为鸭科动物鹅的肝脏。

性味归经　甘、苦，温。归肝经。

功效　补肝，明目，养血。

宜忌人群　一般人都可食用。贫血者和常在电脑前工作的人尤为适合食用。高胆固醇血症、肝病、高血压和冠心病患者应少食。

食用注意　烹调时间不能太短，至少应该在急火中炒5分钟以上，使鹅肝完全变成灰褐色，看不到血丝才好。

保健食谱

1.秘制鹅肝：鲜鹅肝250克，洋葱50克，红椒20克，生姜10克，锡纸1大张，竹签10根，蒜子10克，花生油50克，盐150克，味精5克，胡椒粉10克，麻油2克，油、黄酒适量。鲜鹅肝切成薄片；洋葱切成片；红椒切成片；生姜去皮，切米；蒜子切米；鲜鹅肝加入少许黄酒、盐、味精、胡椒粉，腌10分钟；用竹签把鹅肝片、洋葱片、红椒片相间串起10串；烧锅放油，待油温100℃时放入鹅肝串，炸至刚熟时拿出；留少许油，放入生姜米、蒜米炒香；放入鹅肝串，放入剩下的盐、味精炒匀；淋上麻油，摆在锡纸上包好，放入碟内即可。

2.黄油鹅肝片：鹅肝600克，食用油、黄油、葱、姜、生抽、味精、胡椒粉、糖、黄酒、番茄酱少许。将鹅肝洗净，焯水；锅烧热加入食用油，用葱、姜煸炒；再加入上述调料，放入鹅肝，翻炒至熟盛起，冷却待用；炒好的鹅肝用粉碎机搅成茸；再取模型，两面擦黄油，放入鹅肝茸，置冰箱冷藏3～4小时至凝固，装盘即可。

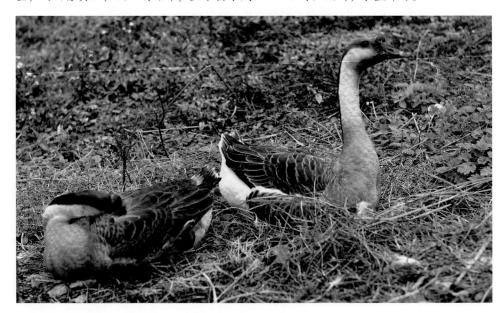

海参

别名　刺参、海鼠。

来源　为棘皮动物门海参纲刺参属海参的软体。

性味归经　甘、咸，温。归肺、肾、大肠经。

功效　补肾益精，养血润燥，止血。

宜忌人群　一般人均可食用。尤适宜高血压、冠心病、肝炎、肾炎、糖尿病患者食用。感冒、咳嗽、气喘、急性肠炎、菌痢患者及大便溏薄者不宜食用；高尿酸血症患者不宜长期食用海参；有类风湿的人也要少吃或者不吃海参。

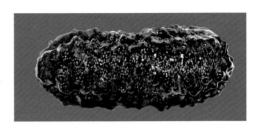

食用注意　在服用中药时，少吃或不吃海参；容易对蛋白质过敏的人不宜多吃海参。

保健食谱

1.葱爆海参：海参4个，葱1根，花椒粒5个，大料2瓣，姜、料酒、糖、盐、油、淀粉各适量。海参开膛去掉内脏，洗干净，放入料酒，用手抓匀；锅内放水烧开，放入海参烫2秒钟，捞出沥干水分备用；葱斜切几刀，不要切断；姜切片备用；锅内倒入油烧热，放入葱、姜翻炒，炒至金黄色时捞出，葱油倒出备用；锅倒入油烧热（少放一点油），放入糖，熬至糖浆色，把开水倒入糖浆中稀释，备用；淀粉少许放入碗中，倒入冷水，搅匀备用；锅中倒入葱油，接着放入稀释的糖浆，放入少许盐，放入葱段，最后加入海参，勾芡，炒匀后出锅。

2.海参木耳煲排骨汤：海参460克，排骨460克，木耳40克，火腿25克，葱1根，姜2片，酒适量。将排骨剁成块状，放入滚水中煮5分钟，捞起洗净；海参洗净，放入滚水中，加入葱、1片姜、半汤匙酒，煮滚后再煮5分钟，捞起洗净，切大件，控干水分；木耳用清水浸至发大，撕成小块，放入滚水中煮5分钟，捞起洗净；水适量，放入煲内煲滚，放入排骨、火腿、姜、木耳，煲滚后慢火煲2小时；放入海参再煲1小时，根据口味加盐调味。

3.海参羊肉汤：海参50克，羊肉250克，生姜2片，葱5克，胡椒末0.5克，食盐3克。生姜切成末；葱切成段；海参以40℃温水泡软后，剪开参体，除去内脏，洗净，再用开水煮10分钟左右，取出后连同水倒入碗内，泡2～3小时；羊肉洗净，去血水，切成小块；将羊肉放入锅中，加水适量，小火炖煮，煮至将熟；将海参切成小块放入同煮，再煮沸15分钟左右；加入生姜末、葱段、胡椒末及食盐即可。温食参肉，饮汤，或供餐用。

4.红烧海参：发好的海参500克，瘦肉200克，白菜300克，姜2片，葱2棵，盐、糖各半茶匙，生抽、酒各1茶匙，上汤1杯，蚝油、生粉各1茶匙，油半汤匙，麻油、胡椒粉各少许，清水3汤匙。海参、姜、葱放入开水内煮5分钟；取出海参，除去内脏，洗净，沥干；瘦肉切丝，加入调味料拌匀待用；白菜洗净，以油、盐、水焯熟，围于碟边；烧热锅，放入油，爆香姜、葱；加入煨料及海参，煮至海参软烂；放入瘦肉丝、芡汁料，拌匀上碟即成。

蛤蜊

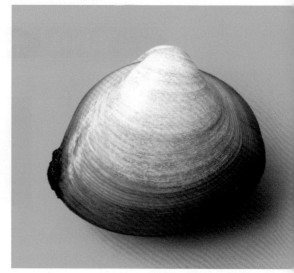

别名 花蛤、文蛤、蚶仔、西施舌、嘎啦。

来源 为软体动物门动物蛤蜊的肉。

性味归经 甘、咸，寒。归胃经。

功效 滋阴，利水，化痰，软坚。

宜忌人群 一般人群均可食用。高胆固醇、高血脂体质者，患有甲状腺肿大、支气管炎、胃病等疾病的人尤为适合食用。蛤蜊性寒，脾胃虚寒、腹泻便溏者忌食；寒性胃痛、腹痛者忌食；女子月经期间及妇人产后忌食；受凉感冒者忌食。

食用注意

（1）蛤蜊等贝类本身极富鲜味，烹制时千万不要再加味精，也不宜多放盐。

（2）要在冷水中放入蛤蜊，以中小火煮至汤汁略泛白，蛤蜊的鲜味就完全出来了。蛤蜊最好提前一天用水浸泡，这样才能吐干净泥土。

（3）不要食用未熟透的贝类，以免被传染上肝炎等疾病；蛤蜊不宜与啤酒同食，否则容易诱发痛风。

保健食谱

1.芙蓉蛤蜊：蛤蜊500克，鸡蛋1个，芙蓉、水淀粉适量。将蛤蜊洗净，放入烧开的水中氽一下，捞起，将肉取出；将蛋清打成泡糊，放入烧开的水中氽一下，捞起，分别放入蛤蜊壳内；再将蛤蜊肉放在芙蓉上面，勾上芡即成。

2.懒人蛤蜊：丝瓜1条，蛤蜊适量，酒、盐、姜丝适量。丝瓜去皮，切粗条，放入盐拌匀；在一张铝箔纸上放4块丝瓜条、2个蛤蜊和少许姜丝后，浇点酒；折成长方包状，放入烤箱，大火力烤10分钟即成。

3.蛤蜊汤面：小白菜250克，蛤蜊250克，面条适量，大蒜、油、盐、料酒、酱油适量。大蒜拍碎；小白菜烫熟；用2汤匙油爆香大蒜；放入蛤蜊，淋入料酒和酱油，洒下2汤匙水，大火炒拌，盖上锅盖焖至蛤蜊开口；放入其余调味料拌匀；将蛤蜊盛出；锅中注入清汤或水，煮滚后加盐调味即关火；面条煮熟，挑至面碗中，加入已调味的清汤，再将炒好的蛤蜊盛放于面条上，再放上小白菜便可上桌。

牡蛎

别名　生蚝、海蛎子。

来源　为牡蛎科动物长牡蛎、大连湾牡蛎或近江牡蛎的肉。

性味归经　甘，平。入心、肾经。

功效　补肾壮阳，调中益气。

宜忌人群　患有急慢性皮肤病以及脾胃虚寒者不宜食用。对水产类过敏者不宜食用。

食用注意　如果牡蛎不新鲜，容易引起食物中毒。建议不要生吃牡蛎。

保健食谱

1. 牡蛎炒韭菜：牡蛎肉300克，鸡蛋1个，韭菜100克，油、盐、胡椒粉、料酒各适量。牡蛎用淡盐水清洗干净后沥干水分，用少量盐和胡椒粉调味备用；鸡蛋打散，加盐、胡椒粉、少许料酒调味备用；起锅热油，将牡蛎煎至两面金黄；待牡蛎快熟透时，放一小匙油，滑入鸡蛋用筷子炒散；待鸡蛋快熟透时，加入韭菜段和葱花拌匀关火。

2. 牡蛎豆腐：牡蛎250克，内酯豆腐1盒，豆瓣酱2小勺，蒜泥2小勺，淀粉、葱末、盐、鸡精适量。锅内放少许油把蒜泥煸炒出香味后放入一勺豆瓣酱再炒一下；炒好豆瓣酱后放入熬好的高汤，接着把内酯豆腐切块放入汤里（汤一定要盖过豆腐）；开锅后改成小火，再放入牡蛎炖2分钟左右，接着用淀粉勾芡倒入锅里，再放入盐和鸡精调味，最后撒上一些葱末即成。

3. 牡蛎汤：牡蛎150克，酸菜100克，老姜10克，味精、盐、香油、青葱各适量。牡蛎洗净沥水，酸菜、老姜切丝，青葱切末备用；汤锅内加水烧至滚沸，先放入酸菜丝氽烫以减少酸咸味，然后放入牡蛎焯一下捞起，用清水冲凉；另取一汤锅，注入冷水，放入烫过的酸菜，加姜丝及味精、盐调味，煮至滚沸后放入牡蛎继续煮至再度滚沸即关火，食用前加入香油及葱花即可。

4. 牡蛎粥：大米30克，牡蛎150克，肉丝110克，料酒1大匙，小葱、盐、胡椒粉少许。大米洗净，加水浸泡20分钟，移到炉火上煮开，改小火煮到熟软。牡蛎洗净氽烫过捞出。粥内加入肉丝烧煮片刻，加盐调味，再放入牡蛎，一旦煮滚即关火，撒入胡椒粉即可盛出食用。

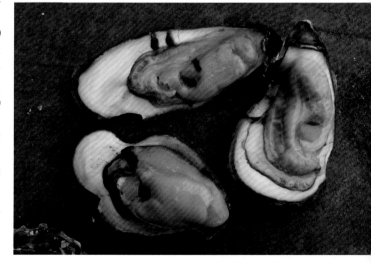

鳖

别名 甲鱼、水鱼、圆鱼、鼋鱼、团鱼、脚鱼。

来源 为鳖科动物中华鳖或山瑞鳖的肉。

性味归经 甘，平。归肝经。

功效 滋阴清热，补虚养肾，补血补肝。

宜忌人群 适宜体质衰弱、肝肾阴虚、骨蒸劳热、营养不良者食用。鳖肉滋腻，久食败胃伤中，导致消化不良，故食欲不振、消化功能减退、孕妇或产后虚寒、脾胃虚弱腹泻之人忌食；患有慢性肠炎、慢性痢疾、慢性腹泻之人忌食；肝炎患者食用会加重肝脏负担，严重时可诱发肝昏迷，故应少食；孕妇吃了会影响胎儿健康；另外，痰湿壅盛者慎食。

食用注意 鳖肉含高蛋白质和脂肪，特别是它的边缘肉裙部分还含有动物胶质，不容易消化吸收，一次不宜吃得太多。余烫鳖肉不能用沸水，否则鳖肉上的黑膜不易刮净。

保健食谱

1.杞地鳖肉汤：鳖1只，枸杞子、山药各30克，女贞子、熟地黄各15克。将所有食材放入锅中，加适量水，大火炖至鳖熟透为止；去药或仅去女贞子。饮汤食肉。方中枸杞子、女贞子、熟地黄大补肝肾；用山药益脾补肾；与鳖肉并用，其功尤著。用于肝肾虚损、腰腿酸软、头晕眼花、遗精等。

2.二母鳖肉汤：鳖1只，知母、贝母、银柴胡、甜杏仁各15克。将所有食材放入锅中，加适量水，同煎，煮至鳖肉熟。食肉饮汤。也可加少许食盐调味。另将余药焙研为末，以鳖的骨、甲煎汤，取汁合丸服。用于肺肾阴虚、骨蒸潮热、手足心热、盗汗、咳嗽、咽干者或肺结核患者而属阴虚发热者。

3.参灵鳖肉汤：党参、浮小麦各15克，茯苓10克，灵芝、大枣各6克，鳖肉200克，火腿50克，葱、姜各20克，鸡汤、盐、味精各适量。将鳖肉切块，同以上各味药及调料同放入大碗内，加水适量，放入蒸锅内蒸至鳖肉熟烂即可。吃肉喝汤。有益气健脾、消除疲劳的功效。

4.乌鸡炖鳖肉：甲鱼500克，乌鸡1000克，盐20克，味精2克，胡椒粉2克，料酒25克，姜25克，大葱25克各适量。将鳖

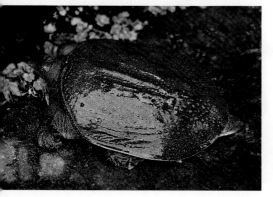

宰杀放血后，先用70℃的水烫一下，再放在90℃的水中烫一下后捞起；刮去颈、爪、裙边上的粗皮，用刀顺着裙边将其划穿，除去内脏，漂洗干净；用刀将鳖爪尖割去，然后用沸水焯，出水后洗净；乌鸡洗净，切成块，用沸水除净血水；锅洗净，加入鲜汤，放入乌鸡、鳖肉、盐、胡椒粉、姜、大葱、料酒，用小火慢炖至乌鸡块与鳖肉质地软透；拣去姜、大葱，调好味即可。

草鱼

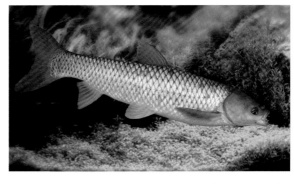

别名 鲩、油鲩、草鲩、白鲩、乌青、草苞。

来源 为鲤科动物草鱼的活体。

性味归经 甘，温，无毒。归肝、胃经。

功效 暖胃和中，平降肝阳，祛风，治痹，截疟，益肠，明目。

宜忌人群 一般人群均可食用。尤其适宜虚劳、风虚头痛、肝阳上亢型高血压、头痛、久疟、心血管病患者食用。女子在月经期不宜食用。

食用注意 草鱼不宜大量食用，易诱发各种疮疥。

保健食谱

1.红烧草鱼：草鱼1条，猪里脊肉50克，油、鸡精、香菇、葱、姜、蒜、盐、白糖、白酒、胡椒粉、生抽、湿淀粉、香油、花生油、料酒各适量。将草鱼去内脏清洗干净，在其身上切"井"字，涂上盐稍腌制一会儿；葱、姜、蒜洗净，切成末；香菇洗净，切成丝；猪里脊肉切成丝；坐锅点火放入大量油，烧至六成热时，将整条草鱼放入锅中炸至两面金黄色，捞出沥干油；坐锅点火，锅内留余油，倒入葱末、姜末、蒜末、香菇丝、猪里脊肉丝翻炒；加入盐、鸡精、白糖、草鱼、生抽、胡椒粉、香油，稍焖一会儿；勾薄芡，出锅即可。色鲜味浓。在烧鱼的过程中，尽量减少翻动；为防糊锅，可以将锅端起轻轻晃动，这样鱼不易碎。

2.糖醋草鱼：草鱼1条，鸡蛋1个，料酒3汤匙，干淀粉2汤匙，西红柿酱2汤匙，姜丝15克，绵白糖50克，米醋3汤匙，盐1茶匙，湿淀粉1汤匙，油适量。草鱼去掉鱼头、鳞片和内脏，清洗干净，沿背骨从中间片开，将两侧的鱼肉剔下，再斜切成薄块，调入料酒腌制20分钟；鸡蛋磕入碗中，加入干淀粉，搅打成蛋糊；锅中放入油，中火烧至七成热时，将草鱼片均匀地裹上蛋糊，放入油锅中炸至金黄色，捞出沥去油分，摆入盘中；锅内留少许油，放入姜丝煸炒几下；依次加入米醋、绵白糖、西红柿酱、盐和40毫升清水，搅动几下；再调入湿淀粉，用铲子沿一个方向搅动，调成糖醋汁；将调好的糖醋汁迅速淋在炸好的草鱼片上即可。

3.草鱼豆腐：草鱼1条，豆腐两块，油50克，料酒、酱油、白糖、鸡汤、大蒜各适量。将草鱼去鳞、内脏，洗净，切成3段；豆腐切成小方块；大蒜切成末；炒锅放入油烧热，放入草鱼段煎炸；加入料酒、酱油、白糖、鸡汤烧煮，小火焖煨至草鱼入味；放入豆腐块，大火烧开后，小火煨煮，焖烧5分钟；待豆腐块浮起，放入青蒜末（或大蒜末），即可上桌。

4.麻辣草鱼：草鱼1条，香菜叶少许，豆瓣酱2勺，干辣椒50克，花椒50克，辣椒粉2勺，盐1勺半，鸡精1勺，料酒4勺，油、蒜、香菜叶、淀粉、姜少许。草鱼切片，用盐、料酒、淀粉、少量清水腌10分钟以上；锅内放入油烧热，加入干辣椒、花椒炒出香味；将豆瓣酱和辣椒粉倒入炒出红油；放入姜、蒜，炒出香味后加入少量清水和盐、鸡精，煮沸；将草鱼片一片一片地放入，煮开后再煮1分钟即可关火；出锅后撒少许香菜叶。

带鱼

别名 鞭鱼、带柳、裙带鱼、海刀鱼、鳞刀鱼、白带鱼。

来源 为带鱼科带鱼属动物带鱼的活体。

性味归经 甘，平。归胃经。

功效 补虚，解毒，止血，养肝。

宜忌人群 适合体虚之人，如头晕、气短、乏力、营养不良者食用。对脾胃虚弱、消化不良、皮肤干燥者尤为适宜。

食用注意 带鱼属于动风发物，凡患有疥疮、湿疹等皮肤病者或皮肤过敏者忌食；癌症患者及红斑狼疮之人忌食；痈疖疔毒和淋巴结核、支气管哮喘者亦忌食。

保健食谱

1.干煎带鱼：带鱼500克，胡椒粉少许，盐适量，姜片3片，油3汤匙，酒适量。带鱼洗净，切块，抹干水分，用酒及胡椒粉腌制20分钟；锅烧热，放入油，加入姜片及带鱼块，煎至两面金黄色即可。

2.红烧带鱼：带鱼500克，鸡蛋1个，油、葱、姜、蒜、盐、糖、料酒、水淀粉各适量。带鱼清洗干净，切6厘米左右的段，用少许盐、料酒略腌制15分钟；取一个干净小碗，放入葱、姜、蒜、少许盐、少许糖、料酒、水淀粉待用；取另一个小碗，放入1个鸡蛋搅拌均匀待用；炒锅放油，待八成热时放入2片姜，将腌好的带鱼裹上鸡蛋液放入油锅内煎至金黄；把准备好的调味汁倒入煎好的鱼锅里，大火烧开后再转小火，鱼易熟；只要稍等，汤汁变黏糊状，就可以盛盘了。

3.清蒸带鱼：带鱼500克，油、葱、姜、料酒、盐、味精、鱼露各适量。将带鱼洗净，两面切十字花刀（斜切成网格状），切半寸段；将带鱼块装盘，加入调料，上蒸笼蒸6分钟；将蒸熟的带鱼出笼，淋上油即可。

4.糖醋带鱼：带鱼500克，葱丝、姜丝、蒜片各20克，酱油2汤匙，醋2茶匙，黄酒1茶匙，糖1茶匙，花椒油1茶匙，盐、油、鲜汤适量。将带鱼去头、尾、内脏，洗净，剁成5厘米左右的段，用盐略腌；锅中多放些油，烧热，放入带鱼段炸熟，两面呈金黄色时出锅，沥干油待用；锅中留底油，放入葱丝、姜丝、蒜片煸炒；放入炸好的带鱼，烹入黄酒、醋、酱油，加入少许鲜汤，放入糖，入味后淋入花椒油，炒匀即成。

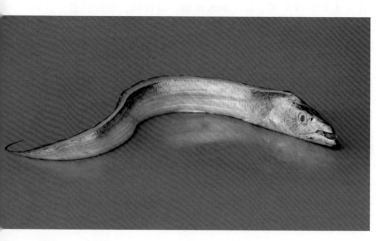

墨鱼

别名 乌贼、花枝、墨斗鱼。

来源 为乌贼科动物无针乌贼或金乌贼的肉。

性味归经 咸，平。归肝、肾经。

功效 养血滋阴。

宜忌人群 适宜阴虚体质、贫血、妇女血虚经闭、带下、崩漏者食用。

食用注意

（1）脾胃虚寒的人应少吃。

（2）高胆固醇血症、动脉硬化及肝病患者应慎食。

（3）患有湿疹、荨麻疹、痛风、肾脏病、糖尿病者及易过敏者忌食。

保健食谱

1.墨鱼排骨汤：排骨400克，墨鱼干50克，生姜、精盐、味精适量。排骨洗净砍成块，干墨鱼泡软、去骨，洗净切片，生姜洗净拍松；锅内加水，待水开时放入排骨块、墨鱼片，用中火煮至断生，捞起待用；在砂锅内投入排骨块、墨鱼片、生姜，注入清水，用小火煲2小时，然后再加入适量的味精和盐即可。

2.墨鱼干烧鸡：墨鱼干60克，三黄鸡1只，香菇50克，植物油、盐、姜、大葱、老抽、蒜苣、辣椒酱、料酒、白糖适量。把墨鱼干用凉水浸泡3小时，洗净去骨切块，三黄鸡收拾干净切块，大葱、姜洗净切片和段，香菇用热水浸泡3小时洗净；热锅凉油，油热到7成下三黄鸡翻炒出香味出水分，加大葱、姜翻炒出香味，加老抽、蒜苣、辣椒酱翻炒均匀上色；加墨鱼干、香菇翻炒均匀，加盐、料酒，加水漫过鸡块；大火烧开，转中火慢慢烧，烧到汤汁浓稠鸡块熟透，再加少许白糖大火翻炒均匀即可。

3.韭菜炒墨鱼：墨鱼400克，韭菜花200克，花生油、姜丝、米酒、盐、鸡粉适量。墨鱼切开去除墨汁和杂质，斜刀切成片；姜切丝，韭菜花去掉老梗，洗干净切成段；锅热倒入适量油，放姜丝炒出香味，放入墨鱼片大火翻炒出水分再把水分收干，淋入半匙米酒去腥味，装出；原锅倒入少许油，放入韭菜花翻炒几下；倒入墨鱼片翻炒均匀，调入适量盐、鸡精拌匀即可。

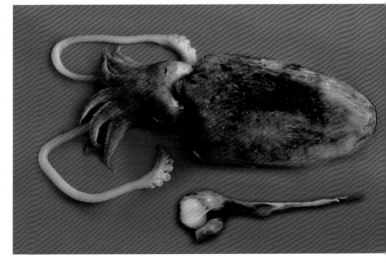

黑鱼

别名 乌鳢、乌鱼、乌棒、蛇头鱼、文鱼、才鱼。

来源 为鳢科鳢属乌鳢的活体。

性味归经 甘，寒。归脾、胃经。

功效 通乳生乳，补血益气，健脾，养阴补虚。

宜忌人群 一般人群均可食用。尤其适合身体虚弱、低蛋白血症、贫血、营养不良、脾胃气虚人群食用。有疮之人不宜食用，否则会留下白色的瘢痕。

食用注意 黑鱼属发物，不能多吃，否则会引发痼疾。

保健食谱

1.冬瓜黑鱼羹：黑鱼500克，冬瓜200克，葱白10克，盐适量。黑鱼、冬瓜切块，放锅内一同煮熟；服用前放入葱白、盐少许。用于脾虚水肿的人。因黑鱼、冬瓜皆属甘寒之品，故兼有湿热者也适宜。

2.黑鱼汤：黑鱼500克，泽泻、泽漆、桑白皮、紫苏、杏仁各10克，盐适量。黑鱼加水煎煮后，捞起；汤内加入各种药物同煮，再去渣取汁。每于食前温服一小碗。鱼可另蒸热食。有利水退肿、泻肺平喘之功。用于水肿、身面浮肿、小便不利、上气喘息、咳嗽痰鸣等。

3.苍耳煮黑鱼：黑鱼1条，苍耳叶60克。把20克苍耳叶填入鱼腹内，其他苍耳叶放在锅中，加适量水，慢火煨熟。去皮、骨淡食。勿入盐、酱。出自《医林集要》。用苍耳叶，取其能祛风解毒，治疗麻风病；用黑鱼在于补虚扶正。

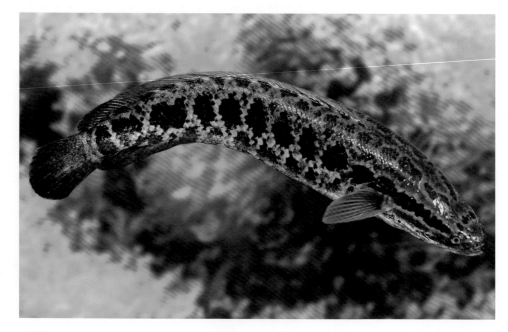

黄鱼

别名 六线鱼、海黄鱼、黄花鱼、石首鱼。大黄鱼又称大鲜、大黄花、桂花黄鱼；小黄鱼又称小鲜、小黄花、小黄瓜鱼。

来源 为鱼纲石首鱼科黄鱼的活体。

性味归经 甘，平。归胃、肾经。

功效 和胃止血，益肾补虚，健脾开胃，安神止痢，益气填精。

宜忌人群 一般人均宜食用。慢性皮肤病者忌食；癌症、淋巴结核、红斑狼疮、肾炎、血栓闭塞性脉管炎患者忌食。

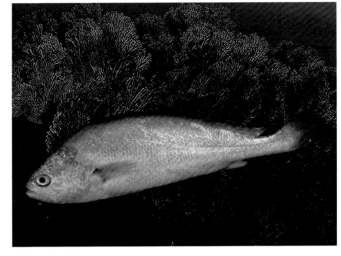

食用注意 黄鱼是发物，哮喘患者和过敏体质的人应慎食。不能与中药荆芥同食。

保健食谱

1.酥炸小黄鱼：小黄鱼3条，油、面粉、淀粉、小苏打、盐各适量。将小黄鱼内脏去掉，洗干净，撒入盐，腌制一段时间；面粉和淀粉按照2：1的比例，放入适量小苏打，用水调成稀糊；把腌制入味的小黄鱼蘸满面糊，入油锅炸，炸成金黄色时捞出来。

2.黄鱼炖豆腐：黄鱼3条，豆腐1块，葱、姜、蒜、干红辣椒、淀粉、料酒、酱油、醋、盐、白糖各适量。黄鱼处理干净；豆腐切块；葱、姜切末；蒜切小块；干红辣椒掰小段；洗净的黄鱼沥干水。在鱼身上涂一层淀粉；锅烧热，先用姜片在锅壁上擦一遍，再倒入油，稍热即可将黄鱼放入油锅中，煎2分钟后翻面，再煎2分钟；锅内放入干红辣椒、葱末、姜末、蒜块略炒；加入酱油、料酒、盐，接着倒入豆腐块；锅中加入热水，没过黄鱼和豆腐块，大火煮开；转中小火，加入醋，煮约15分钟；出锅前加少许白糖，煮开即可。

3.清蒸黄鱼：黄鱼1条，葱2棵，酱油、料酒、姜丝、盐少许。黄鱼刮鳞，去掉内脏，洗掉血水，切成段，放入盐拌匀，腌制10分钟；葱切段；盘子里先放几根葱白，再把黄鱼放上去摆好盘，然后放少许盐、酱油，倒点料酒，再放姜丝和葱段在黄鱼上；锅里的水烧开后，把黄鱼放进锅里，大火蒸8分钟即可。

鲫鱼

别名 鲫瓜子、月鲫仔、土鲫、细头、鲋鱼、寒鲋。

来源 为鲤科鲫属动物鲫鱼的活体。

性味归经 甘，平。归脾、胃、大肠经。

功效 健脾开胃，益气利水，通乳。

宜忌人群 一般人群均可食用。适宜水肿、产妇乳少、麻疹初期或透发不快者食用。鲫鱼补虚，诸无所忌。感冒发热期间不宜多吃。

食用注意 鲫鱼不宜和大蒜、砂糖、芥菜、沙参、蜂蜜、猪肝、鸡肉、野鸡肉、鹿肉、猪小排以及中药麦冬、厚朴一同食用；吃鱼前后忌喝茶。

保健食谱

1.山药蒸鲫鱼：鲫鱼1条，山药100克，葱、姜、盐、味精、料酒各适量。鲫鱼去鳞及肠杂，洗净，用料酒、盐腌15分钟；葱切段；姜切片；山药去皮，切片，铺于碗底；把鲫鱼置于其上，加入葱段、姜片、盐、味精、少许水，上屉蒸30分钟即可。

2.鲫鱼砂锅：河鲫鱼3条，玉兰片200克，盒装豆腐2盒，鲜蘑菇200克，食用油50克，姜5克，蒜5克，葱5克，泡红椒3克，味精15克，鸡精20克，胡椒粉3克，料酒20克，白汤、油适量。玉兰片切成菱形，盒装豆腐一分为七，鲜蘑菇一分为二，洗净，装入砂锅待用；姜、蒜切片；葱、泡红椒切成"马耳朵"形；河鲫鱼去鳞、鳃和内脏，放入油锅炸至金黄色取出；炒锅置火上，放入油加热，放入姜片、蒜片、葱、泡红椒炒香；掺入白汤，放入河鲫鱼、味精、鸡精、料酒、胡椒粉，烧沸后去尽浮沫即可。

3.葱香鲫鱼脯：鲫鱼1条，酒、酱油各5克，盐0.5克，糖7克，胡椒粉0.1克，味精1.5克，茴香1克，麻油、姜汁各1克，葱100克，汤25克，油500克。把鲫鱼洗净后斩去头尾，劈成上下两片，再斩成5厘米的方块，放入盐、姜汁、酒腌制；葱切成长段；油锅烧热，放入鲫鱼块，炸至外香内嫩（需复炸）时捞出；锅留底油，放入葱段煸香；加入酒、酱油、盐、糖、味精、茴香、胡椒粉；汤烧开，将鲫鱼块浸入汁中，滴上麻油，即可出锅装盘。

4.豆瓣鲫鱼：鲫鱼2条，蒜末30克，葱花50克，姜末、酱油、糖、醋各10克，黄酒25克，湿淀粉15克，细盐2克，豆瓣酱40克，肉汤300克，油500克（约耗150克）。将鲫鱼洗净，在鱼身两面各割两刀（深度接近鱼骨），抹上黄酒、细盐稍腌；炒锅上旺火，放入油烧至七成热，放入鲫鱼稍炸后捞起；锅内留油75克，放豆瓣酱、姜末、蒜末炒至油呈红色；放入鲫鱼、肉汤，移至小火上，再加入酱油、糖、细盐，将鲫鱼烧熟，盛入盘中；原锅置旺火上，用湿淀粉勾芡，淋入醋，撒入葱花，浇在鲫鱼身上即成。

5.鲫鱼豆腐汤：鲫鱼500克，豆腐150克，油、盐、味精、料酒、姜片、葱末各适量。将鲫鱼去鳞、鳃、内脏，洗净备用；将豆腐切成长条片备用；锅中放油烧热，放入鲫鱼煎至两面微黄；放入料酒、姜片、豆腐、清水1000克，旺火烧开，撇去浮沫；再用小火煮20分钟左右；加入盐、味精，撒上葱末，盛入汤盆中即成。

鲤鱼

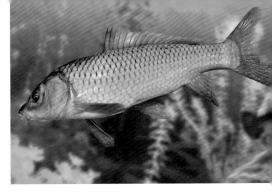

别名 大鲤鱼、鲤、鲤拐子、鲤子。
来源 为鲤科动物鲤鱼的活体。
性味归经 甘，平。归脾、肾经。
功效 利水消肿，下气通乳。
宜忌人群 一般人群均可食用。患有红斑狼疮、痈疽疔疮、荨麻疹、支气管哮喘、小儿腮腺炎、血栓闭塞性脉管炎、恶性肿瘤、淋巴结核、皮肤湿疹等病者不宜食用。

食用注意 不要与绿豆、芋头、猪肝同时食用。

保健食谱

1.红烧鲤鱼：鲤鱼1条，葱片、姜片、蒜片、盐、料酒、味精、胡椒粉、白糖、酱油、醋、青蒜丝、油、香油适量。鲤鱼洗净后两面打一字花刀，用盐、料酒、胡椒粉打底味；碗内加入盐、味精、胡椒粉、白糖、酱油、醋、葱片、姜片、蒜片兑成碗汁待用。炒锅上火，加入适量油，烧至八成热时将鲤鱼放入，炸至金黄色定型后取出；原锅留少许油，将炸好的鲤鱼放入锅内，烹入碗汁，加入适量的水，烧开后转中火烧至鱼入味后将鲤鱼装入盘中；原汤上大火烧开，待汤汁浓稠后喷少量醋，倒点香油浇在鲤鱼身上即可；上桌时撒青蒜丝。

2.糖醋鲤鱼：鲤鱼1条，胡椒粉、油、葱花、姜末、蒜末、生抽、糖、醋、料酒、西红柿酱、盐、淀粉、面粉适量。鲤鱼收拾干净后，沥干水，在鱼身两面隔2.5厘米各斜切一刀（先立切1厘米深，再平切2厘米深），用胡椒粉、生抽和少许盐略腌；将生抽、糖、醋、料酒、清水加一勺西红柿酱调成糖醋汁待用；淀粉、面粉调成糊，均匀抹在腌好的鲤鱼上；油烧至七成热，提起鱼尾，先将鱼头入油稍炸，再舀油淋在鱼身上，待面糊凝固时再把鱼慢慢放入油锅内；待鱼炸至金黄色，捞出控油放入盘中待用；炒锅内留少许油，放入葱花、姜末、蒜末爆香；再倒入调好的糖醋汁，加入少许湿淀粉收汁起锅，浇在鱼身上即可。

3.鲤鱼豆腐：鲤鱼1条，豆腐1块，油、葱、姜、蒜、干辣椒、小米椒、盐、白酒、生抽、糖适量。鲤鱼洗净，去鳞，去腥线，鱼背上划数刀，长寸许；豆腐切片，放入油锅煎至两面焦黄色，捞出备用；鱼也煎至两面焦黄色，盛出；锅中放入油，油热后放入葱、蒜、姜、干辣椒爆香；加入盐、白酒、生抽、糖、小米椒烧开；加入适量清水，放入鲤鱼和豆腐片，中火焖煮至汁收干后，盛盘即可。

4.葱油鲤鱼：鲤鱼1条，葱丝、胡萝卜丝、油、姜片、花椒、生抽、盐、黄酒、白糖、醋适量。在靠近鱼鳃的两侧切一长口，将白筋去掉（用手指尖捏住，慢慢用力即可抽掉），在鱼的两侧打上花刀，深至刺骨；如需要一鱼两吃，将鱼头鱼尾分别剁开，用来做汤；盘子上也铺上少许姜片，鱼肚里也放进少许姜片，开锅后上笼蒸8分钟；先别急着打开锅盖，用余热虚蒸3～5分钟后再打开锅盖；接着将调味汁用微波炉或其他用具热一下，浇在鱼身上；然后均匀地撒上葱丝、胡萝卜丝作为点缀即可；锅里放油，油热后放入花椒（20粒左右），炒出香味后将花椒去掉；然后将烧开的热油浇在铺好葱丝的鱼身上即可。

泥鳅

别名　鳛、鳅、鳝、委蛇、鳅鱼、粉鳅、和鳅。

来源　为鳅科动物泥鳅的活体。四季均可捕捉，洗净即可。

性味归经　甘，平。归脾经。

功效　补中气，祛湿邪。

宜忌人群　一般人群均可食用。尤适宜身体虚弱者，小儿，老年人，有心血管疾病患者，癌症患者，放疗、化疗后的患者，急、慢性肝炎患者，黄疸之人，急性黄疸型肝炎者食用。过敏体质的人慎食。

食用注意　泥鳅不能生吃。泥鳅不宜与狗肉和蟹同食。

保健食谱

1.红烧泥鳅：泥鳅500克，淀粉、辣椒、葱花、植物油、酱油、醋、料酒、豆瓣酱、盐适量。净锅加入油烧热，把泥鳅放到淀粉里滚一下，在油锅里炸至颜色发黄的时候，就可以捞出来了；把酱油、醋、料酒、豆瓣酱等调料匀兑好；用植物油将辣椒、葱花等炒香；最后将炸好的泥鳅和调好的调料汁都放到锅里，加入适量的水，开大火炖煮15分钟，收汁即成。

2.泥鳅炖豆腐：泥鳅100克，豆腐100克，料酒、盐、植物油、味精适量。泥鳅去内脏，洗净；豆腐切小块备用，油入锅，烧至七成热，放入主料熘煸，滴入料酒，加入清水一杯约220毫升，水开后改文火，炖20分钟；加入盐、味精，拌匀即可。适宜湿热黄疸、小便不利者食用。

3.生姜泥鳅汤：泥鳅100克，味精、生姜、植物油、盐适量。将泥鳅放在水中，滴少许植物油在水中，使泥鳅吐出泥土；换水洗去黏液，剖腹去内脏，控干水分；将处理好的泥鳅放入锅中，加入2碗清水，煮沸后改中火煮；汤汁浓缩到一半时，用盐、味精调味即可。

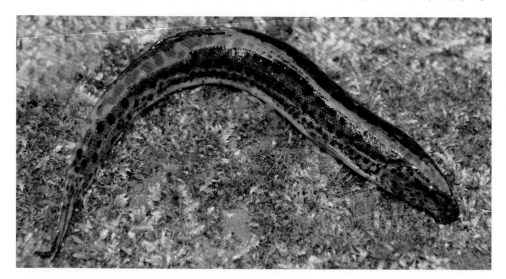

鲶鱼

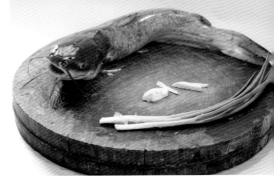

别名 塘虱、怀头鱼、鲇鱼。

来源 为鲶科鲶属动物鲶鱼的活体。

性味归经 甘，温。归胃、膀胱经。

功效 补中益阳，利小便，疗水肿。

宜忌人群 适合一般人食用。尤其以老人、儿童、产后妇女及消化功能不佳的人最为适用。有痼疾、疮疡者慎食。

食用注意 鲶鱼不宜与牛油、羊油、牛肝、鹿肉、野猪肉、野鸡、中药荆芥同食。鲶鱼的卵有毒，误食会导致呕吐、腹痛、腹泻、呼吸困难，情况严重的会造成瘫痪。

保健食谱

1.黑豆炖鲶鱼：鲶鱼400克，黑豆50克，酒、姜、葱、大蒜、盐、味精、胡椒粉、油各适量。鲶鱼宰杀后，除去鱼鳃及内杂，不去头，洗净并沥干水分，切成段；黑豆浸清水中4～5个小时后，取出沥干水分；热锅中加入少量油，放入鲶鱼段，稍炒；加酒、姜、葱、大蒜、黑豆及适量水，小火慢炖至黑豆酥；加入盐、味精、胡椒粉等，即可作为佐餐食品。

2.鲶鱼炖茄子：鲶鱼600克，长茄子500克，干香菇5朵，咸肉100克，老姜3片，大蒜4瓣，香葱4根，枸杞10克，盐5克，油30毫升。鲶鱼去除内脏、鱼鳃，收拾干净，切成5厘米宽的段；香葱择洗干净，打成结；干香菇泡发后去蒂，洗净，沥干水分待用；长茄子洗净，去蒂，切成大小适中的滚刀块，放入适用于微波炉的盘子中，移入微波炉中，高火加热2分钟，至茄子块变软后取出；大火烧热炒锅中的油，放入大蒜瓣、老姜片煸炒出香味；放入切好的鲶鱼段，煸至鱼块变成金黄色；放入茄子块，加入热水（水量以没过鱼段和茄子块为宜），大火烧开后撇去浮沫；加入香葱结，转中小火继续炖15分钟；放入处理好的香菇和切好的咸肉片，调入盐，继续炖10分钟即可。

3.鲶鱼炖豆腐：鲶鱼1条，豆腐1块，干辣椒10个，豆瓣酱1大勺，泡椒4个，白醋50克，油、高汤、盐、香菜、花椒、大葱、鲜姜、大蒜、芹菜、料酒、酱油各适量。鲶鱼表面黏汁较多，做前必须处理好。把鲶鱼剁成1～1.5厘米的鱼段，加入盐和白醋，反复搓洗，直到无黏液为止，用清水洗净；也可以直接用开水烫一下再用清水清洗干净即可；将豆腐等配料改刀备用；炒锅加热倒入油，油热后放入花椒煸鲶鱼段；加入料酒、酱油炒出香味；加入豆瓣酱炒出香味；再加入大葱、鲜姜、大蒜炒出香味；加入干辣椒和泡椒炒出香味；加入料酒；加入高汤或清水烧开备用；砂锅加热后倒入汤料，烧开后放入鲶鱼段，大火烧开后改中小火炖半小时；加入豆腐再炖10分钟；加入香菜和芹菜段即可出锅。

4.红烧鲶鱼：鲶鱼1000克左右，米酒2勺，生姜1片，新鲜大蒜苗2根，老抽1大勺，生抽1大勺，盐2克，油、大蒜子各适量。鲶鱼宰杀洗净，控干水分，剁成小块，用盐腌制20分钟；坐锅热油，放入姜片，再放入鲶鱼块煎成两面金黄色；加入米酒、生抽翻炒均匀；再加入适量水烧开；将大蒜子和新鲜大蒜苗加入，翻炒均匀后加点老抽上色，待水分收干，即可出锅。

三文鱼

别名　北鳟鱼、大马哈鱼、罗锅鱼、鲑鱼。

来源　为鲑鱼科动物鲑鱼的肉。

性味归经　甘，平。归肾经。

功效　祛脂降压，利尿消肿。

宜忌人群　一般人群均可食用。患有疮疡疥癣者忌食，过敏体质、痛风者慎食。

食用注意　三文鱼忌煮制过烂，快速烹饪法最适合。可将其入盐稍腌，煎至八成熟。

保健食谱

1.三文鱼煲仔饭：三文鱼200克，大米、XO酱、洋葱、胡萝卜、西蓝花、白葡萄酒各适量。把米和水按照比例兑好，滴几滴香油拌匀，先在砂煲底部刷上一层薄薄的食用油，再把米、水置于煲内，上火开锅后改小火煲15分钟。三文鱼切片，用白葡萄酒、盐、胡椒粉略腌，西蓝花弄成小朵、洋葱切条、胡萝卜切成圆片。锅中倒油，在油温略高时将三文鱼下锅，以中火两面煎香。把煎好的三文鱼块铺在米饭上面，把洋葱条等配菜略炒，加入适量XO酱、水和调料，最后连汁盖在三文鱼饭的最上面，再上火，小火5分钟即可。

2.三文鱼刺身：三文鱼300克，紫苏叶一把，生抽15毫升，芥末酱、醋、白糖、白开水各适量。三文鱼切成0.3～0.5厘米厚的片。取一深盘放入冰块，上铺保鲜膜。洗净的紫苏叶铺在冰上，中间用长条鱼片卷成花型。紫苏叶上码入三文鱼片，取少许紫苏叶丝装饰在中间，盖上保鲜膜，放入冰箱冷藏十分钟。这段时间调制佐料，用生抽、醋、白糖、白开水调成汁，根据个人口味放入芥末酱拌匀，过三五分钟即可取出三文鱼食用。食用时卷裹紫苏叶味道更佳。

3.香煎三文鱼：三文鱼250克，生姜1小块，蒜1瓣，柠檬皮、盐、黑胡椒粉、鲜贝露、蜂蜜、食用油各适量。将三文鱼清洗干净擦干水备用；姜和蒜切细末，柠檬切细末；取一个小碗，倒入少许鲜贝露，加入多一些的黑胡椒粉，放入姜、蒜末，调入一点盐，挤入少许蜂蜜拌匀；三文鱼均匀地划几刀（便于入味），将调好的调味汁用手在三文鱼上抹匀；将剩余的调味汁全部倒在三文鱼上，腌制10分钟以上；加热平底锅，倒入少许油，将三文鱼去除多余汁水，放入中小火煎至七八成熟即可，最后在表面倒入剩余的调味汁，撒上柠檬碎即可。

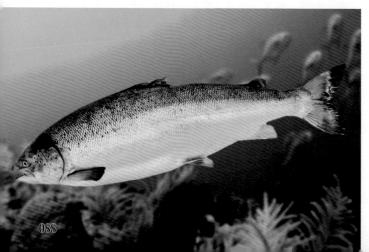

鳝鱼

别名 黄鳝、罗鳝、蛇鱼、血鳝、常鱼、长鱼。

来源 为合鳃科动物黄鳝的活体。生活在水边泥洞和石缝里,夏季出来,11月、12月藏于洞中。

性味归经 甘,温。归肝、脾、肾经。

功效 补虚损,除风湿,强筋骨。

宜忌人群 一般人群均可食用。虚热及外感病患者慎食。

食用注意 鳝鱼不宜与狗肉、狗血、南瓜、菠菜、红枣同食。

保健食谱

1.紫龙脱袍:鳝鱼500克,鸡蛋2个(取蛋清)、冬笋丝、红椒丝、香菇丝、葱、姜丝、香菜、盐、味精、水淀粉、料酒、胡椒粉、油、香油各适量。将鳝鱼洗净,切丝,用鸡蛋清、水淀粉上浆;起锅放入油烧热,放入鳝鱼丝滑散,捞出控油;冬笋丝、红椒丝、香菇丝过油;锅留底油,爆香葱、姜丝;放入鳝鱼丝、冬笋丝、香菇丝、红椒丝、盐、味精及料酒,翻炒均匀;撒入胡椒粉,淋入香油,放入香菜即可。

2.鳝鱼强筋健骨汤:鳝鱼250克,党参、牛蹄筋各15克,当归10克,料酒、葱段、姜片、油、盐、肉汤各适量。将牛蹄筋温水泡发,然后撕去筋膜,切段;党参、当归洗净,切片,装入纱布袋后扎口;将鳝鱼宰杀,去内脏,洗去血水,去骨和头,鳝鱼肉切成条,入油锅中炸至金黄色捞出;锅中注入适量肉汤,加入牛蹄筋段、鳝鱼肉条、盐、药包、料酒、葱段、姜片,煮至鳝鱼肉和牛蹄筋熟烂,拣去药包、葱段、姜片即成。

3.鳝鱼汤:鳝鱼500克,当归、党参各15克,盐、葱、姜各适量。将鳝鱼去头、骨、内脏后,洗净,切丝;当归、党参用纱布包起来,加水煎煮1小时后捞出;加入鳝鱼丝、盐、葱、姜调味后煮熟。佐餐食用,喝汤吃鱼。

4.烩鳝鱼丝:鳝鱼500克,红糖15克,菜籽油25克,酱油10克,醋15克,淀粉10克。将鳝鱼用小刀剔去骨头,除去内脏、头、尾,洗净,切成细丝;将鳝丝放入铁锅内焙炒备用;将铁锅烧热,注入菜籽油烧热,然后将鳝鱼丝倒入锅中,用锅铲来回翻动;将酱油、醋、红糖倒入,加水煮熟;再加入适量淀粉即成。本菜具有补虚损、补血止血的功效。

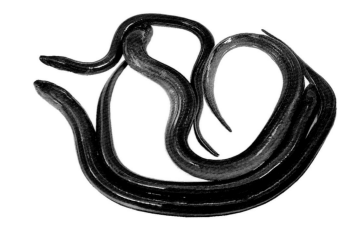

螃蟹

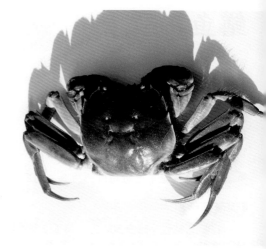

别名　螯毛蟹、青蟹、大闸蟹。

来源　为蟹科动物中华绒螯蟹的肉和内脏。秋季捕捉。

性味归经　咸，寒。归肝、胃经。

功效　除热，利水，解毒。

宜忌人群　一般人群均可食用。蟹黄中的胆固醇含量较高，高胆固醇血症患者不宜多食；患有感冒、肝炎、心血管疾病的人不宜食；孕妇不宜食。

食用注意

（1）螃蟹富含蛋白质，有高胆固醇、高尿酸、痛风患者食用时应节制。

（2）螃蟹性咸寒，又是食腐动物，在煮食螃蟹时，一定要彻底熟透。根据螃蟹的大小，在水烧开后再蒸煮8～10分钟为宜，肉已熟却不会过烂。蒸煮螃蟹时，要凉水下锅，蟹腿才不易脱落。

（3）螃蟹的鳃、沙包、内脏含有大量细菌和毒素，吃时一定要去掉。

保健食谱

1.香辣蟹：螃蟹2～3只，葱、盐、白糖、白酒、干辣椒、姜、料酒、醋、花椒、鸡精、油各适量。将螃蟹放在器皿中，加入适量白酒，螃蟹醉后去鳃、胃、肠，切成块；将葱、姜洗净，葱切成段，姜切成片；坐锅点火放油，油烧至三成热时，放入花椒、干辣椒炒出麻辣香味；加入姜片、葱段、螃蟹块，倒入料酒、醋、白糖、盐翻炒均匀，出锅即食。

2.姜葱螃蟹：螃蟹1000克，盐2.5克，味精2.5克，胡椒粉0.1克，料酒15克，花生油750克，葱2.5克，姜末2.5克，淀粉2.5克，香醋2.5克，蚝油25克，油适量。螃蟹去壳，洗净，改刀成块；葱切段；碗中加入少量水，将各种调料放入调成汁待用；将螃蟹放入旺油锅中，稍炸出锅；锅留底油，放入葱白段爆香；加入螃蟹，烹入料酒，速盖一下锅盖；倒入调好的汁翻匀，出锅即可。

3.螃蟹糯米粥：螃蟹50克，糯米100克，红糖15克，料酒、精盐、味精各适量。先将螃蟹洗干净，放入砂锅，加入适量水，大火煮沸；烹入料酒，改用小火煨煮30分钟，待蟹壳转红、蟹肉熟烂时，取出蟹体，将蟹肉剥离出来，剁成蟹肉茸，待用；将蟹壳集中在一起，敲碎，放入纱布袋中，扎紧袋口，放回砂锅；将淘洗干净的糯米倒入砂锅，大火煮沸后改用小火煨煮30分钟；取出纱布袋，继续用小火煨煮成稀稠粥；调入蟹肉茸，加入精盐、味精，拌和均匀；再用小火煨煮至沸即成。早、晚两次食用。

虾

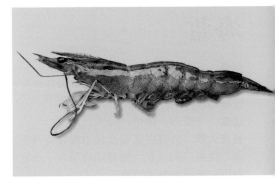

别名 长须公、虎头公、曲身小子。

来源 为节肢动物甲壳类虾的活体。包括青虾、河虾、草虾、小龙虾、对虾、明虾、基围虾、琵琶虾、龙虾等。

性味归经 甘，温。归肝，肾经。

功效 补肾壮阳，通乳，托毒。

宜忌人群 一般人群均可食用。尤适宜中老年人、孕妇、心血管病患者、肾虚阳痿患者、男性不育症患者、腰脚无力之人、中老年人缺钙所致的小腿抽筋者食用。虾为动风发物，患有皮肤湿疹、癣症、皮炎、疮毒等皮肤瘙痒症者以及阴虚火旺者忌食；过敏体质者，如患过敏性鼻炎、支气管炎、反复发作性过敏性皮炎的老年人不宜吃虾；大量服用维生素C期间应避免吃虾。

食用注意

（1）虾富含钙，橙子含有鞣酸，先后食用会结成不易消化的鞣酸钙，易刺激胃，出现呕吐等现象。在享受美味大虾时，最好不要同时喝果汁，果汁会使虾的腥味加重，不利于海鲜味道的散发。

（2）生于水田及沟渠的虾有毒，腌制品更有害。没有须或腹下通黑者，煮后变为白色者，都不能吃。

保健食谱

1.油焖大虾：对虾4~6头，油、香油、葱末、姜块、料酒、盐、味精、糖、醋各适量。锅内放入底油烧热，将虾去须、腿，去除虾头顶部的沙包，顺虾脊剪开至尾部，取出虾线；处理好的对虾煸过后放入葱末、姜块、料酒烹制；放入鸡汤，加入盐、味精、糖、醋；待汁将尽时，取出大虾，在余汁中加入香油，搅匀，淋于虾上，即可。

2.烹对虾段：对虾400克，葱、姜丝各5克，水粉芡5克，面粉25克，盐10克，味精1克，料酒15克，头汤50克，油100克。将对虾淘净，剪去眼前的一段和腿，从虾脊开口，取出虾线，挖出沙包，截成约3厘米长的段；将面粉均匀地撒在虾段上；将葱丝、姜丝、盐、味精、料酒、头汤、水粉芡放在碗内，兑成汁；锅放火上，把油烧至六成热时，将虾段放入，两面煎透；将作料下入烹汁，再翻几个身，汁收浓，出锅即成。

3.清蒸大虾：对虾500克，香油10克，料酒、酱油各15克，醋25克，汤50克，味精1.5克，葱、姜、花椒各适量。对虾洗净，剁去脚、须，去皮摘除沙袋、虾线和虾脑，切成4段；葱择洗干净，切成条；姜洗净，一半切成片，一半切成末；将对虾摆在盘内，加入料酒、味精、葱条、姜片、花椒和汤，上笼蒸10分钟左右取出；拣去葱条、姜片、花椒，然后装盘；用醋、酱油、姜末和香油兑成汁，供蘸食。

4.蒜蓉粉丝虾：鲜虾10只，粉丝50克，葱、蒜、生抽、黄酒、盐、糖、油适量。鲜虾洗净，开背挑去虾线，并用刀背将虾肉拍松，处理好的虾加入黄酒和生抽腌制；葱、蒜切粒备用；粉丝提前泡好备用；锅里放油，油热后放入蒜粒煸香；加入生抽2勺、黄酒2勺、盐少量、糖2勺调成酱汁，烧开；将浸泡好的粉丝铺在盘子里；码上虾，浇上蒜粒酱汁；将锅里的水烧开，放入蒸8分钟即可；取出撒上葱粒，将锅里的油烧开，淋在表面即可。

海蜇

别名 石镜、水母、樗蒲鱼。

来源 为腔肠动物门水母目海蜇科动物海蜇的活体。

性味归经 咸，平。归肝、肾经。

功效 化痰热，散结，降压。

宜忌人群 适宜中老年女性急慢性支气管炎、咳嗽哮喘、痰多黄稠、高血压病、头昏脑胀、烦热口渴以及大便秘结者服食；适宜单纯性甲状腺肿患者食用；适宜醉酒后烦渴者食用；脾胃虚寒者慎食。

食用注意

（1）海蜇忌用白糖腌制。

（2）新鲜的海蜇含水多，皮体较厚，还含有毒素，不宜食用，需经过食用盐加白矾盐渍3次，使鲜海蜇脱水3次以后，才能使毒素随水排尽。

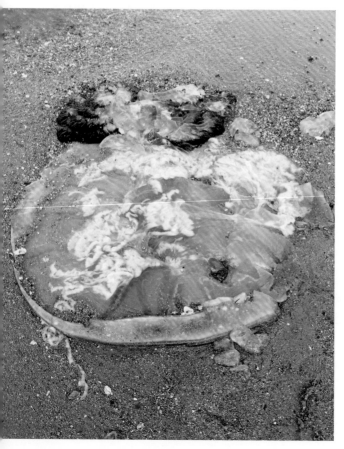

保健食谱

1. 凉拌海蜇：海蜇500克，葱、盐、酱油、醋、芥末油、辣椒、胡椒粉、香油、白糖适量。海蜇清水浸泡一会儿捞出，用开水烫海蜇2秒钟；葱、酱油、醋、芥末油、香油、辣椒、胡椒粉、少盐、白糖调汁；把汁浇到海蜇上搅拌均匀即可。

2. 黄瓜拌海蜇：海蜇500克，黄瓜1根，盐、醋、香油、花椒油、大蒜、辣椒油适量。海蜇提前泡水，去掉咸味，期间换2~3次水；黄瓜洗净，切丝备用；大蒜洗净捣成泥；将海蜇、黄瓜丝和蒜泥放入碗中，加入香油、花椒油、盐、香醋、辣椒油，搅拌均匀即可。

海带

别名 海马蔺、海草。

来源 为大叶藻科植物大叶藻的全草。

性味归经 咸,寒。归肝、胃、肾经。

功效 软坚化痰,利水泄热。

宜忌人群 一般人群均可食用,尤宜缺碘、甲状腺肿大、高血压、高血脂、冠心病、糖尿病、动脉硬化、骨质疏松、营养不良性贫血以及头发稀疏者及肝硬化腹水和神经衰弱者食用;甲状腺功能亢进(甲亢)病人忌食,孕妇、哺乳期女性及脾胃虚寒者不宜多食。

食用注意

(1)不宜过量食用海带,人体吸收过量的碘,会对健康不利。

(2)海带不能长时间浸泡,因为海带中有一些可以溶于水的营养成分,在长时间的浸泡中,这些营养成分就会大量流失。

保健食谱

1.凉拌海带丝:海带300克,油、生抽、蒜、红辣椒、香醋适量。海带浸泡,洗净,切丝,沥干水;煮锅内放入适量清水煮沸,把海带丝加入,煮熟;海带捞出,过冷水;热锅,倒油,把辣椒、大葱煸炒出香味;过冷水的海带装入盘子;加入煸炒好的辣椒、大葱以及香醋、生抽拌匀即可。

2.海带萝卜:绿萝卜30克,海带50克,蒜苗、山茶油、盐、生抽适量。萝卜切滚刀块,海带切小块;将萝卜和海带放在锅中,加上半碗水,淋少量山茶油,加盖将菜煮透;开锅收汁,加盐和生抽调味,拌均匀出锅即可。

3.海带拌腐竹:腐竹50克,海带丝150克,红肠1段,香菜、辣椒油、蒸鱼豉油、白糖、鲜辣粉、香油适量。腐竹先用清水泡发;海带加少许盐抓捏,再清水冲洗干净,剪小段;水烧开,加少许盐,泡好的腐竹下水煮1分钟左右捞出,再直接将海带丝加入烧开的水中,捞出;两样主食材完全沥干,放凉;加入红肠片、香菜段和所有的调味料,拌匀即可。

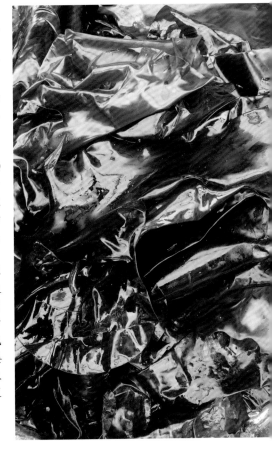

菠萝

别名　凤梨、黄梨。

来源　为凤梨科植物凤梨的果实。

性味归经　甘、微涩，平。归肺、胃、膀胱经。

功效　清暑解渴，消食止泻，利小便。

宜忌人群　一般人群均可食用。糖尿病患者、对菠萝过敏者忌食；患有溃疡病、肾脏病、凝血功能障碍的人应禁食菠萝；发热及患有湿疹疥疮的人也不宜多吃。

食用注意

（1）菠萝内含有一种特殊的菠萝蛋白酶，一般人食之不会引起过敏反应。而某些过敏体质的人就很有可能对菠萝蛋白酶

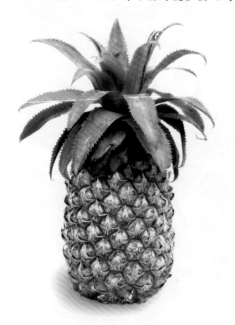

过敏，症状为皮肤及结膜充血潮红、瘙痒、腹部疼痛不适、恶心、呕吐，严重者会出现心慌、呼吸困难、血压下降。过敏体质的人食之应谨慎。

（2）先把菠萝泡在盐水里再吃，能使其中所含的一部分有机酸分解在盐水里，去掉酸味，让菠萝吃起来更甜。

保健食谱

1.菠萝鸡翅：鸡翅中250克，菠萝100克，油、盐、白糖、料酒、胡椒粉、高汤各适量。先将鸡翅中清洗干净，沥干水分；菠萝洗净，切成小块；炒锅倒入适量油，烧热后放入鸡翅中，煎好一面再煎另一面，然后取出控油；锅内留底油，加入白糖，炒至溶化并转金红色；再倒入鸡翅中，加入盐、料酒、高汤、胡椒粉，大火煮开；加入菠萝块，转小火炖至汤汁浓稠就可以出锅装盘了。

2.菠萝炒饭：菠萝1个，冷米饭1碗，鸡蛋1个，火腿、洋葱、盐、香油各适量。菠萝一切两半，把里面的果肉挖出来，用淡盐水浸泡一会，果皮留着作容器，菠萝肉切小丁；火腿和洋葱切丁；鸡蛋打散，放入锅中炒碎后盛出；炒洋葱丁和火腿丁，放入冷米饭翻炒；最后加入菠萝丁翻炒；炒好后，加入少许盐和香油调味；出锅后，放在菠萝壳中；放入烤箱里烤几分钟即可食用。

3.菠萝沙冰：菠萝200克，水200克，糖50克。白糖加少量水放入锅中，小火将白糖溶化，放凉之后装入模子，放入冰箱里冷冻成冰块；菠萝切小块，用盐水浸泡10分钟；冰块砸成小块，然后放到搅拌机里打碎；再加入菠萝块继续打1分钟。

草莓

别名 红莓、洋莓、地莓、地桃。

来源 为蔷薇科多年生草本植物草莓的果实。

性味归经 酸、甘、凉。归肺、脾、胃经。

功效 润肺生津，健脾和胃，利尿消肿。

宜忌人群 一般人均可食用。痰湿内盛者、肠滑腹泻者、尿路结石患者不宜多食。

食用注意 正常生长的草莓外观总体上呈心形；而畸形草莓表面颜色正常，个头也大，但在局部有畸形凸起，而不呈正心形，咬开后中间有空心。这种畸形草莓往往是在种植过程中使用了某些植物生长促进激素造成的，可能有损人体健康。

保健食谱

1.草莓酸奶汁：草莓100克，优酪乳1/2杯，柠檬1/3个，冰片1～2片，方糖1小茶匙。将草莓、柠檬去皮，全部放进压榨器中榨汁，并与优酪乳混清；再注进杯中，放进冰片与方糖。

2.草莓冰糖：鲜草莓100克与冰糖30克一起隔水炖。适用于干咳无痰，日久不愈。

3.草莓汁：草莓100克，洗净榨汁。每天早、晚各1杯。适用于烦热干咳、咽喉肿痛、声音嘶哑。

4.草莓冰点：草莓20颗，清水1杯，麦芽糖2勺，柠檬适量。把草莓洗净，切成小块；柠檬切成两半备用；把草莓碎块放进搅拌机中，加入适量水，打成草莓酱；放入保鲜盒里，加入适量的麦芽糖，挤入柠檬汁，搅拌均匀后把保鲜盒放入冰箱冷冻室；冷冻过程中取出拌匀，再继续冻好就可以了。

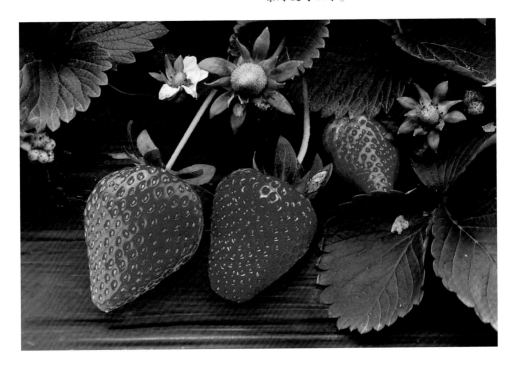

蓝莓

别名 笃斯、笃柿、嘟嗜、都柿、甸果、笃斯越橘、越橘。

来源 为杜鹃花科越橘属蓝果类植物的果实。

性味归经 凉，酸、甘。归心、大肠经。

功效 清肝明目，降脂降压，祛风除湿，强筋骨，滋阴补肾。

宜忌人群 一般人群均可食用。糖尿病人、脾胃虚寒者慎食。

食用注意

（1）不宜与乳制品同食。乳制品中含有的蛋白质会与蓝莓内物质发生反应，从而导致蛋白质变性而难以消化吸收。

（2）不宜与寒性食物同食。

（3）不宜和高钙食物同食。蓝莓富含草酸盐，会影响身体对钙的吸收。

保健食谱

1.蓝莓果汁：蓝莓100克，柠檬1/3个，冰块1~2块，白糖1小茶匙。将蓝莓、柠檬去皮，全部放进压榨器中榨汁。再注进杯中，放进冰块与白糖。

2.蓝莓面包卷：鸡蛋1个，蓝莓20克，高筋面粉120克，酵母3克，玉米油30克，白糖、盐适量。按顺序依次放入面包桶内（鸡蛋，白糖，盐，高粉，奶粉，酵母，玉米油），启动发面团功能；时间到，面团发到开始的二倍大，排气，取出分成12等份，拿出一个小面团，擀成椭圆形，下面开口，中间放捣碎的蓝莓；把分成的两部分分别向旁边卷两下，全部整形后放在烤箱二次发酵25分钟，取出刷蛋液，烤箱预热至170℃，再放入烤箱烤20分钟左右即可。

3.蓝莓燕麦粥：蓝莓20克，燕麦1勺，大米适量。将蓝莓洗净备用；先煮一锅大米粥；煮沸后加入燕麦片搅拌几分钟，加入蓝莓即可。

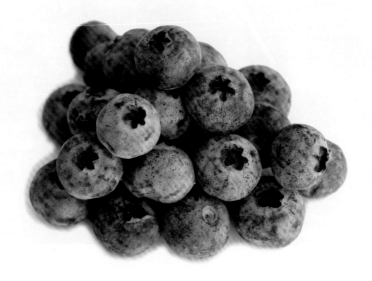

橙子

别名 黄橙、金橙、金球、鹄壳。

来源 为芸香科植物香橙的果实。

性味归经 甘、酸，微凉。归肺经。

功效 生津止渴，助消化，和胃。

宜忌人群 一般人群均可食用。糖尿病患者忌食。

食用注意 橙子忌与槟榔、萝卜同食；空腹时不宜食用。

保健食谱

1.盐味橙汁：橙子2个，盐适量。橙子去皮，切块，放入料理机，加入少量盐，榨汁饮用。橙汁榨好后立即饮用，否则空气中的氧会使其维生素C的含量迅速降低。

2.橙皮饮：新鲜橙皮30克，水1000毫升。将橙皮清洗干净，放入水中，煮15分钟即制得橙皮饮。橙皮饮略带苦味，其含有的橙皮苷成分能软化血管、降低血脂。日常饮用可预防心血管系统疾病。饭前饮用一杯还有增强食欲的功效。

3.橙瓣沙拉：橙子2个，沙拉酱适量。橙子去皮分瓣，倒入适量沙拉酱，拌匀即可食用。橙瓣中几乎含有水果能提供的所有营养成分，能增强人体免疫力、促进病体恢复、加速伤口愈合。其还富含膳食纤维，有助于排便。

4.橙皮姜水：橙皮、生姜各10克，水100毫升。用水煎汁服用。可治疗胃脘气滞症。

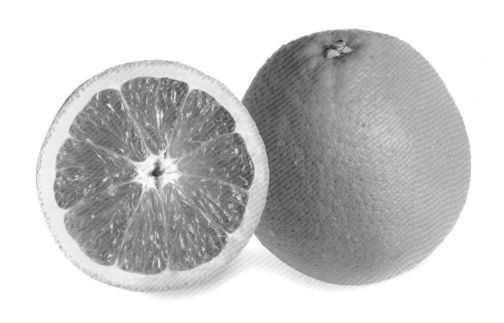

柑

别名 柑子、金实。

来源 为芸香科柑橘属植物柑的果实。包括瓯柑、女蕉柑、桝柑、广柑等。柑和橘相似，都属柑橘属的宽皮柑橘类，易被混淆；但柑一般比橘大、比柚小、呈圆形，柑皮比橘皮厚，剥皮比橙子容易。种子大多为白色。

性味归经 甘、酸，凉。归脾、胃、膀胱经。

功效 生津止渴，润燥，和胃，利尿，醒酒。

宜忌人群 一般人群均可食用。风寒咳嗽、痰饮咳嗽者不宜食用。

食用注意 饭前或空腹时不宜吃柑，因为柑中的有机酸会刺激胃壁的黏膜，对胃不利。

保健食谱

1.桂花银耳柑羹：蜜柑250克，银耳30克，冰糖150克，糖桂花、湿淀粉适量。将蜜柑洗净，去皮；银耳用温水浸泡软后，择去根蒂，洗净，放入碗内，加少量清水，上笼蒸约1小时后取出；锅放火上，将蒸好的银耳连汤倒入，然后加入冰糖煮沸；撇去浮沫，再放入蜜柑复煮沸；用湿淀粉勾芡，再放糖桂花，出锅装碗即成。此羹具有醒酒生津、润肺止咳的功效。适用于饮酒过度、肠胃积热、小便不利、口干烦渴、阴虚久咳者。无病者食之亦可强身健体。

2.冰糖炖柑：鲜柑1个，生姜2片，冰糖适量。将柑洗净，带皮切块，放入容器中，加入生姜、冰糖及适量清水，隔水炖约30分钟即成。此方具有止咳化痰、醒酒生津的功效。适用于久咳、咳嗽痰多、饮酒过度及老年性气管炎等病症。

3.柑皮饮：柑皮适量。用柑皮煎水代茶频饮。具有清咽利喉的功效。可用于治疗咽喉疼痛。如有水肿者，则可与适量冬瓜皮配伍，煎水代茶饮，其兼具利水的作用。

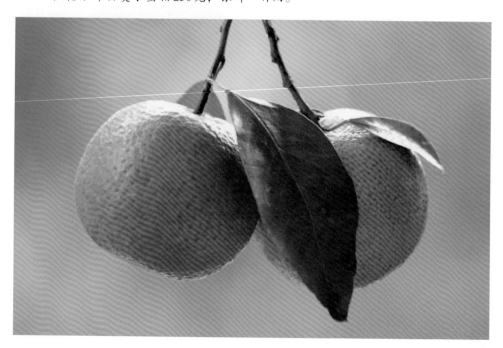

橘

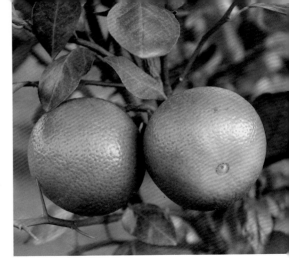

别名 黄橘。

来源 为芸香科植物福橘或朱橘等多种橘类的成熟果实。

性味归经 甘、酸，平。归肺、胃经。

功效 润肺止咳，健脾化痰。

宜忌人群 一般人群均可食用。风寒咳嗽、痰饮咳嗽者不宜食用。

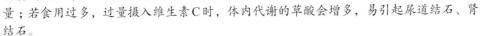

食用注意

（1）控制食用量。每天吃3个橘子，就能满足一个人一天对维生素C的需要量；若食用过多，过量摄入维生素C时，体内代谢的草酸会增多，易引起尿道结石、肾结石。

（2）橘子不宜与萝卜同食。萝卜进入人体后，会迅速产生一种叫硫酸盐的物质，并很快代谢产生一种抗甲状腺的物质——硫氰酸。若这时进食橘子，橘子中的类黄酮物质会在肠道被分解，而转化成羟苯甲酸和阿魏酸，它们可以加强硫氰酸对甲状腺的抑制作用，从而诱发或导致甲状腺肿。

（3）橘子与牛奶不宜同食。牛奶中的蛋白质易与橘子中的果酸和维生素C发生反应，凝固成块，不仅影响消化吸收，还会引起腹胀、腹痛、腹泻等症状。

（4）胃肠功能、肾功能、肺功能弱的老人不可多吃，以免诱发腹痛、腰膝酸软等病。

保健食谱

1.冰糖橘子：橘子500克，冰糖50克，开水500毫升。橘子剥皮取橘子瓣，加入冰糖、开水，煮开，撇去浮沫，小火煮5分钟即成。可晾凉或放冰箱冷藏后食用。适宜秋季食疗。

2.橘子山楂罐头：橘子500克，鲜山楂500克，白糖150克，冰糖200克，食盐3克。橘子剥皮取橘子瓣；鲜山楂洗净，去核备用；锅中加入适量清水，加入白糖和冰糖，大火烧开，至冰糖溶化；放入处理好的鲜山楂，加入食盐，大火煮沸后改小火，煮至山楂微微透明；放入橘子瓣，小火煮沸3分钟即可。

3.橘子汁：橘子4个，苹果半个，陈皮、蜂蜜、纯净水适量。橘子剥皮去籽，苹果去皮去籽，与陈皮一起放入料理机，加入适量纯净水，开启果汁挡；在榨好的果汁中加入适量蜂蜜即可饮用。

4.橘子果酱：橘子250克，橘子皮1个，白砂糖80克，麦芽糖2汤匙。将橘子剥皮，可用剥柚子的方式先用刀子在表皮划刀，方便剥除，最好将橘子上的白纤维也去除，这样不会苦；橘子瓣切碎备用；橘子皮用水泡一下，再用汤匙刮除白色部分，用开水反复煮2～3次，切丝备用；把准备好的橘子皮和橘子瓣，以及白砂糖、麦芽糖都放入小锅，用小火煮至变稠即可。

柚子

别名 气柑、朱栾、文旦。

来源 为芸香科柑橘属植物柚的果实。

性味归经 甘、酸，寒。归肝、脾、胃经。

功效 消食、化痰、醒酒。

宜忌人群 患胃病、消化不良者，慢性支气管炎、咳嗽、痰多气喘者，心脑肾病患者尤其适合食用。高血压患者、气虚体弱者不宜多食，脾虚便溏者和糖尿病患者忌食。

食用注意 柚子不可与降压药、降脂药、避孕药同食。

保健食谱

1.蜂蜜柚子茶：柚子1个，蜂蜜150克，冰糖100克。将柚子的肉剥去白薄膜外皮和籽，将果肉分成小块；柚子皮洗干净，皮上撒上一层盐，搓1～2分钟再洗干净，放进温水里泡20分钟左右；柚子皮丝放入不锈钢锅，加入5～6倍的水，再加入冰糖，中小火煮至黏稠，1个小时左右加入果肉，再煮1个小时左右，煮到最后水分基本熬干，质感略透明黏稠，关火冷却到60℃以下；拌入蜂蜜，搅拌均匀即可。

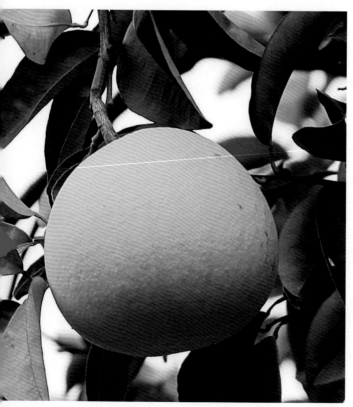

2.鲜橙柚子汁：橙子1个，柚子1瓣，柠檬1片。柚子洗净，去皮，切成两半挖出果肉；橙子洗净，剥出果肉；将橙子和柚子放入搅拌机，挤入几滴柠檬汁。搅拌机搅拌，把榨好的果汁盛入杯中即可。

3.红枣蜂蜜柚子茶：柚子2瓣，红枣10颗，枸杞10颗，蜂蜜、冰糖适量。柚子去掉外皮和白丝，取果肉，将果肉掰小块；红枣和枸杞洗干净，红枣去掉枣核；锅中倒入适量的水，加入冰糖，冰糖融化后倒入柚子果肉；然后放入枸杞、红枣和蜂蜜，用大火煮沸；然后换成小火，煮到枸杞膨胀后关火；将煮好的红枣蜂蜜柚子茶盛入碗中即可。

火龙果

别名 红龙果、青龙果、仙蜜果、玉龙果。

来源 为仙人掌科量天尺属植物量天尺的果实。

性味归经 甘，凉。归肺、脾、大肠经。

功效 除热，利水，解毒。

宜忌人群 一般人群均可食用。有脸色苍白、四肢乏力、经常腹泻等症状的寒性体质者不宜多吃；女性在月经期间也不宜食用火龙果。

食用注意 火龙果的果肉几乎不含果糖和蔗糖，糖分以葡萄糖为主，这种天然葡萄糖，容易吸收，适合运动后食用。火龙果的葡萄糖不甜，会导致大家误以为这是低糖水果，其实火龙果的糖分比想象中的要高一些，糖尿病患者不宜多吃。

保健食谱

1. 火龙果番薯香奶饮：火龙果100克，番薯100克，牛奶250毫升。番薯切成小方块，隔水蒸熟；火龙果切成与番薯同等大小的方块，与蒸熟了的番薯块一起装碗，淋上牛奶即可（喜欢甜食者，可用甜牛奶）。常吃可以提高免疫力，预防便秘和肠癌。

2. 火龙果西米露：火龙果1个，西米1把，冰糖、枸杞适量。煮西米需要经过2次冷热交替。先煮至中间有白点，呈半透明状，捞起过一次冷水；再放入沸水中煮至透明，捞起过第二次冷水。这样才能让西米成为晶莹剔透、口感爽滑的西米露。火龙果对半切开，用挖勺挖出果肉，保持果皮完整，然后将挖出来的果肉粒放回果皮中，加入西米露、冰糖即可。夏日常吃可以健脾养胃。

3. 火龙果银耳雪梨：火龙果1个，银耳30克，木耳30克，雪梨1个，青豆15克，枸杞15克，冰糖适量。银耳、木耳用开水泡开，择洗干净；火龙果取果肉，果壳待用；火龙果肉和雪梨切成均匀的块；将切好的火龙果、雪梨块同银耳、木耳、冰糖一起放入锅中，加满水，用文火熬制1小时；将青豆和枸杞煮熟；将炖好的汤盛入火龙果壳中，撒上青豆、枸杞即可。能清热、化痰、润肺。

4. 火龙果健体酒：火龙果600克，冰糖250克，江米酒600克。火龙果洗净，完全晾干后，去皮，再切成小块；以一层火龙果、一层冰糖的方式放入广口玻璃瓶中；再倒入江米酒，然后封紧瓶口；贴上制作日期标，置于阴凉处，静置浸泡3个月后，即可开封滤渣装瓶饮用。能增强心脏血管功能、强身健体。

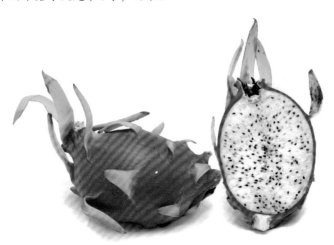

荔枝

别名　丹荔、丽枝、离枝、火山荔、勒荔、荔支。

来源　为无患子科植物荔枝的果实。

性味归经　甘、酸、温。归心、脾、肝经。

功效　果肉：开胃理气，补肾养肝。

宜忌人群　一般人均可食用。糖尿病患者慎食；有上火症状的人不宜食用。

食用注意　不宜空腹食用；不宜过多食用荔枝；儿童不宜多吃。

保健食谱

1.红糖蒸荔枝：荔枝350克，菠萝350克，豌豆50克，红糖150克，香精1克，红樱桃适量。先将豌豆粒焯后过凉水；菠萝切成方丁；菠萝丁逐个镶入荔枝；将镶好的菠萝荔枝口朝上摆入容器中，豌豆摆在四周，放上红樱桃，加清水适量，放入香精与冰糖，上笼蒸约20分钟，取出即可上桌。有润肺消炎、益脾健胃、滋补气血、清心安神的作用。

2.荔枝水果派：荔枝9颗，小青菜2棵，新鲜果汁适量。选好荔枝，把荔枝里面的核去掉，荔枝放入蒸箱蒸1分钟；把荔枝放在盘中摆好，旁边放小青菜点缀下，浇上果汁就可以了。本品清凉爽口，有健脾开胃的作用。

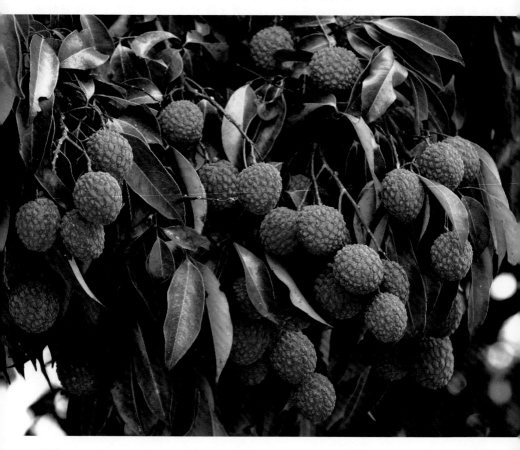

榴莲

别名 韶子、麝香猫果。

来源 为木棉科落叶乔木榴莲的果肉。榴莲果肉营养丰富，有"水果之王"的美称。

性味归经 辛、甘、热。归肝、肾、肺三经。

功效 强身健体，健脾补气，补肾壮阳，暖和身体。

宜忌人群 一般人群均可食。尤适宜病后及妇女产后体质偏寒者食用。咽干、舌燥、喉痛等热病体质和阴虚体质者慎食；糖尿病、心脏病和高胆固醇血症患者不宜食用。

食用注意 若闻到已熟的榴莲带有酒精味，则表示已变质不能吃。

保健食谱

1.榴莲皮炖鸡：榴莲皮适量，鸡1只，姜片，核桃仁50克，红枣50克，清水1500克，味精、盐少许。先将鸡清理干净，放入沸水中焯水，斩大块；核桃仁用水浸泡，去油味；红枣洗净，去核；榴莲皮取里面白色的部分；把鸡块、核桃仁、红枣、榴莲皮一同放入锅内开水中，加入姜片，用大火烧开后，改用文火煲3小时；加入盐、少量味精调味即可。此汤具补血益气、滋润养阴等功效。适合不同体质的人饮用。秋冬吃最适宜。

2.榴莲心煲鲫鱼汤：榴莲心5～6片，鲫鱼2条，生姜3片，食盐、生油各适量。榴莲心洗净；鲫鱼宰杀后清理干净，慢火煎至两边微黄；然后一起与生姜放进瓦煲内，加入清水适量，用大火煲沸后改为文火煲至2小时；调入适量的食盐和少许生油即可。此汤清润而不滋腻，具有健脾利湿、和中开胃、活血通络、温中下气的功效。

3.榴莲酥

油皮材料：中筋面粉150克，黄油50克，糖35克，温水（38℃左右）75克。

油酥材料：低筋面粉90克，黄油45克。

内馅材料：榴莲肉300克。

将油皮的所有材料揉成光滑面团，盖上保鲜膜，醒发10分钟备用；将油酥的所有材料混合均匀，揉成油酥团；将油皮、油酥分别揉成长条，分成12份；将油酥包入油皮中，压扁3折再压扁3折，擀成圆片，即成油酥皮；将榴莲肉包入油酥皮中，口向下放入烤盘中即可；烤箱预热180℃，将蛋黄液刷到蛋黄酥上，置于烤箱中层烤30分钟。

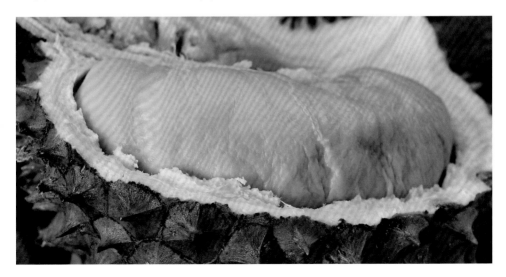

芒果

别名 杧果、檬果、漭果。

来源 为漆树科植物杧果的果实。

性味归经 酸、甘、涩、平。归小肠经。

功效 健胃消食，化痰行气。

宜忌人群 一般人均可食用。对芒果过敏者忌食；皮肤病、肿瘤、肾炎、糖尿病患者不宜食用；此外，肠胃虚弱、消化不良、感冒以及风湿病患者不宜食用。

食用注意 饱饭后不可食用芒果；不可与大蒜等辛辣的食物共食，否则可能引起发黄病。

保健食谱

1.芒果烧鸡：青芒果250克，鸡肉500克，番茄、洋葱各1个，花生油、精盐、生粉、白兰地酒、胡椒粉、牛油、蛇油、白糖各少许。将青芒果洗净，去皮，切成片；洋葱和番茄洗净，切成角块；鸡肉洗净，切成块放入碗内，加入生粉拌匀；将锅放火上，加入花生油烧热，投入洋葱块，炒出香味时，放入鸡肉块炒匀；加入白兰地酒、牛油、白糖、蛇油、胡椒粉、精盐，倒入青芒果、番茄片，注入适量清水，然后用勺子轻轻搅几下；待熟后出锅，倒入碗内即成。此食品具有补脾胃、益气血、生津液的功效。

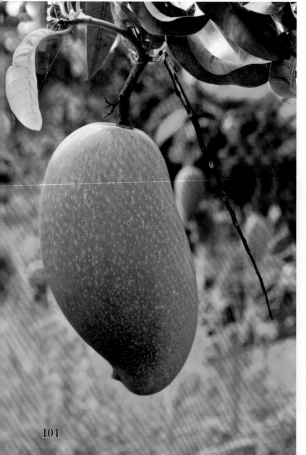

2.芒果茶：芒果2枚，白糖适量。芒果洗净，去皮、核，切片放入锅内，加入适量水，煮15分钟；加入白糖搅匀即成。代茶频饮。此茶具有生津止渴开音的功效，是慢性咽喉炎、声音嘶哑患者的食疗佳品。

3.香芒牛柳：牛肉250克，芒果1个，洋葱半个，红椒半个，蛋清1个，番茄酱1大匙，黑胡椒粒、淀粉少许，油、盐、酒、酱油各适量。牛肉切成条状，加入酒、盐、蛋清、淀粉腌制约10分钟；洋葱、红椒切条状；芒果去皮，切条状；将牛肉过油后沥干；再用少许油炒香洋葱、红椒后加入牛肉，再加入酱油、番茄酱、黑胡椒粒拌匀；最后加入芒果条拌炒一下即可。

猕猴桃

别名 狐狸桃、藤梨、羊桃、木子、毛木果、奇异果、麻藤果。

来源 为猕猴桃科植物猕猴桃的果实。猕猴桃的质地柔软，味道有时被描述为草莓、香蕉、菠萝三者的混合。因猕猴喜食，故名猕猴桃；亦有说法是因为果皮覆毛，貌似猕猴而得名。

性味归经 甘、酸，寒。归肾、胃经。

功效 调中理气，生津润燥，解热除烦。

宜忌人群 一般人均可食用。脾虚便溏、风寒感冒、疟疾、寒湿痢、慢性胃炎、痛经、闭经、小儿腹泻者不宜食用。

食用注意 吃了猕猴桃别马上喝牛奶，猕猴桃与牛奶同食不但影响消化吸收，还会使人出现腹胀、腹痛、腹泻。

保健食谱

1.猕猴桃羹：猕猴桃200克，苹果1个，香蕉2只，白糖、湿淀粉各适量。将猕猴桃、苹果、香蕉分别洗净，切成小丁；将猕猴桃丁、苹果丁、香蕉丁放入锅内，加入适量水煮沸；再加白糖，用湿淀粉勾稀芡，出锅即成。此羹具有清热解毒、生津止渴的功效。适用于烦热、消渴、食欲不振、消化不良、石淋等病症。能增强防病、抗病的能力，还可泽肤健美。

2.冰糖猕猴桃：猕猴桃（去皮核）250克，冰糖适量。将猕猴桃洗净，去皮核，切成小块，置于碗中，放入冰糖，上笼蒸至肉熟烂，取出即可食用。具有生津养阴、降压降脂的功效。适用于高血压、高血脂、冠心病、咽喉疼痛、心烦口渴等病症者食用。常人食之，能滋润肌肤，乌发养颜。

3.猕猴桃银耳羹：猕猴桃100克，水发银耳50克，白糖适量。将猕猴桃洗净，去皮，切片；水发银耳去除杂质，洗净，撕片，放入锅内，加入适量水，煮至银耳熟；加入猕猴桃片、白糖，煮沸出锅。此羹具有润肺生津、滋阴养胃的功效。适用于烦热、消渴、食欲不振、消化不良、肺热咳嗽、痔疮等病症者食用。

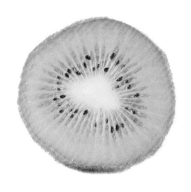
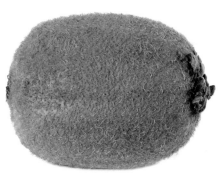

番木瓜

别名　万寿果、乳瓜。

来源　为番木瓜科植物番木瓜的果实。

性味归经　酸，温。归肝、脾经。

功效　健胃化积，驱虫消肿。

宜忌人群　一般人群均可食用。孕妇、过敏体质者不宜食用。

保健食谱

1.木瓜炖雪蛤：番木瓜1个，雪蛤2克，鲜奶1杯，水1杯，冰糖50g（减肥者可不用）。雪蛤用水浸4小时或者1晚，拣去污物，洗干净，放入滚水中煮片刻，盛起，滴干水分；番木瓜洗干净外皮，在顶部切出2/5作盖；挖出核和瓤；番木瓜放入炖盅内；冰糖和水一起煲溶，然后放入雪蛤煲半小时，加入鲜奶，待滚；滚后注入番木瓜盅内，加盖，用牙签插实番木瓜盖，隔水炖1小时即可。

2.木瓜牛奶蒸蛋：新鲜番木瓜半个，2个鸡蛋，1小勺红糖，牛奶适量。番木瓜切块，平铺碗底；鸡蛋加红糖打散；牛奶和蛋液的比例大概是1∶4（其实和平时蒸鸡蛋糕的蛋和水的比例一样）；牛奶用微波炉稍微加温，加入蛋液内；把牛奶加蛋液倒入装有番木瓜的碗里（建议用大点的碗）；放入锅内，水开后大概蒸10分钟。

3.排骨木瓜汤：排骨500克，番木瓜半个，姜2片，盐适量。番木瓜洗净，去籽，切块；将排骨放进凉水里，烧开后去除血沫，冲洗干净待用；煨罐倒入凉水，将排骨、番木瓜、姜片一块放入罐，大火烧开后转小火熬制2个小时；关火10分钟前加入盐即可。

4.木瓜鲜奶汁：新鲜熟透番木瓜1个，鲜牛奶2杯，白砂糖适量，碎冰块适量。番木瓜去皮、核，切成大块；将番木瓜块、鲜牛奶、白砂糖及适量碎冰块放入果汁机中，打碎成浓汁，即可饮用。有润肤养颜的功效。脾胃虚寒者不宜食用。

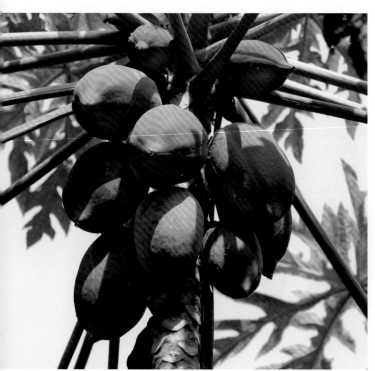

柠檬

别名 柠果、洋柠檬、益母果。

来源 为芸香科植物柠檬的果实。

性味归经 酸、微甘，微寒。归肺、脾、大肠经。

功效 生津止渴，清热解暑，和胃降逆，化痰止咳。

宜忌人群 一般人群均可食用。牙痛者、糖尿病患者、胃及十二指肠溃疡患者或胃酸过多患者忌用。

食用注意 柠檬味极酸，易伤筋损齿，不宜过多食用。

保健食谱

　　1.蜂蜜柠檬茶：柠檬1个，蜂蜜500毫升，食盐适量。将柠檬用水打湿，表面抹上一层食盐，轻轻摩擦片刻，用水冲洗干净，并切去柠檬两头；将柠檬切成两半，再切成薄片，以一层柠檬、一层蜂蜜的方式放入干净的玻璃瓶或者是密封瓶中，拧紧瓶盖，放入冰箱中冷藏5～7日即可冲调。

　　2.柠檬减肥饮：柠檬汁100克，鲜海带100克，清水180克，冰糖适量。把鲜海带洗净后切丝，放入清水中煮烂，放冷，混入柠檬汁；饮用时可适当加入少许冰糖。饮用量可自行酌定，但不宜经常饮用。

　　3.糖渍柠檬：鲜柠檬500克，白糖250克。鲜柠檬去皮、核，切块，用白糖腌1日；用小火煎熬至水分将干时停火冷却，再加入适量白糖，装瓶备用。有生津止渴、开胃、安胎的作用。经常食用，可治疗食欲不振、口干口渴，以及妊娠食少、呕恶等症。

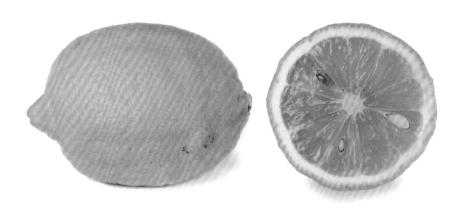

葡萄

别名 提子、蒲桃、草龙珠、山葫芦、李桃。

来源 为葡萄科植物葡萄的成熟果实。

性味归经 甘、酸，平。归肺、脾、肾经。

功效 滋补肝肾，补血益气，健脑养神，防便秘。

宜忌人群 一般人群均可食用。糖尿病患者、便秘者、脾胃虚寒者应少食。

食用注意 忌与海鲜、鱼、萝卜、四环素同食；服用人参者忌食；吃后不能立刻喝水，否则易引发腹泻。

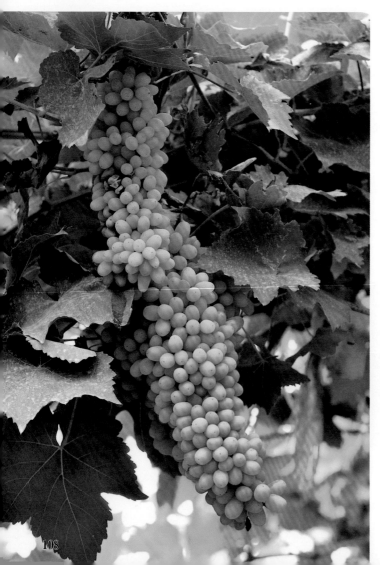

保健食谱

1.蜂蜜葡萄水：鲜葡萄200克，蜂蜜少许。将葡萄捣烂，过滤取汁，以瓦罐熬稠，加入蜂蜜调匀。用酌量开水冲服，代茶饮。可治疗感冒。

2.琉璃葡萄：葡萄、淀粉、白砂糖、鸡蛋黄各适量。新鲜葡萄在沸水中速烫后去皮，滚上干淀粉，挂蛋粉糊放入六成油中炸至结壳时捞出；再放入炸至金黄色时捞出；锅内倒入少许底油，加入白砂糖，加热至淡黄色；倒入炸好的葡萄，翻匀，使糖浆挂均匀；用筷子夹起一个一个码放盘内，在盘心摆成同心圆形。

桃

别名 桃实、肺果。

来源 为蔷薇科植物桃或山桃的果实。

性味归经 甘、酸，温。归肺、大肠经。

功效 生津，润肠，活血，消积。

宜忌人群 一般人群均可食用。适宜低血钾和缺铁性贫血者食用。桃子性热，有内热生疮、毛囊炎、痈疖和面部痤疮者忌食；糖尿病患者忌食。

食用注意

（1）桃子忌与甲鱼同食。

（2）未成熟的桃子不能食用，否则会引起腹胀。

（3）桃肉的含钾量较高，肾病患者不宜食用。

（4）婴幼儿不宜食桃子。

保健食谱

1.蜜桃干片：新鲜桃子30个，蜂蜜80毫升，白糖10克。桃子洗净，剖成两半，去核后晒干；将晒好的桃干放入瓷盆，拌上蜂蜜、白糖，再将瓷盆盖严放入锅内，隔水用中火蒸2小时；蒸好后冷却，装瓶备用。每次饭后食桃干片1～2块，桃蜜半匙，温开水冲淡服食。此桃干具有益肺养心、生津活血、助消化的作用，肺病、心血管病患者食之大有裨益。

2.炸桃片：桃子750克，鸡蛋5个，面粉、白糖、牛奶各适量，香草粉少许，花生油500毫升。将桃子洗净，削皮去核，劈成片状，放入碗内，加入白糖稍腌；鸡蛋打破，分别取蛋黄、蛋清；牛奶、鸡蛋黄、面粉、香草粉、白糖一起放入盆中，再加适量清水，搅匀成糊状；将搅打成泡沫状的鸡蛋清倒入牛奶糊内，搅拌均匀；锅放火上，加入花生油烧热，把桃子片拌匀牛奶糊后放入油锅中，炸至熟透，呈黄色时捞起；装入盘内，趁热撒上白糖即成。具有养胃生津、滋阴润燥的功效。适用于胃阴不足、津伤口燥、肺燥咳嗽、咽痛声哑、便秘及虚损等病症。

3.桃子果酱：桃子1000克，麦芽糖150克，白砂糖150克，柠檬汁15毫升。将桃子洗净，去皮去核切成小块，用搅拌机将桃子打碎。把打碎的桃子放入锅中，加白砂糖和柠檬汁煮开，再加入麦芽糖继续用文火慢煮，不停搅拌，防止粘锅，慢慢成酱变稠即可。放入干净的密封罐中冷藏，随时取用。经常食用可以养颜美容。

4.蜂蜜桃汁饮：蜂蜜20克，鲜桃子1个。先将鲜桃子去皮、去核后压成汁，再加入蜂蜜和适量温开水即成。每日1～2次，每次100毫升。可治疗急性胃炎。

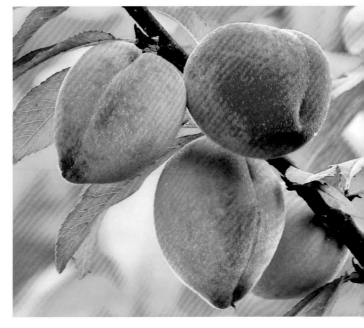

无花果

别名 文先果、奶浆果、树地瓜、映日果、明目果、密果。

来源 为桑科植物无花果的果实。

性味归经 甘、微辛，平，有小毒。归肺、大肠经。

功效 润肺止咳，清热润肠。

宜忌人群 一般人群均可食用。

食用注意 建议女性不要在经期食用。

保健食谱

1. 无花果茶：无花果300克，切碎，炒至半焦。每次10克，加白糖适量，用沸水冲泡，代茶饮。能健脾胃、助消化。用于脾胃虚弱、消化不良、饮食减少、便溏腹泻等。

2. 蜜果猪蹄汤：无花果60～120克，猪蹄500克，食盐适量。将无花果和猪蹄放入锅中，加水适量，以小火炖至烂熟，加入食盐少许调味即可服食。无花果与猪蹄配用，能补气血、下乳汁。用于产后气血不足、乳汁缺乏。

3. 无花果炖猪蹄：无花果200克，金针菜100克，猪蹄2只，生姜、胡椒、大蒜、食盐、味精、葱花各适量。先将猪蹄切成小块，加入生姜、胡椒、大蒜和适量清水与无花果，一同炖至烂熟时，再放入金针菜煮30分钟；放入食盐、味精、葱花调味。具有清热解毒、通经下乳之功效。适用于肝郁气滞、虚火上窜引起的乳汁不下、食欲不佳及气血虚亏、神经衰弱诸病症。

4. 糖渍无花果：无花果500克，白糖适量。将无花果洗净，放入锅中，用勺将每个果实压扁，加入白糖腌制1日；待果实浸透糖汁后，再用小火熬至汁液微干，停火待冷；再拌入白糖250克，放盘中风干数日，即可食用。具有消食开胃、清利咽喉之功效。主治脾胃虚弱、食欲不振、气滞胸闷、咽喉肿痛、声音嘶哑以及咳痰不爽等病症。

5. 无花果粥：无花果50克（干品），粳米100克，冰糖适量。将无花果洗净，切成碎米状待用；粳米洗净，加水适量煮粥；待粥煮至浓稠时，放入无花果和冰糖适量，煮30分钟；趁热食之。具有健脾益气、养血通乳之功效。适用于产后气虚血亏导致的乳汁不下或无乳且伴有面色苍白、气短自汗、乏力倦惰、食欲减弱等症。

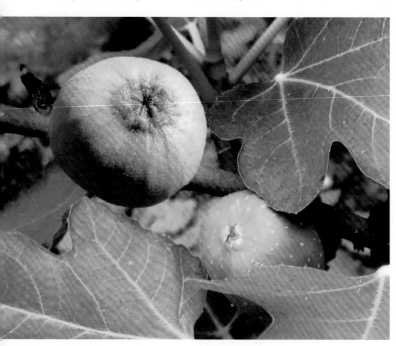

西瓜

别名 寒瓜、夏瓜、水瓜。

来源 为葫芦科植物西瓜的果实。

性味归经 甘，寒。归心、胃、膀胱经。

功效 清热解暑，除烦止渴，利小便。

宜忌人群 一般人均可食用。糖尿病患者少食；体虚胃寒者、溃疡患者少吃。

食用注意 西瓜属于"生冷食品"，不宜吃得太多；不宜在饭前及饭后吃；少吃冰西瓜。

保健食谱

1.西瓜西红柿汁：西瓜半个，西红柿1个。西瓜去皮，切块，用榨汁机榨出西瓜汁；将西红柿用沸水冲烫后去皮，切碎，去籽，用榨汁机榨取西红柿汁；两汁和匀，随时饮用。

2.西瓜皮蛋汤：西瓜皮200克，鸡蛋1只，西红柿1只，盐、味精、香油适量。西瓜皮削去外层青皮与内层红瓤，切细条；西红柿切片；鸡蛋打散；汤锅加入水，放入西瓜条煮开；然后再依次放入西红柿片，淋入蛋液，加入盐、味精、香油调味即可。淋入蛋液前，可在汤中加少量淀粉液，这样可使蛋液不散。

3.西瓜红茶：红茶5克，西瓜适量。西瓜切成丁；将红茶放入茶杯中，用热水冲泡，然后加入切好的西瓜丁即可。具有清热解暑、加速腹部脂肪分解的作用。

4.红椒西瓜皮：西瓜皮300克，葱2条，油、盐、红辣椒、味精各适量。去掉西瓜的红瓤和外层硬皮，将西瓜皮切成细条，撒盐腌制；再把西瓜皮挤干水分；红辣椒切成丝，放入少许盐，在油锅中炸一下；再倒进西瓜皮炒2分钟；然后放入味精、葱，翻炒几下就可以起锅了。此菜不仅色泽悦目，可瘦身，而且红辣椒配淡青的瓜皮，吃起来满口生津。

5.西瓜皮荷叶茶：新鲜西瓜皮1块，鲜荷叶30克。将西瓜皮切小块；荷叶切丝；然后把所有的材料放入沸水中煎煮3分钟即可。常食能够很好地改善便秘，可以达到瘦全身的效果。

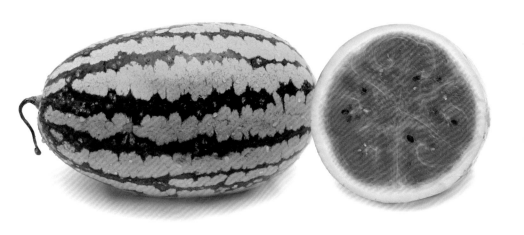

香蕉

别名　金蕉、弓蕉。

来源　为芭蕉科植物香蕉的成熟果实。

性味归经　甘、涩，寒。归肺、大肠经。

功效　清热，生津止渴，润肺滑肠。

宜忌人群　一般人群均可食用。尤其适合口干舌燥、咽干喉痛者，大便干燥、痔疮、大便带血者，上消化道溃疡者，饮酒过量而宿醉未解者，高血压、冠心病、动脉硬化者食用。脾胃虚寒、便溏腹泻者不宜多食、生食；急、慢性肾炎及肾功能不全者忌食。

食用注意　并非所有的香蕉都具有润肠作用，只有熟透的香蕉才有润肠通便的功能，如果吃多了未熟透的香蕉不仅不能通便，反而会加重便秘。因为，没有熟透的香蕉含较多鞣酸，对消化道有收敛作用，会抑制胃肠液分泌并抑制胃肠蠕动。不宜空腹吃香蕉。

保健食谱

1.香蕉粥：新鲜香蕉250克，冰糖、粳米各100克。将香蕉去皮，切成丁；粳米淘洗干净，以清水浸泡2小时后捞出沥干；锅内倒入1000毫升清水，加入粳米，用旺火煮沸；再加入香蕉丁、冰糖，改用小火熬30分钟即成。本粥具有养胃止渴、滑肠通便、润肺止咳之功效。适宜津伤烦渴、肠燥便秘、痔疮出血、咳嗽日久及习惯性便秘、高血压、动脉硬化等患者食用。

2.香蕉橘子汁：新鲜香蕉、橘子各100克，蜂蜜30毫升。将香蕉去皮并捣烂成泥；橘子洗净，捣烂取汁；将橘子汁混入香蕉泥中，再加入蜂蜜并调匀即可饮用。每日2次，连服数日。本汁具有清热解毒、润肠通便、止咳化痰之功效。

3.香蕉煎饼：香蕉、面粉、发酵粉、冰糖、油、水各适量。香蕉去皮并捣烂成泥；把适量面粉、水、发酵粉、冰糖、香蕉泥拌匀，搅成面糊放置15分钟；平底锅抹少许油烧热，摊入面糊，煎至两面熟透即可。

4.香蕉西瓜汁：香蕉、西瓜、柠檬汁各适量。香蕉、西瓜去皮，切成小块，放入果汁机中，加入适量水和柠檬汁搅拌均匀即可。

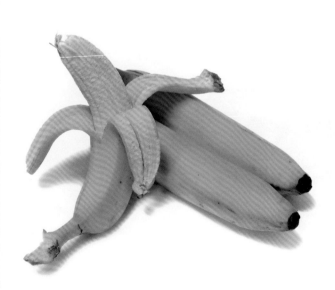

苹果

别名 柰、频婆、柰子、平波、频果。

来源 为蔷薇科植物苹果的果实。

性味归经 甘、酸，凉。归脾、胃经。

功效 益胃生津，除烦，醒酒。

宜忌人群 一般人群均可食用，适宜减肥、胃炎、腹泻、高血压、结肠炎者。肾炎或糖尿病患者不宜多吃。

食用注意 苹果不宜多吃，每天吃 1 ~ 2 个即可。

保健食谱

1.苹果派：黄油30克，砂糖30克，苹果4个，鸡蛋1个，手抓饼4张，玉米淀粉、柠檬汁、黑芝麻适量。苹果洗净削皮，用榨汁机打碎；热锅化黄油放入砂糖、苹果碎，滴几滴柠檬水，勾芡搅匀；取四分之一苹果馅平铺在每个手抓饼上，放入烤盘；刷上鸡蛋液，撒上芝麻粒，烤箱上下盘200℃，20分钟出炉即可。

2.润肺止咳苹果汤：苹果1个，冰糖2粒，枸杞。苹果切片，去皮去核，冷水下锅，烧开后加入冰糖、枸杞，中小火煮10分钟即可。

3.拔丝苹果：苹果2个，白糖80克，花生油、淀粉、水适量。苹果洗净削去外皮切成均匀大小的块；淀粉加水制成淀粉糊，把苹果裹上一层淀粉糊；锅里放油，油六成热时放入苹果炸制，炸到金黄色即可，盛入盘中备用；把油倒出来，刷干净锅，放入少许油和白糖，用小火慢慢熬制，看到白糖化开变色，倒入炸好的苹果快速翻匀即可。

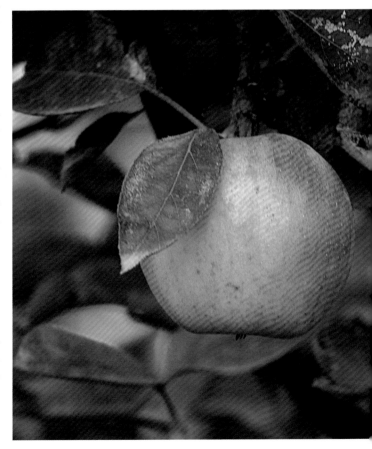

梨

别名 蜜父、雪梨、香水梨、青梨、鸭梨。

来源 为蔷薇科植物梨的成熟果实。

性味归经 甘、微酸，凉。归肺、胃经。

功效 生津，润燥，清热，化痰。

宜忌人群 一般人群均可食用。尤适宜咳嗽痰稠或无痰、咽喉发痒干痛者，慢性支气管炎、肺结核患者，高血压、心脏病、肝炎、肝硬化患者，饮酒后或宿醉未醒者食用。梨性凉，脾虚便溏者、慢性肠炎者、胃寒者、寒痰咳嗽或外感风寒咳嗽者以及糖尿病患者忌食；产妇忌食生梨；月经期间以及寒性痛经者忌食生梨。

食用注意 梨含果酸较多，胃酸多者，不可多食；用以止咳化痰者，不宜选择含糖量太高的甜梨。

保健食谱

1.五汁蜜膏：梨1000克，白萝卜1000克，生姜250克，炼乳250克，蜂蜜250毫升。将梨去核；白萝卜、生姜洗净，切碎；分别以洁净纱布绞汁；取梨汁和萝卜汁放入锅中，先以大火煎熬成膏状，再加入生姜汁、炼乳、蜂蜜搅匀；继续加热至沸；停火冷却后装瓶备用。每次3～4汤匙，以沸水冲化饮服，每日2次。具有养阴清热、润肺止咳的功效。适用于肺结核、低热、久咳不止、虚劳等病症。

2.夹沙梨：梨750克，花生油750毫升，鸡蛋3枚，桂花少许，淀粉、干豆沙、面粉及白糖各适量。将梨洗净，去皮除核，放入大碗中，撒上少许白糖，入蒸笼蒸熟后取出；把梨和面粉一起放入盆中，加入少许清水拌匀，再拍成长条扁平状；鸡蛋打破取蛋清，加入适量淀粉，用筷子搅成糊状；把白糖、干豆沙、桂花、蛋清同放入碗内，加入

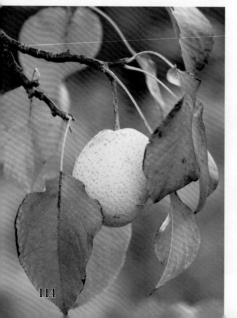

少许清水和匀并切成条块，用蛋糊抹匀面卷，封好口；将锅放火上，加入花生油烧热，投入面卷，炸至金黄时捞出，放入盘中即成。有滋阴清热、生津润燥之功效。适用于阴虚燥热、咽干口渴、大便燥结等病症。

3.雪梨罗汉果：雪梨1个，罗汉果半个。雪梨洗净，切块，与罗汉果加水合煮约20分钟；候温饮汤。此汤具有生津润燥、清热化痰的功效。可治疗阴虚有热之慢性咽炎。

4.梨汁粥：梨3～5个，粳米50克，冰糖适量。将梨洗净，连皮切碎，捣取其汁去渣，与粳米、冰糖一起放入砂锅内，加水400毫升，煮为稀粥；稍温服食。1日内分2～8次食完。此粥具有生津润燥、清热止咳、调养脾胃之功效。适用于小儿疳热厌食、热病伤津烦渴、风热咳嗽等病症。

石榴

别名 安石榴、天浆、珠实、若榴、丹若。
来源 石榴科石榴属植物的果实。
性味归经 甘、酸、涩，温。入肺、肾、大肠经。
功效 生津止渴，收敛固涩，止泻止血。
宜忌人群 一般人均可食用。尤适宜口干舌燥、腹泻、扁桃体发炎者食用；便秘、尿道炎、糖尿病、实热积滞者禁食。

食用注意

（1）石榴含有机盐高，吃完后一定要及时刷牙，不然会腐蚀牙齿的牙釉质。
（2）石榴不可与西红柿、螃蟹、西瓜、土豆同食。

保健食谱

1.石榴汁：石榴2个。石榴洗净剥出石榴籽；放入搅拌机中搅拌；网筛过滤，把渣子过滤出来，将汁水盛入杯中即可。

2.石榴虾：石榴1/2个，虾100克，鸡蛋清1/3个，什锦杂菜、玉米淀粉、料酒、胡椒粉、盐、大蒜适量。虾洗净，去头去皮，去虾线；处理好的虾中放1/3个蛋清、1勺料酒和少许盐抓匀，然后再放入2大勺玉米淀粉抓匀，浆制一会儿；将石榴剥好；锅里烧适量水，待水开始冒比较大的气泡但还没沸腾的时候，把浆制好的虾仁放入水中，煮2分钟，期间用勺轻推虾仁；煮好的虾仁捞出沥干水分；炒锅里放少许油，油热后下大蒜爆锅，然后下什锦杂菜翻炒片刻，下石榴翻炒均匀后加入盐调味，然后倒入虾仁翻炒均匀即可。

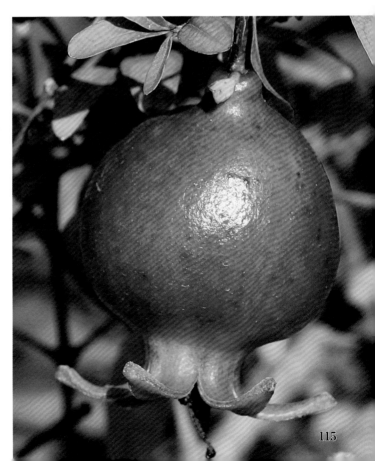

番石榴

别名　鸡矢果、拔子、番稔、花稔、番桃树、缅桃、胶子果。

来源　为桃金娘科番石榴属植物番石榴的果实。

性味归经　甘、涩，平。归大肠经。

功效　收敛止泻，消炎止血。

宜忌人群　一般人均可食用，特别适合生长发育期的儿童以及高血压、糖尿病、肥胖症患者及肠胃不佳者食用；有内热的人不宜多吃。

食用注意

（1）吃番石榴的时候需要注意避免和西红柿一起吃，以免影响营养成分的吸收。

（2）番石榴籽不太容易消化，所以消化功能差的人，有胃病、胃出血、肠出血疾病的人不建议多吃。

保健食谱

1.苦瓜炒番石榴：苦瓜1根，番石榴1/2个，鸡蛋1个，油、盐、葱姜末、白糖、五香粉适量。番石榴去籽去皮切块，苦瓜去瓤切条，过水焯一下，再过冷水投凉，控净水分；鸡蛋打散煎熟取出备用；另起油锅，爆香葱姜碎、五香粉，加入苦瓜翻炒，加入番石榴翻炒，加入煎好的鸡蛋翻炒，加入盐、白糖调味出锅装盘即可。

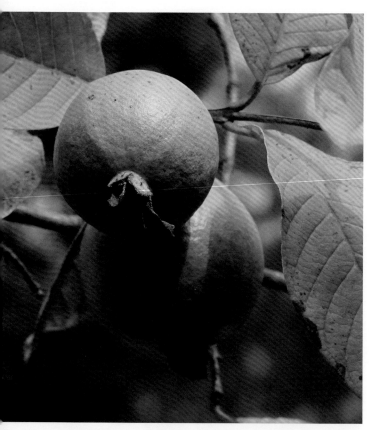

2.番石榴奶昔：番石榴1个，牛奶1盒。番石榴洗净、切块，放入料理机中，倒入牛奶，搅拌30秒，装杯即可。

3.烤番石榴干：番石榴1个。番石榴切片，置于网架上，用100℃烤至微干即可。

甘蔗

别名 红甘蔗。
来源 为禾本科植物甘蔗的秆、汁。
性味归经 甘，平。归肺、胃经。
功效 除热止渴，和中，宽膈，行水。
宜忌人群 一般人群均可食用，脾胃虚寒、胃腹寒疼者不宜食用。

食用注意

（1）甘蔗含糖量高，糖尿病患者、代谢异常及血脂高的人，要谨慎食用。

（2）甘蔗末端出现絮状或茸毛状的白色物质，且切开之后断面上有红色的丝状物，即为霉变，霉变后的甘蔗毒性很大，中毒后以中枢神经系统症状为主。

保健食谱

1.甘蔗马蹄水：甘蔗200克，马蹄50克，生姜10克，枸杞、冰糖适量。甘蔗切小段，马蹄去皮，生姜切丝；将所有原料加入炖锅中，加入500毫升清水，小火炖30分钟即可。

2.甘蔗羊肉汤：羊肉500克，红枣10颗，甘蔗100克，黄芪5克，党参5克，枸杞10克，龙眼干5克，姜片、料酒、盐适量。羊肉斩好洗净后焯水，锅内放入姜片和料酒；砂锅放入水后把焯水的羊肉放入，姜片放入砂锅内；把龙眼干、枸杞、党参、黄芪冲洗干净后放入砂锅内；甘蔗削掉皮后切成细条，放入砂锅内；盖上锅盖大火煮开，改小火煮一个半小时，放入盐即可。

3.金桔茅根甘蔗水：甘蔗50克，干茅根20克，金桔10个，水适量。茅根泡洗干净；甘蔗剁成小条；金桔洗净对半切开；把所有原料放入汤锅，注入适量的水，大火烧开，转小火煮30～40分钟，关火闷30分钟即可。

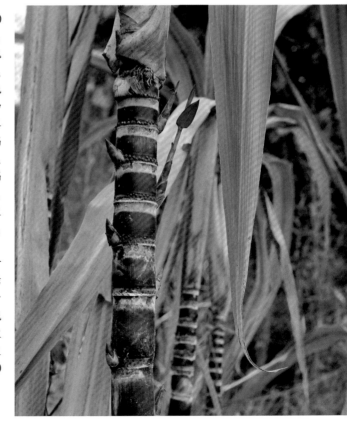

第六章 其他类

白酒

别名 烧酒、老白干、烧刀子等。

来源 为以曲类、酒母为糖化发酵剂，利用淀粉质（糖质）原料，经蒸煮、糖化、发酵、蒸馏、陈酿和勾兑而酿制成的各类酒。

性味归经 甘、苦、辛，温，有毒。归心、肝、肺、胃经。

功效 通血脉，御寒气，行药势。

宜忌人群 一般人均可饮用。阴虚、失血及湿热甚者忌饮；生育期的男女最好忌饮。

食用注意 过量饮酒损害肝脏。空腹饮酒会刺激胃黏膜，容易引起胃炎、胃溃疡等疾病。长期大量饮酒，能危害生殖细胞，导致后代的智力低下。常饮酒的人，其喉癌及消化道癌的发病率明显增加。

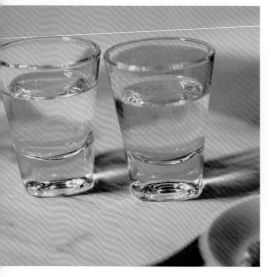

保健食谱

1.麦门冬酒：麦门冬100克，糖100克，白酒1450毫升。先把麦门冬切碎；将麦门冬、糖、白酒装入坛内，封严，移置于阴凉处；3个月后启封，将清液过滤后转移至其他有盖容器中。

2.地黄酒：熟地黄100克，糖100克，白酒1450毫升。把熟地黄切碎备用；将熟地黄、糖装入坛内，注入白酒后密封，移放于冷暗处；2个月后启封，得清液过滤之，移入其他有盖容器。可用于贫血、虚弱病症之治疗。有助于提高体能、耐力，还有延缓衰老之奇效。

3.常春百寿酒：黄芪、党参、枸杞各100克，麦冬、白术、茯苓、红枣、当归、川芎、生地黄、熟地黄各50克，山茱萸、五味子、防风、羌活、陈皮、肉桂各30克，白糖1000克，白酒3000毫升。各药洗净，晾干，捣碎，浸入白酒中静置7日后过滤，去药渣；药酒中加入白糖，搅匀，使之溶化，备用。补益元气，滋阴养血，补心强神。主治贫血、面色不华、精神萎靡、少气懒言、声低气怯、眩晕耳鸣、记忆力减退等病症。

4.桑椹枸杞酒：桑椹50克，枸杞50克，白酒500毫升。将桑椹、枸杞洗净，晒干，放入白酒瓶中封口，浸泡7日。用于肝肾虚之腰膝酸痛、头晕、耳鸣、眼花、健忘等症的调养与治疗。

5.桑椹杞圆酒：桑椹、红枣、枸杞子、桂圆肉各15克，白酒500毫升。将上4味药捣碎，置于容器中，加入白酒密封；每日摇动1次，浸泡14日后过滤，去渣备用。滋阴补血，养心荣脑。主治头晕目眩、心悸气短、四肢乏力、腰膝酸软、神经衰弱等症。

黄酒

别名　老酒、黄封、黄汤、福水、米酒。

来源　黄酒属于酿造酒，它是一种以稻米为原料酿制成的粮食酒。不同于白酒，黄酒没有经过蒸馏，酒精含量低于20%。

性味归经　苦、辛，温。归肝、胆经。

功效　通经络，厚胃肠，养脾扶肝，增进食欲，消除疲劳。

宜忌人群　一般人群均可饮用。不宜空腹饮用。

食用注意　冬天宜热饮，放在热水中烫热或隔火加热后饮用，会使口感变得温和柔顺，既能享受到黄酒的醇香，驱寒暖身的效果也更佳。夏天在黄酒中加入冰块或冰冻苏打水，不仅可以降低酒精浓度，而且清凉爽口。

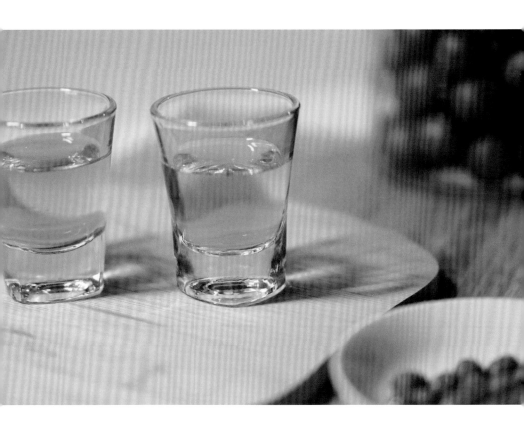

红茶

来源 红茶为发酵茶，以适宜的茶树新芽叶为原料，经过萎凋、揉捻、发酵、干燥等工艺过程精制而成。

性味归经 甘、温，平。归心、肺、胃经。

功效 清头目，除烦渴，化痰，消食，利尿，解毒。

宜忌人群 一般人群均可饮用。热性体质的人不宜喝红茶。结石和肿瘤患者，贫血、失眠、易激动或性格比较敏感、睡眠欠佳、身体较弱的人不宜饮用。

食用注意

（1）水温的掌控 通常冲泡红茶的水温为90℃。冲水后须马上加盖闷茶，以保持红茶的芳香。

（2）闷泡时间 大多数红茶都是不用长时间闷泡的。因为大多数红茶的揉捻发酵时间长，所以茶汤很快就出味了。

（3）禁忌 不要用茶水送服药物；服药前后1小时内不要饮茶。人参、西洋参不宜和茶一起食用；忌饮浓茶解酒；饭前不宜饮茶；饭后忌立即喝茶；少女忌喝浓茶。

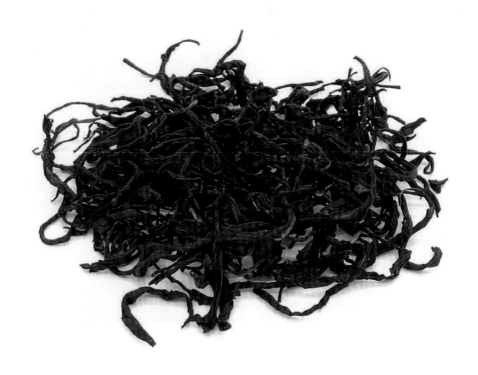

绿茶

别名 苦茗。

来源 绿茶为采茶树的新叶或芽，经杀青、整形、烘干等工艺而制作的饮品。

性味归经 苦、甘、微寒。归心、肺、胃经。

功效 醒脑提神，利尿解乏，缓解疲劳，抗衰老，降血脂，防癌，坚固牙齿，美丽容颜。

宜忌人群 适宜高血压、高血脂、冠心病、动脉硬化、糖尿病患者，油腻食品食用过多者，醉酒者饮用。胃寒的人不宜过多饮用，过量会引起肠胃不适；神经衰弱者和失眠者临睡前不宜饮茶；正在哺乳期的妇女也要少饮茶，茶对乳汁有收敛作用。

食用注意

（1）水温的掌控　绿茶用水温度，应视茶叶质量而定。高级绿茶，特别是各种芽叶细嫩的名贵绿茶，以80℃左右为宜。茶叶越嫩绿，水温越低。水温过高，易烫熟茶叶，使茶汤变黄，滋味较苦；水温过低，则香味低淡。

（2）禁忌　忌喝头遍茶，因为茶叶在栽培与加工过程中受到农药等有害物的污染，表面总有一定的残留；忌空腹喝茶，因为空腹喝茶可稀释胃液，降低消化功能；少喝新茶，因为新茶存放时间短，含有较多的未经氧化的多酚类、醛类及醇类等物质，对人的胃肠黏膜有较强的刺激作用，易诱发胃病；忌用绿茶服药，忌喝隔夜茶。

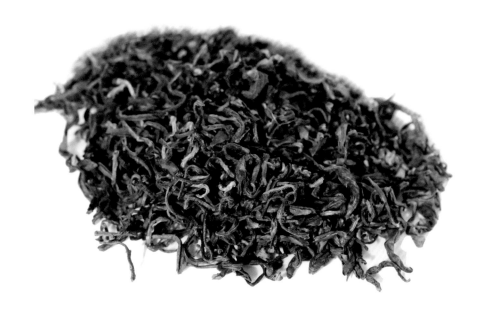

黑茶

来源　黑茶，因成品茶的外观呈黑色，故得名。属于后发酵茶。黑茶是利用微生物发酵以及湿热作用的方式制成的一种茶叶。茶汤橙红或橙黄。

性味归经　苦、微甘，温。归肾经。

功效　有止渴、抗辐射、抗癌、防癌、助醒酒、促进消化、减肥、延缓衰老、降胆固醇等作用。

宜忌人群　一般人群均可饮用。阴虚内热的人不宜饮用。

食用注意

（1）水温的掌控　黑茶比较老，要用100℃的水来泡才能泡出它的味道。

（2）禁忌　泡黑茶时不要搅拌黑茶，或压紧黑茶茶叶，这样会使茶水浑浊。

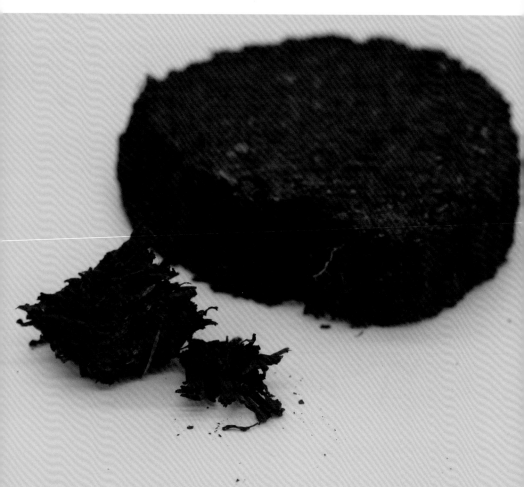

核桃仁

别名 胡桃、羌桃。

来源 为胡桃科植物胡桃的干燥成熟种仁。

性味归经 甘、平,温。归肾、肺、大肠经。

功效 补肾,温肺,润肠。

宜忌人群 一般人群均可食用。肺炎、支气管扩张等患者不宜食用。

食用注意 核桃不能与野鸡肉一起食用。经过加工的含糖的核桃、烤制的过分干燥或者油炸过的核桃不宜多吃。

保健食谱

1. 核桃仁粥:核桃仁50克,大米100克。将核桃仁捣碎后和大米一起下锅,加适量水煮成粥。健脑补肾,养血益智。

2. 核桃酪:核桃仁150克,大米60克,小枣45克,白糖240克。核桃仁用开水稍泡片刻,剥去外皮,用刀切碎,同淘净的大米用500毫升清水泡上;小枣洗净,上笼蒸熟,取出,去掉皮核,也和核桃仁泡在一起;将核桃仁、大米、小枣一同用石磨磨成细浆,用洁布过滤去渣;锅洗净,上火,注入清水500毫升,把核桃仁浆倒入锅内,搅动,在即将烧开时,加入白糖(水不能大开);待煮熟后即成。补肾助阳,养血补肺。适用于腰膝冷痛、小便频数、健忘。健康人食用更能增强记忆力、消除疲劳、防病延年,并有防癌的作用。

3. 芝麻核桃蜜:黑芝麻100克,核桃仁100克,蜂蜜200克。将黑芝麻、核桃仁先用文火炒黄(切忌炒焦);凉后一同研碎,放于器皿内;加入蜂蜜调成糊状即可服用。散结,宽肠,下气。用于便秘等症。

4. 五仁粥:芝麻、松子仁、核桃仁、桃仁(去皮、尖、炒)、甜杏仁各10克,粳米200克,白糖适量。将五仁混合碾碎,放入粳米共煮稀粥。食用时,加白糖适量。每日早、晚服用。滋养肝肾,润燥滑肠。适用于中老年人气血亏虚引起的习惯性便秘。

5. 健脑粥:粳米100克,核桃仁25克,干百合10克,黑芝麻20克。粳米用水淘净,与核桃仁、干百合、黑芝麻一起放入砂锅中,加水用小火炖煮,熟透成粥即可。补虚滋阴,健脑益智。

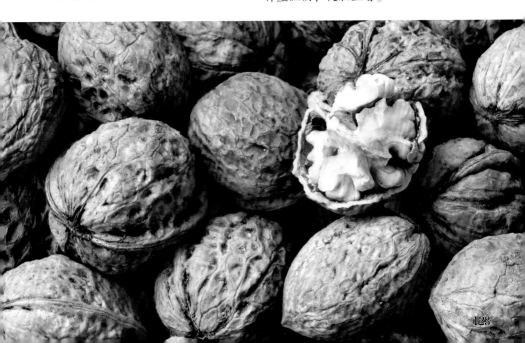

腰果

别名 鸡腰果、介寿果。

来源 为漆树科腰果属植物腰果的种仁。

性味归经 甘，平。归脾、胃、肾经。

功效 润肺，去烦，除痰。

宜忌人群 一般人群均可使用。肥胖、过敏体质者慎食。

食用注意 腰果中油脂含量高，肝功能严重受损、肠炎、腹泻和痰多患者不宜食用。

保健食谱

1.盐焗腰果：腰果250克，盐、油适量。腰果洗干净、晾干。把腰果放进带盖子的保鲜盒里加入盐、植物油，上下左右摇晃一会，30分钟后放入烤箱。用180℃烤18分钟至颜色金黄即可。

2.腰果鸡丁：鸡胸肉一块，西芹一棵，胡萝卜一小段，腰果若干（即食腰果）。烧开一锅水，把鸡胸肉稍微焯一下，不用太熟，表面变白就行了；焯好的鸡胸肉切丁；西芹和胡萝卜分别切丁，腰果备用；热锅，先把腰果用干锅焙一下，使之出香味，铲起备用；再热锅，放油，放入鸡肉丁翻炒至干身，加点盐，炒至略带金黄色；加入胡萝卜丁和西芹丁，翻炒，与此同时用少许生抽和鸡精加清水调成小半碗汤汁，倒入锅中煮滚，收汁；最后关火，放入腰果，拌匀。

3.西蓝花腰果炒虾仁：鲜虾250克，西蓝花150克，腰果50克，黑胡椒碎1/4小勺，盐1/4小勺，料酒1小勺，耗油1大勺，水淀粉1大勺，蒜末1大勺。西蓝花掰成小朵，在淡盐水里泡一下；虾剥皮处理干净，背部剪开取出虾线，用料酒、盐、黑胡椒碎拌匀腌制5分钟；西蓝花过水焯熟捞出，水里滴几滴油可以保持西蓝花的翠绿；锅内烧热油下腰果，慢慢煸至表面金黄，捞出；锅内少许油烧，热下蒜末炒香，倒入虾仁炒变色；下西蓝花炒匀，倒入耗油炒匀；倒入水、淀粉勾芡，出锅前倒入煸好的腰果，炒匀即可。

4.西芹百合炒腰果：西芹、百合、腰果、姜末、油、盐、鸡精、香油各适量。西芹切片，胡萝卜切片，百合两朵。水中放入少许的盐和油，将西芹和胡萝卜焯水，过凉水备用。将腰果凉油下锅，慢慢炸成金黄色后捞出，锅内留油，放入姜末煸出香味，倒入西芹和胡萝卜片煸炒，倒入百合继续煸炒，并放入少许盐。最后放入炸熟的腰果，加鸡精，勾薄芡，淋入几滴香油出锅盛盘即可。

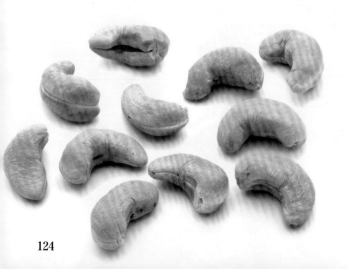

开心果

别名 阿月浑子、胡榛子、无名子。

来源 为漆树科植物阿月浑子的成熟果实。

性味归经 甘，温。归肝、胃经。

功效 温肾暖脾，补益虚损，调中顺气。

宜忌人群 一般人群均可食用。高血脂、肥胖者不宜多食。

食用注意 果仁颜色呈绿色的比呈黄色的要新鲜。储藏时间太久的不宜食用。真正的开心果表皮应该是呈黄褐色的，而人们常见的那种白色的开心果大都是经过加工漂白而成的。

保健食谱

1.开心果酸奶：酸奶1杯，开心果10颗。将开心果果仁碾碎后，加入酸奶内搅拌均匀即成。

2.开心果杂蔬色拉：开心果30粒，蜜柚随意，红腰豆1大勺，生菜2小棵，胡萝卜丁1大勺，甜玉米粒1大勺，甜豌豆1大勺，浓缩橙汁1小勺，色拉酱2大勺。开心果剥壳；生菜清洗干净控干；蜜柚去皮，掰成小块；红腰豆沥干水分备用；将胡萝卜丁、甜玉米粒、甜豌豆焯水后沥干水分，放在生菜叶上，再放入沥干水的红腰豆；为了增加其湿润多汁的口感，加入蜜柚；色拉酱放在小碗中，加入1小勺浓缩橙汁，拌匀；把调好的色拉酱淋在果蔬丁上拌匀；最后加入开心果。

3.开心果巧克力：开心果20～30粒，巧克力适量，百利甜酒适量。将开心果去壳，取出果仁待用；将巧克力切碎放入小碗中，隔水放入热水中融化；加入少许百利甜酒和匀；加入开心果仁搅拌；在巧克力凝固前用小勺取出放在锡箔纸上，放入冰箱冷藏20分钟；取出切开即可。

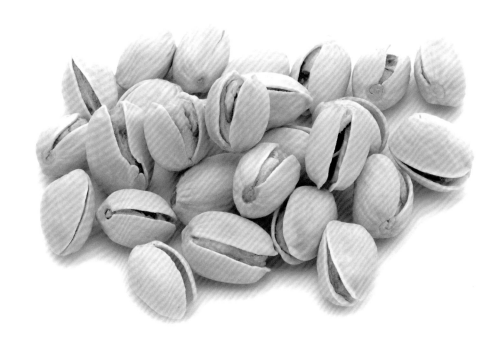

板栗

别名 栗、栗子、风栗。

来源 为壳斗科植物板栗的成熟果实。

性味归经 甘，温。归脾、胃、肾经。

功效 养胃健脾，补肾强筋，活血止血。

宜忌人群 一般人群均可食用。脾胃虚寒、消化不良者忌食；糖尿病患者忌食。

保健食谱

1.板栗烧鸡：去皮新鲜板栗200克，土鸡半只，油、香菇、大蒜、葱、蚝油、糖适量，老抽5毫升，料酒15毫升，盐5克，姜片3片。土鸡切块；锅中倒入少量油，烧到七成热后，放入土鸡块煸炒，炒干血水，直到锅里没有水分，只剩油和土鸡肉；放入姜片和拍破的大蒜，与土鸡块同炒；出香味后，放入糖、料酒、老抽翻炒均匀；再放入香菇，倒入适量开水，放入葱后盖上盖，转小火，焖煮到土鸡肉熟软；加入板栗，再盖上继续焖煮20分钟；接着调入蚝油、盐，大火收到汁浓；撒上葱即可关火。

2.板栗玉米排骨汤：去皮板栗100克，玉米250克，猪排骨150克，枸杞15克，盐5克。板栗洗净备用；玉米洗净，掰成3～4厘米的小段备用；将猪排骨放入沸水中煮1分钟后捞出，洗净血沫备用；锅中加六成满的清水，放入板栗、玉米、猪排骨、枸杞，先用大火烧开，然后转小火熬煮2小时；最后出锅的时候加盐调味即可。

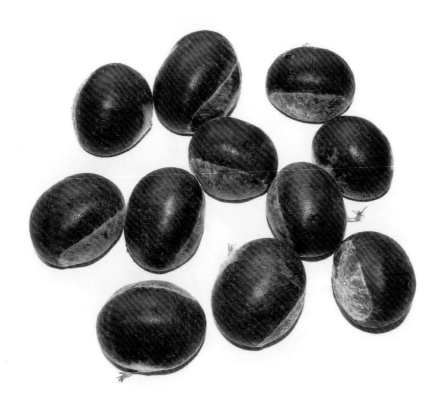

酸角

别名 酸饺、酸梅、曼姆、通血香。

来源 为豆科植物酸豆的果实。

性味归经 甘、酸、凉。归心、胃经。

功效 清热解暑，和胃消积。

宜忌人群 一般人群均可食用；糖尿病患者不宜多吃，胃酸过多者不宜食用酸角。

食用注意 酸角剥皮后可直接食用，但是不要连着根须一起吃，吃到核需吐掉。

保健食谱

1.酸角红糖水：酸角、红糖、水适量。酸角去壳，放入锅中，加入红糖和清水；煮开后转小火再煮20分钟即可。

2.酸角意面沙拉：酸角水20毫升，意面50克，鸡肉50克，小番茄5个，生菜1/2颗，玉米粒2勺，洋葱1/2颗，芝麻酱、柠檬水、蜂蜜、生抽、盐、糖、姜蒜末、葱适量。将酸角水、柠檬汁、生抽、葱、姜、蒜等佐料混合调配好备用；用沸水煮意面，待面软化后捞起，放入小番茄、生菜丝、玉米粒、洋葱丝、煮熟的鸡肉丝，淋入拌好的调味汁，拌匀即可。

3.酸角玫瑰花复合饮料：食用玫瑰花100克，红糖100克，酸角100克，蜂蜜20毫升。将玫瑰花和红糖按1：1的比例研磨，直到红糖与花瓣融为一体，成为色泽艳紫的团块，然后置于冰箱冷藏储存；精选成熟酸角，手工除去荚壳，加入12倍的水浸泡至果肉变软，用打浆机打浆得酸角果肉浆；分别将玫瑰泥和酸角浆以1：2的比例与水勾兑，用纱布沥干果渣，之后将玫瑰水、酸角水、蜂蜜复合配制，即得酸角玫瑰花复合饮料，冰镇后再饮用味道更佳。

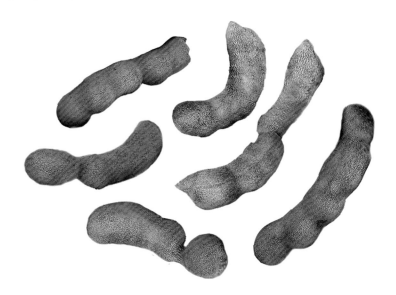

下篇 药物类

第七章 解表药

薄荷

别名 番荷菜、升阳菜。

来源 为唇形科植物薄荷的全草或叶。

性味归经 辛，凉。归肺、肝经。

功效主治 发散风热，清利咽喉，透疹解毒，疏肝解郁，止痒。治疗感冒发热、头痛、咽喉肿痛、无汗、风火赤眼、风疹、皮肤发痒、疝痛、下痢及瘰疬等病症；外用有轻微的止痛作用，用于神经痛等。

宜忌人群 外感风热、头痛目赤、咽喉肿痛者宜食；口疮口臭、牙龈肿痛以及风热瘙痒者宜食。阴虚血燥体质或汗多表虚者忌食；脾胃虚寒、腹泻便溏者忌食。

食用注意 虽然薄荷无毒，但用药不对证或用量过大也会造成不良后果。薄荷属于辛凉解表类药物。薄荷油用量每日 0.06 ~ 0.6 毫升，超量服用后可引起中枢麻痹，表现为恶心、呕吐、眩晕、目眩、大汗、腹痛、腹泻、口渴、四肢麻木、血压下降、心率减慢、昏迷等；尤其是大病初愈、寒凉体质的人过量服用更容易出现上述情况。

保健食谱

1.薄荷粥：鲜薄荷30克或干品15克，清水1升，粳米150克，冰糖适量。将薄荷与1升清水用中火煎成约0.5升；冷却后捞出薄荷留汁；用粳米煮粥；待粥将成时，加入薄荷汁及少许冰糖，煮沸即可。具有清新怡神、疏风散热、增进食欲、帮助消化的功效。

2.薄荷豆腐：豆腐2块，鲜薄荷50克，鲜葱3条。将所有食材放入锅中加2碗水煎；煎至水减半，即趁热食用。可治疗伤风鼻塞、打喷嚏、流鼻涕等症。

3.薄荷鸡丝：油、鸡蛋清、淀粉、精盐、料酒、盐、味精、花椒油各适量，鸡胸脯肉150克，薄荷梗150克。鸡胸脯肉切成细丝，加入蛋清、淀粉、精盐拌匀待用；薄荷梗洗净，切成同样的段；锅中油烧至五成热，将拌好的鸡丝倒入过下油；另起锅，加底油，放入葱、姜末，加入料酒、薄荷梗、鸡丝、盐、味精略炒；淋上花椒油即可。具有消火解署的功效。

4.薄荷糕：糯米、绿豆各500克，薄荷15克，白糖25克，桂花少许。先将绿豆煮至烂熟，再加入白糖、桂花和切碎的薄荷，做成馅备用；把糯米焖熟，放入盒内晾凉；然后用糯米饭包绿豆沙馅，用木槌压扁即成。具有清凉、疏风散热、清咽利喉的功效。

5.鲜薄荷鲫鱼汤：活鲫鱼1条，剖洗干净，用水煮熟；加入葱白1根、生姜1片、鲜薄荷20克，水沸即可放调味品和油盐。汤肉一起吃。每天吃1次，连吃3 ~ 5日。可治疗小儿久咳。

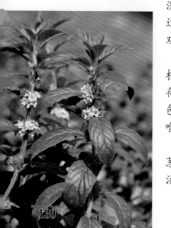

生姜

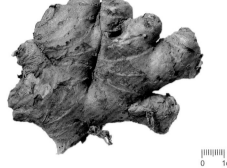

别名 姜根、百辣云、勾装指、因地辛、炎凉小子。

来源 为姜科多年生草本植物姜的新鲜根茎。

性味归经 辛，温。归肺、胃、脾经。

功效主治 解表散寒，温中止呕，化痰止咳。用于风寒感冒、胃寒呕吐、寒痰咳嗽。

宜忌人群 一般人均可食用。尤其适于体质偏寒者、食欲不振者、胃寒者、风寒感冒者食用。阴虚内热者及热盛之证者忌用；凡属阴虚火旺、目赤内热者，或患有痈肿疮疖、肺炎、肺脓肿、肺结核、胃溃疡、胆囊炎、肾盂肾炎、糖尿病、痔疮者，都不宜长期食用生姜。

食用注意

（1）不要吃腐烂的生姜。腐烂的生姜会产生一种毒性很强的物质，可使肝细胞变性坏死，诱发肝癌、食道癌等。

（2）食用生姜不要去掉姜皮。削皮后食用不能发挥生姜的整体功效。

（3）吃生姜并非多多益善。夏季天气炎热，人们容易口干、烦渴、咽痛、汗多，而生姜辛温，属热性食物，根据"热者寒之"原则，不宜多吃。在做菜或做汤的时候放几片生姜即可。

（4）从治病的角度看，生姜红糖水只适用于风寒感冒或淋雨后有畏寒、发热的患者，不能用于暑热感冒及风热感冒患者，也不能用于治疗中暑。服用鲜姜汁可治疗因受寒引起的呕吐，对其他类型的呕吐则不宜使用。

保健食谱

1.鲜姜茶：鲜生姜50克，三七10克，冰糖15克。先将鲜生姜洗净，切成碎末，放入碗内，加入冰糖与水，上笼蒸30分钟，用洁净纱布过滤取汁；三七放入砂锅中，加入适量水煎2次，去渣取汁；把鲜生姜汁与三七汤一起混合饮用。每日1剂，分3次温热服用。具有温脾散寒、活血化瘀的功效。适宜于冠心病偏于脾阳虚、阴寒盛，伴有血瘀者。

2.生姜鲫鱼汤：生姜30克，橘皮10克，胡椒3克，鲜鲫鱼1尾，食盐适量。将鲜鲫鱼去鳞、鳃，剖腹去内脏，洗净；生姜洗净，切片，与橘皮、胡椒共装入纱布袋内，包扎后，填入鱼腹中；加水适量，用小火煨熟即成。食用时，除去鱼腹中的药袋，加食盐少许。具有温胃散寒的功效。适用于胃寒疼痛、食欲不振、消化不良等病症。

3.凉拌生姜：生姜30～60克，切成细丝，加醋、盐适量拌食；亦可再加适量白糖、芝麻油。本品开胃和中、止呕。用于胃气不和而偏寒的呕逆、少食。

4.生姜饴糖汤：生姜30～60克，饴糖30克。加水煎成浓汤。趁温热徐徐饮。本方温肺化痰、润肺止咳。用于虚寒性咳嗽咳痰。

5.紫苏生姜汤：紫苏叶30克，生姜9克。煎汤饮。本方取紫苏叶发汗、解表散寒的作用；用生姜以增强其作用。不仅便于服用，且有益胃气、助发汗的作用。

葛根

别名　无渣粉葛、葛条、甘葛、葛藤。
来源　为豆科植物野葛的干燥根。
性味归经　甘、辛，凉。归肺、胃经。
功效主治　解肌退热，透疹，生津止渴，升阳止泻。常用于表证发热、项背强痛、麻疹不透、热病口渴、阴虚消渴、热泻热痢、脾虚泄泻。
宜忌人群　一般人均可食用。虚寒者忌用；胃寒呕吐者慎用。

食用注意　体寒、湿气重、低血压、低血糖患者不宜食用。

保健食谱

1.葛根猪骨汤：猪骨350克，葛根500克，盐适量，姜4片，陈皮适量，蜜枣2个。砂锅放入大量清水约2000毫升，放进姜片、陈皮、蜜枣煲；葛根削皮，厚切；猪骨焯水；葛根、猪骨也放进汤锅，大火煲开；煲开后改小火煲1.5小时；关火，放盐调味。

2.葛根鱼汤：鲮鱼1条，葛根500克，红萝卜1根，赤小豆50克，姜2片，蜜枣2粒，油、盐各适量。葛根洗净，去皮切块；红萝卜洗净，切块；鲮鱼洗净，去鳞和鳃，沥干水分；赤小豆洗净，稍浸泡；油锅烧热，放入鲮鱼，煎至微黄色出锅；炖锅中加入8碗水，放入鲮鱼、葛根、赤小豆、姜片、萝卜和蜜枣煮沸；然后小火煲煮1.5小时；加入盐调味即可。

3.葛根薏米汤：蜜枣2粒，薏米（薏苡仁）50克，绿豆50克，葛根500克，猪扇骨500克，姜2片，水8碗，盐适量。将葛根去皮，切成厚块待用；将绿豆和薏米洗净，浸泡2小时；猪扇骨洗净后汆水；取瓦煲，放入所有的食材，大火煮煮沸；然后小火煲煮1.5小时左右；加入盐调味即可。

4.冰糖葛根汤：葛根500克，冰糖15克，姜2片，红枣3粒。葛根洗净，去皮，切块；红枣去核；汤煲中加入6碗水烧开，放入葛根、红枣、姜煲煮半小时；然后加入冰糖煮至溶化即可。

5.荸荠葛根骨头汤：荸荠100克，葛根100克，猪骨200克，玉米1根，盐适量。猪骨斩块，洗净后焯水；荸荠、葛根、玉米分别切块；诸料放入砂锅内，加入适量水，大火烧开后改小火煲1个小时；加适量盐调味即可。

6.葛根老鸭汤：葛根500克，鸭肉500克，生姜3片，木耳、枸杞、盐适量。葛根洗净，切小块；木耳、枸杞洗净，泡发；鸭肉洗净，放入开水锅内焯3分钟；汤锅加水，加入以上料煲1小时；加入适量盐调味。

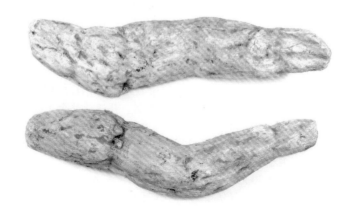

淡豆豉

别名 豉、香豉、豆豉、淡豉、香豆豉、清豆豉、杜豆豉。

来源 为豆科植物大豆的成熟种子的发酵加工品。

性味归经 苦、辛，凉。归肺、胃经。

功效主治 解表，除烦，宣发郁热。用于感冒、寒热头痛，烦躁胸闷，虚烦不眠。

宜忌人群 一般人均可食用。胃虚易呕者慎食。

食用注意 食用淡豆豉时不宜再用发汗的药。

保健食谱

1.淡豆豉蒸鲫鱼：淡豆豉30克，鲫鱼200克，白糖30克，料酒适量。将鲫鱼洗净，去鳞及内脏，放入蒸盘内；在鲫鱼上洒上淡豆豉、料酒、白糖；将鲫鱼置武火上蒸20分钟即成。具有清热解毒、利湿消肿的功效。

2.淡豆豉葱白豆腐汤：豆腐2～4块，淡豆豉15克，葱白15克。先将豆腐略煎，然后加入洗净的淡豆豉，加水约2碗；煎煮至大约1碗时，再加入已切成段的葱白，稍做煎煮即可。具有发汗解表、清热透疹、除烦宽中的功效。

3.葱姜淡豆豉饮：葱白15克，葱须15克，淡豆豉10克，姜8克，黄酒30克。将淡豆豉、姜（切丝）加水500毫升，加盖煎沸；加入葱白、葱须盖严，文火煮5分钟；再加入黄酒烧开即可。具有解表和中的功效。主治风寒感冒初期的头痛、喷嚏、发冷、无汗。

4.葱豉豆腐鱼头汤：豆腐300克，草鱼1000克，香菜15克，淡豆豉30克，葱白30克，盐5克，味精3克，油30克。草鱼头去鳃，洗净，切开两边；香菜、淡豆豉、葱白分别用清水洗净；香菜、葱白分别切碎；豆腐略洗，沥干水；将豆腐、草鱼头分别放入油锅中煎香，与淡豆豉一起放入锅内，加清水适量，武火煮沸后改用文火煲半小时；放入香菜、葱白煮沸片刻；调味趁热食用。

5.鲫鱼羹：鲫鱼250克，淡豆豉30克，胡椒粉、陈皮、干姜、葱、姜、蒜、酱油、料酒、盐、色拉油、花椒各适量。将鲫鱼刮鳞去鳃，去除内脏，剔去骨刺，放入冷水中洗净，再用刀背将鲫鱼砸成茸，用水将鲫鱼茸调成糊状；干姜、橘皮磨粉；锅内加入适量冷水，放入淡豆豉烧沸；将鲫鱼茸倒入，再次烧沸后用小火煮5分钟；葱、姜、蒜洗净，切末；放入胡椒粉、干姜粉、橘皮粉搅拌均匀；然后放入葱末、姜末、蒜末、酱油、料酒、盐调味，再次烧沸即盛起；另取锅加热，放入色拉油和花椒，烧沸；然后捞出花椒，将色拉油泼在鱼羹上，即可上桌食用。

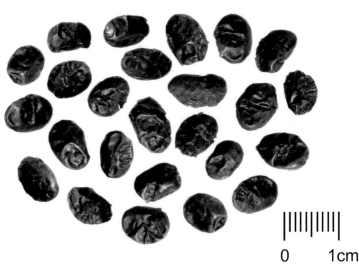

0　　1cm

第八章　清热药

野菊花

别名　野黄菊花、苦薏、山菊花、甘菊花。

来源　为菊科植物野菊的头状花序。

性味归经　甘、苦，微寒。归肺、肝经。

功效主治　清热解毒，疏风平肝。主治疔疮痈肿、咽喉肿痛、风火赤眼、头痛眩晕等。

宜忌人群　适宜用于咽喉肿痛、外感发热、风火赤眼等热证者。脾胃虚寒者慎用，便泻者忌用，孕妇慎用。

食用注意　不宜久服，症状去除即停用。

少数患者可致胃部不适、胃纳欠佳、肠鸣便溏等消化道反应。

保健食谱

1.流感煎：菊花、金银花、连翘、牛蒡子各9克，薄荷叶、甘草各6克，水煎服。治疗流感发烧、咽痛、身痛等症。

2.野菊花决明子茶：野菊花、决明子各15克，泡水代茶饮。适用于肝热型高血压。

3.清毒饮：野菊花80克，蒲公英80克，紫花地丁50克，连翘50克，石斛50克。水煎，一日分三次服。适用于一切痈疽脓疮、耳鼻咽喉口腔上火疼痛。

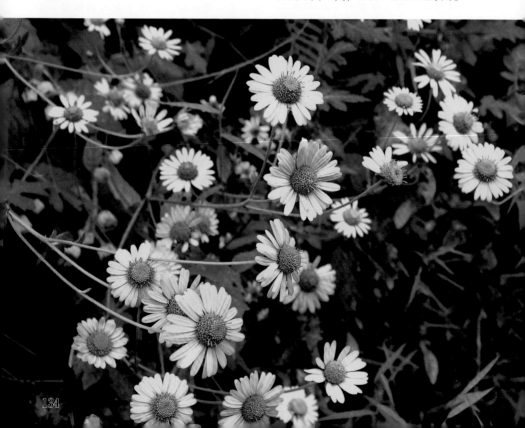

马齿苋

别名　马苋、五行草、长命菜、五方草、瓜子菜、麻绳菜、马齿菜、蚂蚱菜。

来源　为马齿苋科马齿苋属植物马齿苋的全草。鲜用或者略蒸，或烫后晒干用。

性味归经　酸，寒。归肝、大肠经。

功效主治　清热解毒，凉血止血。主治痢疾、疮疡等病。

宜忌人群　一般人均可食用。凡脾胃虚、易腹泻便溏者忌食；怀孕妇女，尤其是有习惯性流产的孕妇忌食。

食用注意　马齿苋寒凉，不宜过多食用；忌与甲鱼同食。

保健食谱

1.凉拌马齿苋：鲜马齿苋500克，味精、大蒜、盐、香油适量。鲜马齿苋切成段；大蒜捣成蒜泥备用；马齿苋段放入沸水锅内焯至色成碧绿即可捞出，控干水分并待晾凉；放入蒜泥、盐、味精、香油，拌匀即可装盘。

2.马齿苋炒肉丝：鲜马齿苋500克，猪肉50克，大蒜3～4瓣，盐、油适量。猪肉切丝；大蒜拍碎备用；鲜马齿苋放入沸水中焯水，捞出控干水分，切段备用；将大蒜放入油锅爆香；放入猪肉丝、焯过水的马齿苋稍做翻炒，加适量盐即可装盘。

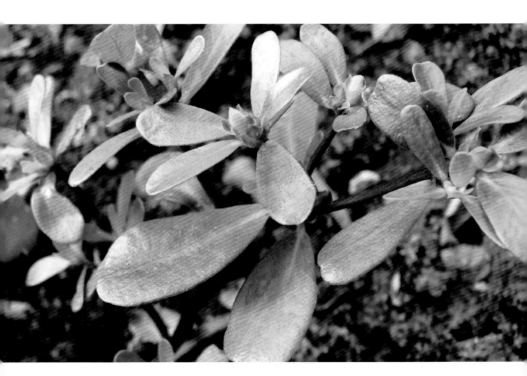

布渣叶

别名 蓑衣子、破布叶、麻布叶、烂布渣、布包木、破布树、薢宝叶、火布麻、山茶叶。

来源 为椴树科破布叶属植物破布树的叶。

性味归经 淡、微酸，平。归脾经。

功效主治 清暑，消食，化痰。用于感冒、中暑、食滞、消化不良、腹泻。

宜忌人群 适宜体内有"热气"者，比如喉咙干痛、咽喉发炎、面部长痤疮、牙龈肿痛等症。

食用注意 寒性体质者慎用。布渣叶只作为凉茶原料使用，每天使用量≤15克。

保健食谱

1.布渣叶茶：布渣叶10克，绿茶适量。将布渣叶和绿茶混合，用开水冲泡。当茶饮用，每日饮数次。此茶有较好的消食除积、和胃降逆的功效。小儿发生呃逆，常饮此茶可见效。

2.布渣叶夏枯草雪梨汤：布渣叶5克，夏枯草10克，雪梨4个，木瓜750克，瘦肉100克，蜜枣4个，盐适量，清水8杯。布渣叶洗净；夏枯草和蜜枣洗净；雪梨洗净后切块；木瓜去皮，去核，洗净，切块；瘦肉洗净，飞水后再冲洗干净；将清水放入瓦煲内，放入全部材料煲约2小时后，加入盐调味即可。此汤水有清肝去热之作用。常饮可避免身体燥热。适合在夏天饮用。

3.木棉花布渣叶桑叶水：木棉花20克，布渣叶10克，桑叶10克，冰糖适量。木棉花、布渣叶、桑叶洗净，加入清水4碗，煲至将好；加入冰糖，片刻汤成，去渣饮汤。凡暑邪所致各病症，如暑疖、湿疹、尿道炎、肠胃炎、小便不通畅等，饮此汤有改善。

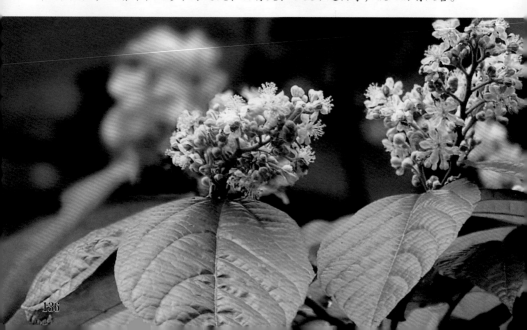

夏枯草

别名 灯笼头、棒槌草、锣锤草、牛牯草、广谷草、棒头柱、六月干、夏枯头、大头花、灯笼草、古牛草、牛佝头、丝线吊铜钟。

来源 为唇形科植物夏枯草的干燥果穗、茎叶。

性味归经 苦、辛，寒。归肝、胆经。

功效主治 果穗：清肝泻火，明目，散结消肿。治疗目赤肿痛、目珠夜痛、头痛眩晕、瘰疬、瘿瘤、乳痈、乳癖、乳房胀痛。

宜忌人群 一般人都可服用。脾胃气虚者慎服。

食用注意 脾胃虚寒、经常腹泻的人不宜服用。建议每天使用量≤9克。

保健食谱

1. 夏枯草粥：夏枯草5克，大米100克，白糖适量。将夏枯草择净，放入锅中，加清水适量，浸泡5～10分钟后，水煎取汁；加入大米煮粥；待熟时，调入白糖，再煮1～2沸即成。每日1剂。可疏肝解郁、清热明目。适用于肝郁不疏、痰火郁结所致的瘰疬、瘿瘤；肝火上炎所致的目赤肿痛、头痛、眩晕等。

2. 凉拌夏枯草：夏枯草鲜嫩茎叶、精盐、味精、酱油、麻油各适量。将夏枯草茎叶择洗干净，放入沸水锅内焯一下，捞出后用清水洗过，沥干水，切成段放盘中；加入精盐、味精、酱油、麻油，拌匀即可食用。可疏肝明目。适用于高血压头晕目赤、视物模糊。

3. 夏枯草炒肉丝：夏枯草鲜嫩茎叶300克，猪肉150克，油、姜茸、葱花、生抽、料酒、盐各适量。将夏枯草茎叶洗净，用滚水焯后过凉水，控干；猪肉切成丝；油锅烧热，煸香姜茸、葱花；放入猪肉丝煸炒；加入生抽、料酒、盐和少许

水，炒至肉熟；放入夏枯草炒入味即可。可散结消肿。适用于消渴、烦热、畏光流泪、咳嗽、瘰疬、癌症等。

4. 夏枯草炒鸭条：夏枯草鲜嫩茎叶250克，烤鸭（去骨）150克，油、姜丝、干辣椒丝、盐、清汤各适量。将夏枯草茎叶洗净，用滚水焯后过凉水，挤水，切段；烤鸭肉切条；油锅烧热，煸香姜丝、干辣椒丝；放入烤鸭肉条翻炒；再放入夏枯草段、盐、清汤少许，翻炒入味。可滋阴散结。适用于消渴咳嗽、畏光流泪、瘰疬、营养不良等。

5. 夏枯草焖香菇：夏枯草鲜嫩茎叶250克，香菇5朵，油、料酒、味精、盐、淀粉、鸡油各适量。将夏枯草茎叶洗净，用滚水焯后过凉水浸洗，控干；香菇用开水泡发，洗净，去蒂；泡香菇水待用；油锅烧热，放入夏枯草煸炒；放入香菇、泡菇水、料酒、味精、盐，勾芡，淋鸡油，颠翻几下出锅即成。可清热平肝。适用于高血压、高脂血症。

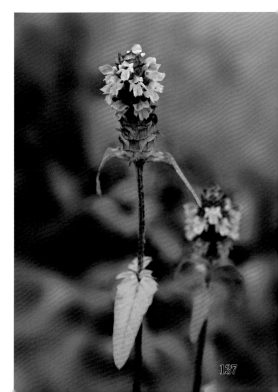

决明子

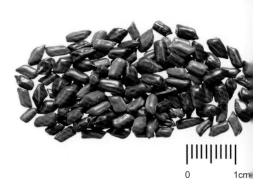

别名 野青豆、猪屎蓝豆、夜拉子、羊尾豆、假绿豆、土咖啡、莛荠决明子。

来源 为豆科植物决明或小决明的干燥成熟种子。

性味归经 甘、苦、咸，微寒。归肝、大肠经。

功效主治 清肝明目，润肠通便。治疗目赤涩痛、畏光多泪、头痛眩晕、目暗不明、大便秘结。

宜忌人群 一般人均可食用。气虚便溏者不宜食用；不适合脾胃虚寒、脾虚泄泻及低血压等患者服用。

保健食谱

1.决明子绿茶：决明子、绿茶各适量。将决明子用小火炒至香气溢出时取出，候凉；将炒好的决明子、绿茶同放入杯中，加入沸水，浸泡3～5分钟后即可饮服。随饮随续水，直到味淡为止。此茶清凉润喉，口感适宜，具有清热平肝、降脂降压、润肠通便、明目益睛之功效。适用于高血压、高脂血症、大便秘结、视物模糊等。

2.杞菊决明子茶：枸杞、菊花、决明子各适量。同时放入较大的有盖杯中，用沸水冲泡，加盖，闷15分钟后可开始饮用。当茶，频频饮用，一般可冲泡3～5次。清肝泻火，养阴明目，降压降脂。用于肝火阳亢型脑卒中后遗症，症见肢体麻木瘫痪、头晕目眩、头重脚轻、面部烘热、烦躁易怒、血压增高、舌质偏红、舌苔黄、脉弦。

3.菊楂决明茶：菊花、山楂片、决明子、方糖各适量，放入保温杯中，以开水冲泡、盖紧浸泡半小时。频频饮用，每日数次。本品适用于更年期综合征属肝肾阴虚、肝阳上亢的患者，具有头晕、头痛、烦躁易怒者，或高血压所致头晕目眩、失眠多梦者。

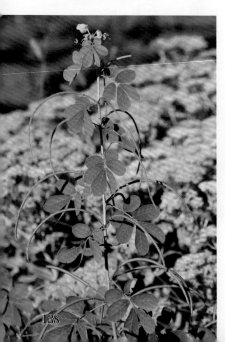

4.菊花决明子粥：决明子、菊花、粳米、冰糖各适量。先把决明子放入砂锅内炒至微有香气，取出；待冷后与菊花煎汁，去渣取汁，放入粳米煮粥；粥将熟时，加入冰糖，再煮1～2沸即可食。每日1次，5～7日为1个疗程。清肝明目，降压通便。适用于高血压、高脂血症，以及习惯性便秘等。大便溏泻者忌服。

金银花

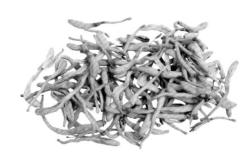

别名　金银藤、银藤、二色花藤、二宝藤、鸳鸯藤、双花、忍冬花。

来源　为忍冬科植物忍冬的干燥花蕾或带初开的花。

性味归经　甘，寒。归肺、胃经。

功效主治　清热解毒，疏散风热。主治温病发热、热毒血痢、痈疽疔毒等。

宜忌人群　适宜外感风热、痈肿疔疮、热毒血痢者。虚寒体质者不宜服用；气虚疮疡脓清者也不宜服用。

食用注意　金银花性寒凉，不适合长期饮用，久食易损伤脾胃阳气，降低脾胃功能。一般在暑天使用较为合适。金银花中含有的绿原酸具有致敏原作用，可引起过敏反应。

保健食谱

1.金银花蒸鱼：草鱼1条，金银花10克，糯米粉适量，料酒、精盐、味精、酱油、胡椒粉、香油各适量。将金银花洗干净，用清水泡一下，沥干水分；糯米粉加入清水发湿；将草鱼宰杀，去内脏，洗净，沥干水分，剔下鱼肉切成块，加入料酒、精盐、味精、酱油、胡椒粉、香油拌匀，备用；将调好味的草鱼块用刀划一缝（深度为鱼的1/2），在缝中插上几朵金银花，抹上少许糯米粉，放入蒸碗中；将剩下的金银花用湿糯米粉及调鱼块的汁拌匀，撒在鱼块上，入笼蒸熟即可。

2.金银花粥：粳米50克，金银花10克，白糖适量。粳米洗净，用冷水浸泡半小时，捞出，沥干水分；将金银花择洗干净；取锅加入冷水、粳米，先用旺火煮沸，再改用小火煮至粥将成时，加入金银花，待沸，用白糖调味，即可盛起食用。

3.银菊饮：金银花、白菊花各10克，白糖或食盐适量。将金银花、白菊花用开水冲泡或水煮后，加入白糖或食盐少许饮用。有清热解暑、止渴之功效。适合外感风热所致的头痛患者服用。

4.银花薄荷饮：金银花30克，薄荷10克，鲜芦根60克，白糖适量。先将金银花、鲜芦根加水500毫升，煎15分钟，再放入薄荷煎3分钟；滤出其汁加适量白糖温服。有清热凉血、解毒、生津止渴的功效。适合风热感冒、温病初起、高热烦渴的患者服用。

5.银花山楂茶：金银花6克，山楂片50克，白糖100克，开水适量。先将金银花和山楂片放在锅内，文火炒5～6分钟，再加入适量白糖，武火炒成糖饯，以此糖饯泡水当茶喝。此茶有清热、散瘀、消食的功效。适合外感所致食欲不振、消化不良的人服用。

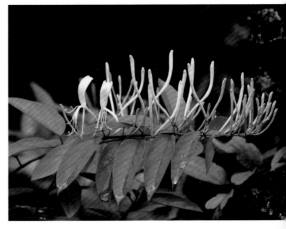

白茅根

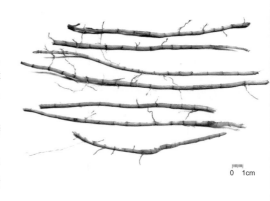

0 1cm

别名 丝茅草、茅草、白茅草、茅草根。

来源 为禾本科植物白茅的根茎。可鲜用，也可春、秋二季采挖，洗净，晒干，除去须根和膜质叶鞘，捆成小把储存。

性味归经 甘，寒。归肺、胃、心、膀胱经。

功效主治 凉血止血，清热利尿。用于血热吐血、衄血、尿血、热病烦渴、黄疸、水肿、热淋涩痛、急性肾炎水肿。

宜忌人群 一般人群均可食用。脾胃虚寒者，尿多、口不渴者忌服。

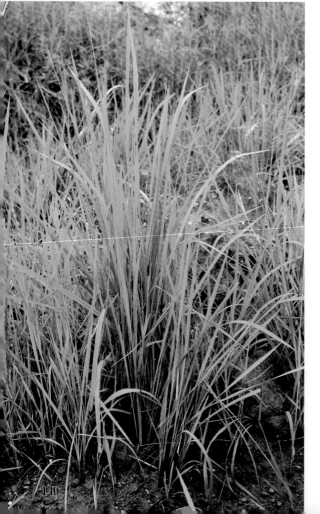

保健食谱

1.白茅根瘦肉汤：猪瘦肉250克，白茅根50克，盐适量。将白茅根洗净，切段；猪瘦肉洗净，切块；把全部用料一齐放入锅内，加清水适量，武火煮沸后文火煮1小时，调味即可。脾胃虚寒者不宜服用。

2.胡萝卜竹蔗茅根瘦肉汤：胡萝卜250克，甘蔗100克，白茅根100克，猪肉120克，盐适量。胡萝卜去皮、蒂，切厚片，用水洗净。甘蔗（竹蔗）去皮，斩段，劈开。白茅根、猪肉用水洗干净，将以上全部材料，放入已经煲滚了的水中，用中火煲3小时；以少许盐调味，即可以饮用了。

3.玉米须猪小肚汤：猪小肚500克，白茅根50克，玉米须50克，红枣7个，盐、生粉各适量。猪小肚去净肥脂，切开，用盐、生粉拌擦，用水冲洗，放入开水锅煮15分钟后取出在冷水中冲洗；白茅根、玉米须、红枣（去核）洗净；把全部材料放入开水锅内，武火煮沸后文火煲3小时；调味供用。

鱼腥草

别名 臭菜、臭根草、蕺、蕺菜、紫蕺、蕺子、九节莲、肺形草、臭质草、蒀菜、臭腥草。

来源 为三白草科多年生草本植物蕺菜的干燥地上部分。

性味归经 辛，寒。归肺、肝经。

功效主治 清热解毒，排脓消痈，利尿通淋。主治肺炎、肺脓疡、热痢、疟疾、水肿、淋病、白带、痈肿、痔疮、脱肛、湿疹、秃疮、疥癣。

宜忌人群 一般人群均可食用。虚寒证者及阴性外疡者忌服。

食用注意 鱼腥草含马兜铃酸内酰胺，而马兜铃酸可能导致肾脏纤维化和尿路上皮癌，不宜久服。

保健食谱

1.鱼腥草蒸鸡：嫩母鸡1只（重约1500克），鱼腥草200克，精盐、味精、胡椒粉、葱段、姜片各适量。将嫩母鸡宰杀，去毛、内脏、脚爪，洗净，放入沸水锅内焯一下，捞出洗净血污；将鱼腥草去杂，洗净，切段；取汤盆1只，放入全鸡、精盐、姜片、葱段、胡椒粉和适量清水，上笼蒸至母鸡肉熟透；再加入鱼腥草、味精，略蒸即可出笼。有消炎解毒、温中益气的功效。可作为肺脓疡、虚劳瘦弱、水肿、脱肛等病症患者的辅助食疗菜。

2.鱼腥草茶：鱼腥草500克。将鱼腥草择去杂质，清水洗净，沥干水；把鱼腥草捣汁，煎煮1沸，去渣取汁，频饮。有清热解毒、消痈排脓、利水通淋的作用。

3.凉拌鱼腥草：鱼腥草250克，油、盐、酱油、醋、白糖、鸡精、红油、干辣椒适量。将鱼腥草的老根、须掐去，留下嫩白根及叶片，用清水多洗几遍，洗净，用冷水浸泡10分钟后捞出控干水分待用；将干辣椒切成段，放到温油中炸至酥脆、发出香味，连同油一块倒入碗中待用；将鱼腥草放到盆里，放入盐、酱油、白糖、醋、鸡精、红油、炸好的辣椒油拌匀，即可食用。

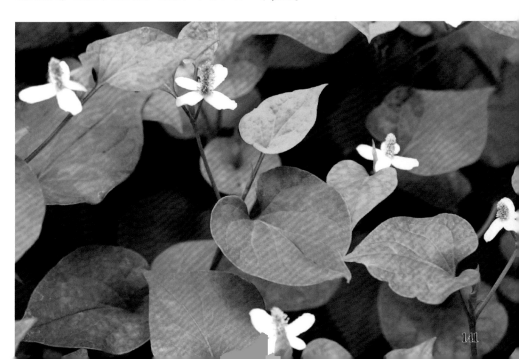

芦根

别名 生芦根、活芦根、活水芦根。

来源 为禾本科植物芦苇的新鲜或干燥根茎。

性味归经 甘，寒。归肺、胃、膀胱经。

功效主治 清热生津，除烦止呕，利尿，透疹。用于热病烦渴、胃热呕吐、肺热咳嗽、肺痈吐脓、热淋涩痛。

宜忌人群 一般人群均可食用。

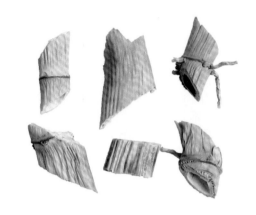

食用注意 芦根寒凉，脾胃虚寒者不宜食用。

保健食谱

1.芦根绿豆汤：芦苇根、绿豆各30克，冰糖适量。将芦苇根、绿豆加1碗水煮开，加入适量冰糖，去芦根、绿豆，喝汤。适用于内热口干。具有生津润肺、降火解热的功效。

2.芦根麦冬饮：鲜芦根30克（干品用15克），麦冬15克。冲入沸水，加盖闷10分钟即可饮用；其后可加开水频频代茶饮。适用于放疗后口干、食欲不振、大便不畅的肿瘤患者，能明显减轻癌症放疗后的副作用。对糖尿病、肺燥咯血及支气管炎患者，也有一定疗效。具有生津清热、养阴润燥的功效。

3.芦根青皮粳米粥：新鲜芦根100克，青皮5克，粳米100克，生姜2片。将鲜芦根洗净后，切成1厘米长的细段，与青皮同放入锅内，加入适量冷水，浸泡30分钟；武火煮沸后改文火煎20分钟；捞出药渣，加入洗净的粳米，煮至粳米开花，粥汤粘锅；停火前5分钟，放入生姜。1日分2次温服。该粥中粳米的醇香与芦根的清香结合，吃用起来滑利可口，另有一番滋味。适用于消化性溃疡病中医辨证为肝胃积热证者。具有泄热和胃、养阴止痛的功效。

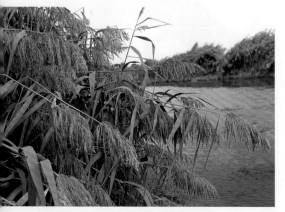

4.芦根饮：鲜芦根50克，煎汤1碗，加入适量冰糖。内服，1日1次，早晨空腹服，连服1周。适用于内热胃火之口臭。具有清火解毒的功效。

5.芦根葱白橄榄饮：芦根50克，鲜萝卜200克，葱白7个，青橄榄7个。煮汤，代茶饮。适用于预防和治疗流行性感冒。具有清热解表、宣通气机的功效。

蒲公英

别名　蒲公草、食用蒲公英、尿床草、西洋蒲公英。
来源　为菊科多年生草本植物蒲公英、碱地蒲公英的全草。
性味归经　甘、苦，寒。归胃、肝经。
功效主治　清热解毒，消肿散结，利尿通淋。主治疔疮肿毒、乳痈、瘰疬、目赤、咽痛、肺痈、肠痈、湿热黄疸、热淋涩痛。
宜忌人群　一般人均可食用。阳虚外寒、脾胃虚弱者忌用蒲公英。

食用注意　食用量过大，可致缓泻。

保健食谱

1.凉拌蒲公英：蒲公英150克，香油、盐、味精适量。摘取蒲公英鲜嫩的茎叶，洗净后倒入沸腾的开水里焯1分钟左右；捞出用冷水过一遍，加入调味料拌匀即可食用。

2.蒲公英蘸酱：鲜蒲公英，甜面酱（或者豆瓣酱）。摘取鲜蒲公英鲜嫩的叶子和茎，用清水洗干净，放在镂空菜篮子控干水分即可食用。

3.便秘方：鲜蒲公英60克，白糖或蜂蜜适量。鲜蒲公英用水煎取50～100毫升，加入适量白糖或蜂蜜。日服1剂，连服3～5日。

4.蒲公英玉米汤：蒲公英60克，玉米蕊60克。加水浓缩煎服或代茶饮。用于治疗热淋、小便短赤。

5.蒲公英炒肉丝：猪肉100克，蒲公英鲜叶或花茎250克，芡汁适量。将蒲公英鲜叶或花茎去杂，洗净，沥水，切段；猪肉洗净，切丝；油锅烧热，放入猪肉丝煸炒；加入芡汁炒至肉熟；投入蒲公英鲜叶或花茎炒至入味；出锅装盘即成。

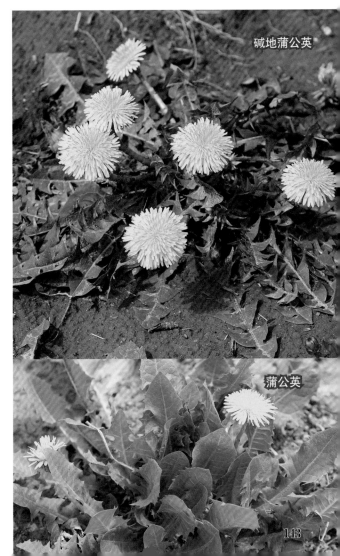

碱地蒲公英

蒲公英

橄榄

别名 黄榄、白榄、甘榄。

来源 为橄榄科植物橄榄的成熟果实。

性味归经 甘、酸，平。归肺、胃经。

功效主治 清热解毒，利咽，生津。主治咽喉肿痛、咳嗽痰黏、烦热口渴、鱼蟹中毒。

宜忌人群 一般人均可食用。

食用注意 色泽变黄且有黑点的橄榄说明已不新鲜，食用前要用水洗净。市售色泽特别青绿的橄榄果，如果没有一点黄色，说明已经用矾水浸泡过，最好不要食用；或吃时务必要漂洗干净。

保健食谱

1.橄榄煲冰糖：鲜橄榄60克，冰糖适量。将鲜橄榄择净，捣烂，加入冰糖适量、清水2碗，煎至1碗；去渣，慢慢咽饮。每日1剂。主治百日咳等疾病。

2.橄榄梨羹：橄榄250克，梨块300克，白糖、水豆粉各适量。梨块切成指甲大小的片；橄榄洗净，削去皮，切成指甲大小的片；净锅内放入清水、白糖烧沸；放入梨片、橄榄片、水豆粉，收汁成羹汤浓度，起锅即成。生津止渴、润燥化痰、清热解毒。

3.橄榄玉竹百合汤：橄榄230克，干百合15克，玉竹9克，白糖适量。橄榄洗净，削去皮，切成指甲大小的片；净锅内放入清水、干百合、玉竹，炖至熟烂；拣去玉竹，加入白糖、橄榄片，烧沸，起锅即成。清热解毒、生津止渴、滋阴润肺、利咽止咳。

4.橄榄拌麒麟菜：橄榄200克，干麒麟菜25克，葱丝10克，香油、白糖、醋、川盐、味精各适量。干麒麟菜洗净，用开水泡数小时后捞起，切成丝；橄榄洗净，削去皮，切成丝，盛入盘中，加入麒麟菜丝、川盐、白糖、醋、味精、香油，拌匀即成。清热化痰、解毒、开胃。

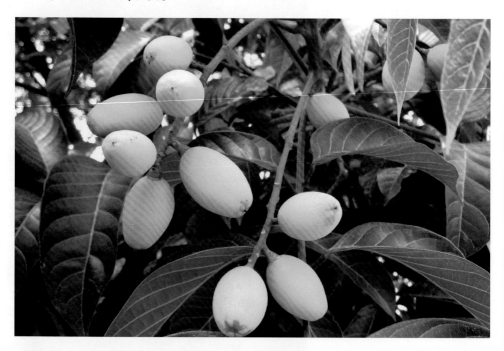

第九章　祛风化湿药

白扁豆

别名　藊豆、白藊豆、南扁豆、蛾眉豆、羊眼豆、树豆、藤豆、眉豆。

来源　为豆科扁豆属植物扁豆的干燥成熟种子。

性味归经　甘，微温。归脾、胃经。

功效主治　健脾化湿，和中消暑。用于脾胃虚弱、食欲不振、大便溏泻、白带过多、暑湿吐泻、胸闷腹胀。炒白扁豆健脾化湿，用于脾虚泄泻、白带过多。

宜忌人群　一般人群均可食用。体内气虚生寒之人不宜食用。

食用注意　白扁豆含有凝集素，有一定的毒性，加热处理可以使其失去毒性，所以食用时一定煮熟蒸透。

保健食谱

1.白扁豆粥：白扁豆30克，粳米60克。用水淘洗净，一同下锅熬粥，煮至烂熟食用。每日2次。补益脾胃，和中止泻。适用于脾胃虚弱、慢性久泻、夏暑开胃、滋补健身。

2.扁豆茯苓饮：扁豆20克，茯苓20克，炒薏苡仁20克。水煎煮。早、晚各服1次。益气健脾，利湿止泻。适用于气虚体弱、脾胃不足、食欲不振、大便稀薄等。

3.扁豆白术汤：扁豆10克，白术10克。水煎煮，喝汤。每日1次。健脾理气，固胎止带。适用于妇女带下、胎动不安、呃逆等。

4.扁豆栗子粥：扁豆12克，栗子10克，粳米24克，红糖适量。将扁豆、栗子、粳米共同煮粥，待粥熟时加入适量红糖烊化服用。每日1次。健脾止泻，化湿止带。适用于脾虚泄泻、形瘦乏力。

5.二豆山药粥：扁豆10克，赤小豆10克，山药、粳米各20克。水煎服。每日1次。清暑祛湿。适用于暑热恶寒、泄泻呕吐、食欲不振等。

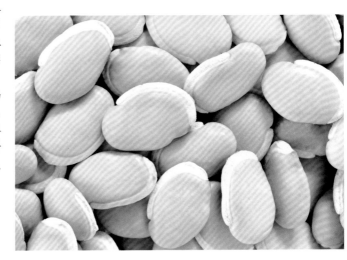

乌梢蛇

别名　乌蛇、黑花蛇、乌峰蛇、青蛇、剑脊蛇、黑乌梢、三棱子。

来源　为游蛇科乌梢蛇属动物乌梢蛇的干燥体。

性味归经　甘，平，无毒。归肝经。

功效主治　祛风，活络，定惊。主治风湿顽痹、麻木拘挛、中风口眼歪斜、半身不遂、抽搐痉挛、破伤风、麻风疥癣、瘰疬恶疮。

宜忌人群　风湿顽痹、中风后半身不遂、惊风等症者宜用。血虚生风者忌用。

食用注意　煎煮时不要用铁器。

保健食谱

1. 红花乌梢蛇酒：红花15克，乌梢蛇1条，白酒1000毫升。乌梢蛇活杀，去内脏，置瓶中，加红花、白酒，密封2月。分次饮用，每日2次，每次15～20毫升。有祛风寒、活血止痛的功效。用于风寒湿型腰肌劳损。

2. 乌梢蛇炖鸡：乌梢蛇1条，鸡1只，料酒10毫升，姜5克，葱10克，盐3克，鸡精3克，鸡油30毫升，胡椒粉3克。将乌梢蛇宰杀后，去头、尾、皮及肠杂，洗净，切3厘米长的段；姜切片，葱切段；鸡宰杀后，去毛、内肚及爪。将乌梢蛇肉、鸡、姜、葱、料酒同放炖锅内，加水3500毫升，置武火烧沸，再用文火炖煮35分钟，加入盐、鸡精、鸡油、胡椒粉即成。有祛风湿、养阴退热的功效。适用于风湿疼痛、骨蒸羸瘦、消渴、脾虚、崩中、带下等症。

3. 乌梢蛇炖排骨：乌梢蛇1条，猪排骨500克。料酒10毫升，姜5克，葱10克，盐3克，鸡精3克，鸡油30毫升，胡椒粉3克。将乌梢蛇宰杀后，去皮、头、尾及肠杂，洗净；猪排骨洗净，剁成4厘米长的段；姜拍松，葱切段。将乌梢蛇肉、排骨、姜、葱、料酒同放锅内，加水2000毫升，置武火烧沸，再用文火炖煮35分钟，加入盐、鸡精、鸡油、胡椒粉即成。有祛风湿、补气血的功效。适用于风湿肿痛、热病伤津、消渴、便秘等症。

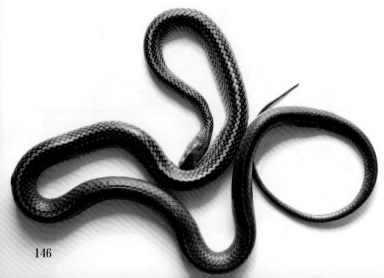

藿香

别名 排香草、大叶薄荷、兜娄婆香、猫尾巴香、山茴香、水蔴叶。

来源 为唇形科多年生草本植物广藿香的全草。

性味归经 辛，微温。归脾、胃、肺经。

功效主治 芳香化浊，开胃止呕，发表解暑。用于湿浊中阻、脘痞呕吐、暑湿倦怠、胸闷不舒、寒湿闭暑、腹痛吐泻、鼻渊头痛。

宜忌人群 一般人均可食用。阴虚火旺、邪实便秘者禁服。

食用注意 临床上曾有服用含藿香的中药制剂引起过敏性药疹的报告。可用干品，也可鲜用。藿香叶属阳，为升发之物，其性锐而香散，不宜多服。

保健食谱

1.藿香七鲜茶：鲜藿香、鲜佩兰、鲜荷叶、鲜竹叶、鲜薄荷、鲜芦根、鲜石斛各10克。上述7味洗净切碎，共入锅中，加水适量，煎汁去渣即成。代茶频饮，每日1剂。芳香化浊，清凉解暑，生津止渴。

2.藿兰菊豆荚草汤：鲜藿香12克，鲜佩兰12克，野菊花10克，绿豆衣12克，蒲公英12克，生甘草6克。将上述诸药共入锅中，加水400毫升，煎至200毫升；10岁以下儿童药量减半，加水200毫升，煎至100毫升。代茶饮用。清热解毒。适用于小儿痱子等病症。

3.藿香扁豆饮：鲜藿香30克，鲜荷叶30克，鲜扁豆汁30克。将上述3味药用开水浸泡。代茶频饮。清暑热，爽神志。主治中暑或因暑热引起的恶心呕吐。

4.藿香露：藿香叶约50克。先将藿香叶剪碎后，放入烧瓶内，加入适量清水，盖上瓶塞；然后接好冷凝管，用酒精炉给烧瓶加热，待烧开后收取蒸馏液即可。每日2～3次，每次1杯约150毫升，温热饮用4日左右。清暑芳香。适用于暑热天气由于感受暑湿之邪而引起的胸闷气滞、呕吐恶心、食欲不振、泄泻口臭等病症。

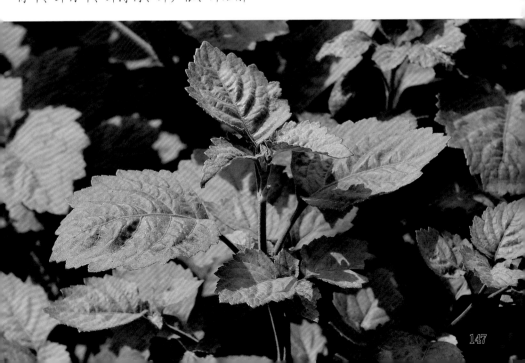

砂仁

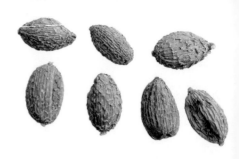

别名 缩砂、缩砂仁、春砂仁、缩沙蜜、阳春砂、阳春砂仁、海南砂。

来源 为姜科植物阳春砂或海南砂的果实或种子。

性味归经 辛，温。归脾、胃、肾经。

功效主治 化湿开胃，温脾止泻，理气安胎。用于湿浊中阻、脘痞不饥、脾胃虚寒、呕吐泄泻、妊娠恶阻、胎动不安。

宜忌人群 一般人群均可食用。阴虚火旺、津液亏损、大便干结的患者不宜食用。

食用注意 砂仁的种子含有挥发油，偶尔可见口服砂仁后引起腹部及外生殖器出现大小不等的团块样淡红色皮疹，引起瘙痒等不适。

保健食谱

1. 砂仁蒸鲫鱼：鲫鱼1条，砂仁5克，芝麻油、食盐、生姜汁、淀粉适量。新鲜鲫鱼宰杀干净；砂仁研碎，放入小碗中，加入芝麻油和食盐调和均匀；将调好的砂仁料均匀地抹在鲫鱼的腹腔内；取适量的淀粉，将鱼腹开口处抹上，防止料汁外流；先将处理好的鲫鱼放入蒸鱼盘中，再将蒸鱼盘放入蒸锅；锅底加入凉水，大火将水烧开后转中火蒸18分钟即可食用。

2. 砂仁蒸鸡：鸡肉400克，砂仁15克，枸杞10粒，葱、姜、盐、黄酒适量。鸡肉洗净剁块，放入锅中焯水，去血沫；砂仁拍碎（最好研磨成粉）；将焯过的鸡肉倒入蒸盘中，再放入葱、姜、盐、黄酒、枸杞，然后均匀地撒上磨好的砂仁，最后放在蒸锅里蒸半小时即可。

3. 砂仁炒鳝鱼：鳝鱼300克，韭黄200克，香葱1棵，老姜3片，蒜2瓣，砂仁5颗，绍兴黄酒2汤匙，高汤2汤匙，生抽、油各1汤匙，盐1茶匙，糖2茶匙，白胡椒粉1/2茶匙，香油1茶匙。鳝鱼去骨斩去头尾，用流动水冲洗干净血水和黏液，先切成5厘米的段，然后再切成丝；老姜切成丝；香葱切成段；蒜拍碎，切成蒜末；韭黄洗净，切成4厘米长的段；大火烧开煮锅中的水，放入鳝鱼丝，氽烫至水再次沸腾，捞起沥干水分备用；大火加热炒锅中的油至六成热，投入砂仁、香葱段、老姜丝和蒜末，煸炒至散发出香味；然后投入焯过的鳝鱼丝翻炒均匀；炒锅中加入绍兴黄酒翻炒1分钟；然后加入韭黄段翻炒至韭黄段变软；加入生抽、盐、糖翻炒均匀；加入高汤加盖焖2分钟；最后撒上白胡椒粉翻炒均匀；出锅前淋上香油即可。

4. 砂仁白术陈皮煲：白术25克，砂仁6克，陈皮1/3个，猪肚1个，生姜5片，食盐适量。砂仁敲碎；余各药物稍浸泡；猪肚洗净，翻转，以生粉反复揉擦，再洗净，切块；除砂仁外，将各汤料放入瓦煲，加入清水2500毫升，文火煲约2小时；加入砂仁再煲10分钟；调入适量食盐便可。弃药渣，猪肚捞起，拌酱油供佐餐用。

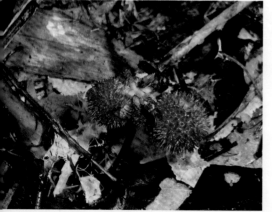

薏苡仁

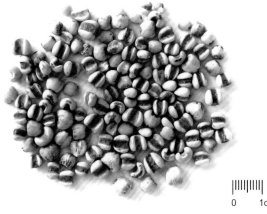

别名 薏米、苡米仁、六谷米、必提珠、炒苡仁、解蠹、起英、赣米、草珠儿、赣珠。

来源 为禾本科植物薏苡的干燥成熟种仁。

性味归经 甘、淡，微寒。归脾、肺、肾经。

功效主治 利湿健脾，舒筋除痹，清热排脓。用于脾虚腹泻、肌肉酸重、关节疼痛、水肿、脚气、白带、肺脓疡、阑尾炎。

宜忌人群 一般人群均可食用。脾虚无湿、大便燥结者及孕妇慎服。

|||||||||||||
0   1cm

食用注意 薏苡仁性寒，不适合长期大量食用，一般不要超过1周。长期大量单独食用，会导致肾阳虚、体质下降、抵抗力降低，严重者会导致不育不孕。

保健食谱

1.薏苡仁粳米粥：薏苡仁、粳米各30克。共煮粥。空腹食用。可治风湿痹痛、筋脉拘挛、脾虚泄泻。

2.薏苡仁冰糖饮：薏苡仁50克，百合10克，冰糖适量。将薏苡仁、百合用水煎汁，加入冰糖服用。可治扁平疣、雀斑、痤疮。

3.薏苡仁粥：薏苡仁50克。杵末，加适量水煮成粥食之。1日3次。久服可轻身益气。

4.薏苡仁羊肉汤：薏苡仁150克，羊肉250克，食盐、味精适量。将薏苡仁、羊肉放入锅中，加水适量煲汤，加入食盐、味精调味（亦可加生姜数片）。可健脾补肾，益气补虚。治疗病后体弱、贫血、食欲不振等。

5.木瓜银耳薏苡仁羹：薏苡仁100克，干银耳半朵，木瓜半个。薏苡仁洗净，用清水浸泡2小时；干银耳清水泡发后清洗干净，去掉根部，撕成小朵；木瓜去皮去籽，切成滚刀块；将泡好的薏苡仁和银耳放入砂锅中，大火煮开后转小火炖1小时，至薏苡仁、银耳软烂；然后将切成块的木瓜放入，继续炖15分钟即可。

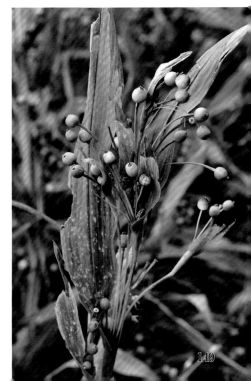

茯苓

别名 云苓、白茯苓、赤茯苓、茯神。

来源 为寄生在松科植物赤松或马尾松树根上的多孔菌科真菌茯苓的干燥菌核。

性味归经 甘、淡，平。归心、脾、肺、肾经。

功效主治 利水渗湿，健脾宁心。用于水肿尿少、痰饮眩悸、脾虚食少、泄泻便溏、心神不安、惊悸失眠。

宜忌人群 阴虚而无湿热、虚寒滑精、气虚下陷者慎服。

食用注意 有些人搞不清楚茯苓和土茯苓的区别，虽然名字一字之差，药物来源和功效却完全不同，千万不能混用。土茯苓是一种多年生植物的根茎。土茯苓味苦，一般不用作食疗。

保健食谱

1.茯苓饼：茯苓200克，人参10克，面粉800克，食盐适量。二药分别研为细末，加入食盐少许；一同加入面粉中，加水揉成面团，做成约重100克的饼子若干，烙熟。每次食1个。本方用茯苓、人参补气益脾，以人参延缓衰老。用于补虚、抗衰延年。

2.茯苓栗子粥：茯苓15克，栗子25克，大枣10个，粳米100克。加水先煮栗子、大枣、粳米；茯苓研末，待粳米半熟时徐徐加入，搅匀，煮至栗子熟透。可加糖调味食。本方用茯苓补脾利湿，用栗子补脾止泻，用大枣益脾胃。用于脾胃虚弱、饮食减少、便溏腹泻。

3.茯苓鸡肉馄饨：茯苓50克，鸡肉适量，面粉200克，生姜、胡椒、盐各适量。茯苓研为细末，与面粉加水揉成面团；鸡肉切细丝，加入生姜、胡椒、盐做馅；包成馄饨；煮食。本方以茯苓补脾利湿，鸡肉补脾益气，姜、胡椒开胃下气。用于脾胃虚弱、呕逆少食、消化不良。

4.茯苓麦冬粥：茯苓、麦冬各15克，粟米100克。粟米加水煮粥；二药水煎取浓汁，待粟米半熟时加入，一同煮熟食。本方中茯苓宁心安神，麦冬养阴清心，粟米除烦热。用于心阴不足、心胸烦热、惊悸失眠、口干舌燥。

5.茯苓酒：茯苓60克，大枣20枚，当归12克，枸杞12克，白酒1500毫升。将上述药切碎装入瓦坛内，倒入白酒，密封浸泡15日，每隔3日振摇一次。每日饮服1～2次，每次15毫升。凡气血虚弱、阴阳两亏所致的腰酸、腿软、体倦乏力、遗精阳痿、须发早白、心悸失眠、食欲减退等均宜服用。

6.茯苓膏：白茯苓500克，白蜜1000克。先将白茯苓研为细末，以水漂去浮者，取下沉者；滤去水，再漂再晒，反复3次；再研为细末，拌白蜜和匀，加热熬至滴水成珠即可；然后装瓶备用。每日2次，每次15克，白开水送服。常服用本品对老年性浮肿、肥胖症以及预防癌肿均有裨益。

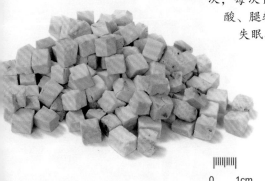

0   1cm

枳椇子

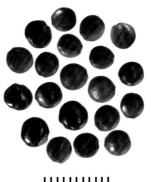

别名 木蜜、鸡距子、鸡爪果、金钩钩。
来源 为鼠李科植物枳椇的带有肉质果柄的果实或种子。
性味归经 甘、酸,平。归心、脾经。
功效主治 解酒毒,止渴除烦,止呕,利大小便。主治酒醉、烦热、口渴、呕吐,二便不利。
宜忌人群 一般人群均可食用。

食用注意 脾胃虚寒者禁用。

0   1cm

保健食谱

1.枳椇猪肺汤:鲜枳椇子120克,猪心、猪肺各1具,红蔗糖30克,精盐、味精各适量。枳椇子洗净;猪心、肺洗净并切成小块;将枳椇子、猪心、猪肺、红蔗糖共同放入瓦罐中,加清水1000毫升,文火慢炖60分钟后,调入少许精盐、味精即可食用。本肴具有解渴除烦之功效。可作为酒痨吐血患者的饮食治疗。

2.枳椇子酒:枳椇子2枚,低度烧酒500毫升。将枳椇子洗净,用刀切开,浸入烧酒中,密封;1周后启封饮用。每日2次,每次20毫升。本酒具有祛风胜湿的功效。适宜风湿性关节炎患者饮用。

3.枳椇子鸡肝:干枳椇子2枚,黄鸡肝1具,精盐适量。将枳椇子杵成细末备用;黄鸡肝洗净,用刀切十字刀花,盛于盘中,撒上枳椇子末、适量精盐,入笼中蒸20分钟后取出食用。本肴具有健脾消痞的效果。可用子治疗小儿疳积。

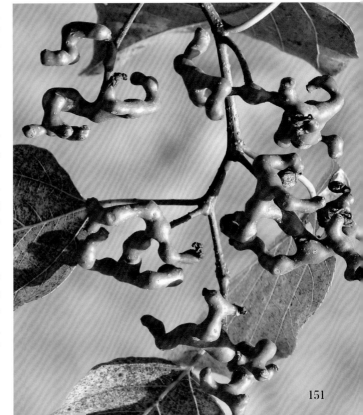

4.枳椇子四莓汤:鲜枳椇子4枚,四块瓦、蛇莓各10克。以上三味用清水洗净后,共入瓦罐中,加水适量,先以旺火烧沸,再改用小火炖20分钟;滤出汤汁顿服。本汤具有祛风通络的功效。可用于治疗肝风内动、手足抽搐、小腹疼痛拘急、头风等病症。

第十章　理气温里药

丁香

别名　公丁香、丁子香、支解香、雄丁香。

来源　为桃金娘科植物丁香的干燥花蕾。

性味归经　辛，温。归脾、胃、肾经。

功效主治　温中，暖肾，降逆。主治呃逆、呕吐、反胃、泻痢、心腹冷痛、疝癖、疝气、癣疾。

宜忌人群　一般人群均可食用。胃热引起的呃逆或兼有口渴、口苦、口干者不宜食用；热性病及阴虚内热者忌食。

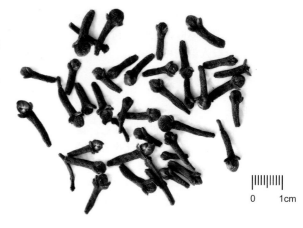

0　　1cm

保健食谱

1. 丁香茶：丁香5～10朵，水适量。丁香放在杯底，加半杯开水冲泡，浸泡3分钟后倒掉头道水，再次充满开水，浸泡约10分钟之后便可饮用。经常饮用能清肺祛痰，止咳平喘。

2. 丁香鸭子：鸭子1只（约1500克），花生油130克，大葱5克，姜5克，白砂糖5克，酱油10克，盐10克，味精2克，丁香2克，白酒10克，香油5克，胡椒粉2克。把鸭子洗净擦干；葱切段，姜块拍碎；把鸭子放入盆内，加白酒、酱油、白糖、香油、胡椒粉、丁香、葱、姜、味精，拌匀腌入味（2小时左右）；把鸭子取出，挂在通风处晾干，盆内的调料留用；待鸭皮晾干后，把腌鸭的调料塞入鸭腹内，上笼用大火蒸烂取出，拣出丁香和葱、姜；炒锅上火烧热，倒入花生油烧至七成热，将鸭子放入油锅内炸至肉烂皮酥捞出放在盘内，斩块即可食用。有健脾开胃的功效。

3. 丁香粥：生姜3片，大米80克，丁香5克，红糖适量。丁香洗净，煎汁去渣，大米洗净，倒入丁香汁中，煮沸，加红糖、姜片，煮熟煮稠即可。每天一剂，连续服用3～5天。有理气开窍、温肾助阳、温中降逆的功效。

八角

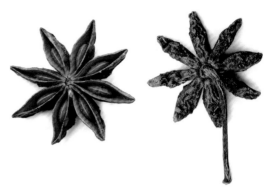

别名 大料、大茴香、八月珠。

来源 为八角茴香科植物八角的果实。

性味归经 辛、甘，温。归肝、肾、脾、胃经。

功效主治 温阳，散寒，理气。主治中寒呕逆，寒疝腹痛，肾虚腰痛，干、湿脚气。

宜忌人群 一般人群均可食用。尤适宜痉挛疼痛者、白细胞减少症患者服用。阴虚火旺者慎用。

食用注意 常有不良商贩拿野八角、大八角、短柱八角等假冒八角销售，购买时注意鉴别。优质八角颗粒整齐完整，个大饱满，棕红色并有光泽，荚边裂缝较大，荚内籽粒明亮，香味浓烈；质次的八角瘦小，碎粒多，香味差，黑褐色。

保健食谱

1.八角黄芪鱼丝汤：八角5克，黄芪15克，韭黄200克，草鱼400克，生姜丝少许，盐、油各适量。八角、黄芪洗净浸泡，煎汁备用；韭黄洗净，切段；草鱼去骨、鳞，切丝，去腥味，用八角、黄芪汁少许略腌；草鱼丝入油锅中略炒；再加入煸炒过的韭黄、调料略翻炒；加入上汤滚沸片刻；加入盐便可。

2.八角焖鸭：鸭半只，生姜3～5片，蒜5～8瓣，盐、油、八角、桂皮、川椒、料酒适量。先将鸭肉洗干净，沥水，放入盐和油调味；然后放入油锅，把鸭肉炸至黄金色最佳，捞出沥干油；另起锅，放入生姜和蒜头，加入鸭肉爆炒；倒入八角、桂皮、川椒、料酒，加适量水，中火焖20～30分钟；起锅前加入盐即可。

3.山柰八角焖猪手：猪手半只，山柰2块，八角3个，干红椒3～5个，生抽、老抽、盐、冰糖、料酒适量。猪手清洗后斩块，焯水后用流水冲去浮沫，沥干待用；山柰拍扁；干辣椒、八角洗净备用；热锅冷油爆炒山柰、八角、干辣椒；放入猪手煎至表面焦黄；加入冰糖炒至糖化后将猪手略上色；加入生抽、老抽、料酒；待猪手变得红亮时倒入淹过食材的热水，烧滚后转到铁锅微火炖至猪手熟软；期间可试味并调节盐的用量。

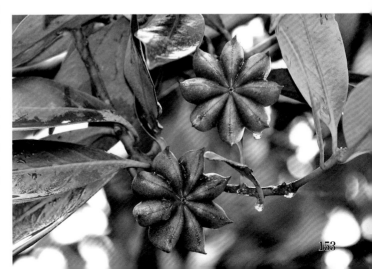

小茴香

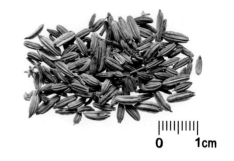

别名 香丝菜、蘹香、怀香、茴香子、茴香籽。

来源 为伞形科植物茴香的干燥成熟果实。

性味归经 辛，温。归肝、肾、脾、胃经。

功效主治 散寒止痛，理气和胃。主治寒疝腹痛、睾丸偏坠、痛经、少腹冷痛、脘腹胀痛、食少吐泻。

宜忌人群 一般人群均可食用。阴虚火旺者禁服，如有心烦、潮热盗汗、失眠多梦，女子经少或经闭，或男子早泄、遗精，或骨蒸发热、腰膝酸软、耳鸣等症状禁食小茴香。另外，患有眼痛、活动性肺结核、糖尿病、干燥综合征、胃热便秘者禁止食用小茴香。

食用注意 鲜嫩茴香叶一般做饺子馅食用，果实用作调料或药用。若食用小茴香有气短、胸闷、大汗淋漓、呼吸困难、心跳加快、血压下降等不良反应，应马上停止服用，如闻到其香味也有以上反应者更不应食用。

保健食谱

1.茴香鲫鱼汤：小茴香5克，鲫鱼4条。精制油50毫升，姜5克，蒜5克，葱5克，味精10克，鸡精20克，胡椒粉5克，料酒20毫升，白开水2500毫升。鲫鱼去鳃、鳞和内脏，洗净，先用盐、料酒、姜、葱腌入味，10分钟后入油锅炸至金黄色捞起。姜、蒜切成片，葱切段。炒锅置火上，下油加热，下姜、蒜片、葱炒香，放鲫鱼，略炒，加开水、味精、鸡精、胡椒粉、料酒、茴香（布袋包），烧沸，去尽浮沫，炖煮10分钟左右即可起锅入盆。

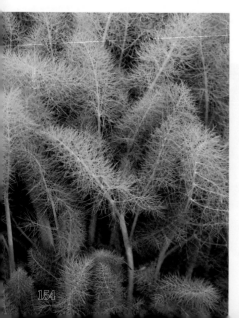

2.茴香馅饺子：鲜嫩茴香500克，肉馅（猪肉）300克，葱、姜、五香粉、盐、鸡精、香油、生抽、饺子皮、水、色拉油各适量。鲜嫩茴香洗净后控干水分，切碎备用。将葱、姜剁碎后放入肉馅里。在肉馅里调入适量的盐、鸡精、生抽、五香粉。再用烧热的色拉油泼香，拌匀之前放入香油，顺一个方向，搅拌均匀。将切碎的茴香放入肉馅里。用筷子将馅搅拌均匀，也是顺一个方向拌匀。然后包饺子，下锅煮熟即可。

3.茴香酒：小茴香120克，黄酒500毫升。小茴香炒黄，置干净容器内，加黄酒煮数沸，候凉，放到瓶中备用。每天3次，每次饭前温饮一至两杯。用于治疗寒疝少腹疼痛、睾丸偏坠牵引腹疼、女性带下、脘腹疼痛胀闷、不思饮食、呕吐。

肉桂

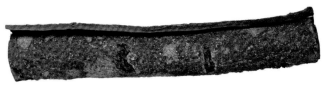

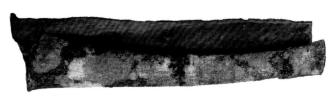

别名 牡桂、紫桂、大桂、辣桂、桂皮、玉桂。

来源 为樟科植物肉桂的干燥树皮。

性味归经 辛、甘，大热。归肾、脾、心、肝经。

功效主治 补火助阳，引火归原，散寒止痛，活血通经。用于阳痿、宫冷、心腹冷痛、虚寒吐泻、经闭、痛经。

宜忌人群 一般人群均可食用。肉桂为大热之品，阴虚火旺、热病伤阴及假寒真热者，以及孕妇、女性月经期等均不宜服用；一些哮喘患者合并进展期肺结核或心功能代偿不全及高度衰弱者慎用。

食用注意 若一次性服用过量，可致急性中毒；即使每次服用的是正常剂量，久服也极易造成蓄积中毒。如果在服用肉桂后出现如头晕、目眩、眼胀、眼涩、口干、体痛、心中烦闷、烦躁不安、面色潮红、舌麻、口唇干燥等不适症状，应立即停用。

保健食谱

1.羊肉肉桂汤：将6克肉桂放在500克左右的羊肉中炖熟。无论吃肉还是喝汤，都可以起到温中健胃，暖腰膝，治腹冷、气胀的作用。

2.肉桂粉：肉桂3克。研细末。1日2次，温水送服。可治疗胃气胀、胃寒痛。将肉桂皮粉末加入菜中烹调，有助于控制血糖和胆固醇。

3.肉桂红糖茶：肉桂3～6克，红糖12克。水煎去渣。分2次温服。可治疗妇女产后腹痛，在月经期前用3克桂皮、9克山楂肉、30克红糖、适量水煎煮3～5分钟，分2次服下，可治疗月经来潮时腹胀痛。

4.肉桂附子鸡蛋汤：肉桂3克，附子9克，鸡蛋1个。水煎肉桂、附子，去渣后打入鸡蛋，熟后食蛋饮汁。1日2次。可治疗白带过多。

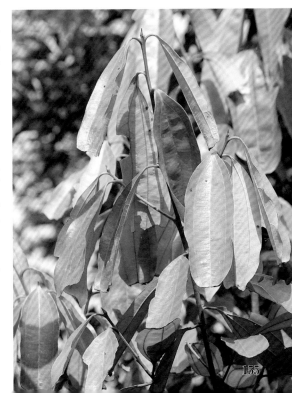

155

干姜

别名　白姜、均姜、干生姜。

来源　为姜科植物姜的干燥根茎。

性味归经　辛，热。归脾、胃、心、肺经。

功效主治　温中散寒，回阳通脉，温肺化饮。主治心腹冷痛，吐泻，肢冷脉微，寒冷喘咳，风寒湿痹，阳虚吐血、衄血、下血。

宜忌人群　适于体内有寒之人。阴虚内热、血热妄行者禁服；孕妇慎服。

食用注意　干姜属辛温食品，只能在体内有寒症情况下服用，但是不能用太多，以免破血伤阴。如果同时有喉痛、喉干、大便干燥等症状时，建议不要用干姜，以免加重症状。

保健食谱

　　干姜鱼白汤：雄鲤鱼500克，干姜、枸杞各10克，盐、料酒、味精适量。取雄鲤鱼肚内之鱼白（即雄鱼腹中白色果冻样物质，是雄鱼的精囊腺），与干姜、枸杞子同煎；加入适量水煮开；加入料酒、盐、味精适量调味即成。空腹服用，连服5日。此药膳可治疗由于肾阳虚衰引起的阳痿、畏寒肢冷、腰痛、腰膝酸软、倦怠等。

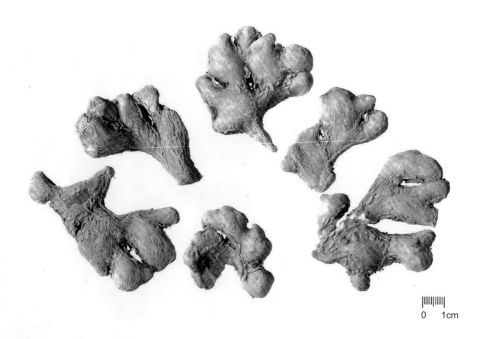

0　　1cm

花椒

别名 川椒、蜀椒、秦椒、大椒、南椒、巴椒、红花椒、红椒。

来源 为芸香科植物花椒的干燥成熟果皮。

性味归经 辛，温，小毒。归脾、胃、肾经。

功效主治 温中止痛，除湿止泻，杀虫止痒。主治脘腹冷痛、寒湿泻痢、风寒痹痛、虫积腹痛；外治湿疹、阴痒。

宜忌人群 一般人群均能食用。阴虚火旺者、孕妇忌食；女性月经期不宜食用。

食用注意 过多食用花椒易消耗肠道水分造成便秘。炸花椒油时油温不宜过高。花椒中毒表现为恶心、呕吐、口干、头晕，严重时出现抽搐、谵语、昏迷、呼吸困难，最后呼吸衰竭而死。

保健食谱

1. 椒醋粥：花椒3克，食醋适量，大米100克。将花椒研为细末备用。大米淘净，加清水适量煮粥，待熟时调入花椒粉、食醋，服食。每日1剂，连续3～5日。可杀虫止痛。适用于虫积腹痛等症的食疗。

2. 莴苣椒面粥：莴苣50克，川椒粉2克，大米100克，调味品适量。将莴苣洗净，切细；川椒研为细末备用；大米淘净，加清水适量煮粥，待熟时调入莴苣、川椒粉及调味品等，再煮一二沸即成。每日1剂，连续7～10日。可美齿护肤。适用于牙齿发黄、牙齿不坚的食疗。

3. 椒面粥：川椒5克，白面粉100克，生姜3片。将生姜切细；川椒研为细末，每取适量，同面粉、生姜拌匀，调入水中煮为粥糊服食。每日1剂，连服3～5日。可温中散寒、和胃止痛。适用于脾胃虚寒，脘腹冷痛，胃寒呃逆或呕吐，肠鸣腹泻，遇寒尤剧，虫积腹痛等症的食疗。

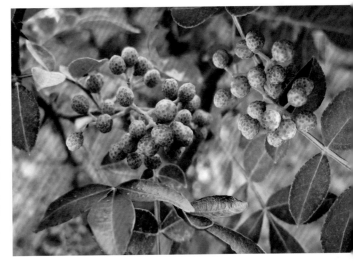

荜茇

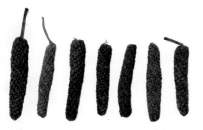

别名　荜拔、鼠尾。

来源　为胡椒科植物荜茇的干燥近成熟或成熟果穗。

性味归经　辛，热。归胃、大肠经。

功效主治　温中散寒，下气止痛。主治脘腹冷痛、呕吐、泄泻、偏头痛；外治牙痛。

宜忌人群　荜茇味辛、性热，故实热郁火、阴虚火旺者忌服。

食用注意

（1）荜茇多服走泄真气，令人肠虚下重。

（2）荜茇辛热耗散，能动脾肺之火，多用令人目昏，食疗尤不宜之。

保健食谱

1.荜茇砂仁炖鲫鱼：鲫鱼1500克，荜茇10克，砂仁10克，陈皮10克，大蒜15克，胡椒2克，大葱15克，酱油、盐适量。将鲫鱼去鳞、鳃和内脏，洗净；在鲫鱼腹内装入洗净的陈皮、砂仁、荜茇、大蒜、胡椒、葱，并涂抹食盐、酱油；在锅内将花生油烧沸；将鲫鱼放入锅内煎到两面焦黄，再加适量水；用文火炖煮二十分钟即可。

2.羊脏羹：羊肝150克，羊肚200克，羊心200克，羊肺200克，羊腰子100克，荜茇50克，陈皮10克，草果3克，豆豉150克，猪油（炼制）、胡椒粉、大葱、姜、盐适量。将羊杂沥去血水后洗净，切成2厘米见方的块（羊肚不切）；将荜茇、草果、陈皮、胡椒粉、葱、姜、豆豉一同装入纱布袋中，扎好袋口；药袋与羊杂一起纳入羊肚内，并用线缝好，置于锅中；加入适量清水、猪油、盐，用武火煮沸后，再改用文火炖熟；将羊肚取出，拆去线，取出药包，并将羊肚切成块。

3.荜茇烧黄鱼：大黄鱼500克，荜茇10克，砂仁10克，陈皮10克，胡椒、大葱、盐、酱油、植物油适量。将鱼宰杀洗净；把荜茇、砂仁、陈皮、胡椒装入鱼腹；并放入葱、盐、酱油各适量；锅放油烧热，下鱼煎熟，加水适量，炖熟即可。

山柰

别名 沙姜、三柰、山辣。

来源 为姜科植物山柰的干燥根茎。

性味归经 辛，温。归胃经。

功效主治 行气温中，消食，止痛。主治胸膈胀满、脘腹冷痛、饮食不消。

宜忌人群 适宜胃寒、心腹冷痛、肠鸣腹泻、纳谷不香、不思饮食或停食不化之人食用。阴虚血亏及胃有郁火者禁服。

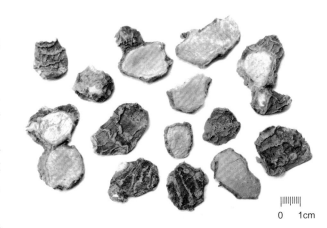

0   1cm

食用注意 食用应适量，过量服用伤元气。

保健食谱

1.山柰猪蹄：猪蹄500克，生姜4片，山柰50克，熟白芝麻1茶匙，白糖半茶匙，生抽2汤，高汤2汤匙，油1茶匙。猪蹄洗净，剁小块；生姜去皮，切片；在冷水锅中放入猪蹄，不盖锅盖，大火煮滚后转中小火继续煮10分钟左右，或至猪蹄吐净血水；捞出吐净血水的猪蹄冲洗干净；把猪蹄连同生姜片放入高压锅，并加入能没过猪蹄的清水，盖上高压锅的盖子，大火煮至高压锅上汽后转小火继续煮10分钟；煮猪蹄的过程中，将山柰去皮切碎；猪蹄煮好后，待高压锅落汽后打开锅盖，将猪蹄捞出投入放有冰块的凉水中浸凉；浸泡猪蹄的过程中，烧热小锅，放入适量的油，放入山柰爆香；山柰爆香后，往锅中调入适量的生抽、白糖和高汤；锅中的酱汁煮滚后关火，稍许放凉，并撒上熟白芝麻；猪蹄浸凉后，捞出沥干水分，码放在深盘中；将放凉的酱汁淋在猪蹄上即可。

2.山柰牛肉：牛胸肉500克，铁棍山药2根，杭椒2个，山柰1块，葱、香叶、八角、老抽、油、冰糖、红酒、盐适量。牛胸肉洗净，切小块，入水中焯过，沥水；山柰尽量切小薄片；葱切段；铁棍山药去皮，洗净后切小段（放在清水中泡着防止氧化）；炒锅入油，放入冰糖，待其溶化后，放入牛胸肉块翻炒上色；再放入葱段、山柰片等香料，倒入一点老抽翻匀；喷入一点红酒，加开水漫过肉身，大火煮滚后转小火煮至少一个半小时；待其熟烂后放入山药段和少量盐，炖至山药酥烂即可收汁起锅；装盘后撒入杭椒碎。

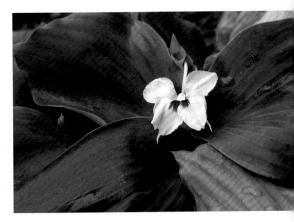

高良姜

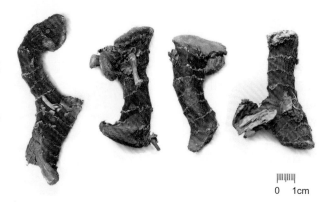

别名 风姜、小良姜、高凉姜、良姜、蛮姜、佛手根、海良姜。

来源 为姜科植物高良姜的干燥根茎。

性味归经 辛，热。归脾、胃经。

功效主治 温胃散寒，消食，理气止痛。主治胃寒呕泻、嗳气、消化不良、消积食滞、脘腹冷痛等。

宜忌人群 阴虚有热者禁服；胃热者忌服。

保健食谱

1.高良姜粥：高良姜15克，粳米100克。高良姜切片，加水2000毫升煎至1500毫升，去渣加入粳米煮粥。空腹吃。温胃散寒止痛。用于老人冷气、胃脘部冷痛的食疗。

2.高良姜猪脊骨粥：高良姜10克，薏苡仁30克，生姜10片，杜仲10克，桑寄生20克，水煎去渣；再加入猪脊骨250克、大米120克，煮粥调味服。主要用于寒湿型腰肌劳损的食疗，症见腰痛，阴雨天受凉或劳累后加重，喜暖畏寒，重着乏力，不能直立，活动欠佳，苔白滑，脉弦细。

3.僵蚕高良姜茶：白僵蚕（去丝、嘴）、高良姜等份。共研细末，混匀。每次取10~15克，加入茶叶末6克，置保温瓶中，用沸开水适量冲泡，闷30分钟后，分2~3次代茶饮。每日1~2剂。具有祛风散寒、化痰止痛的功效。非风寒所致者不宜用。

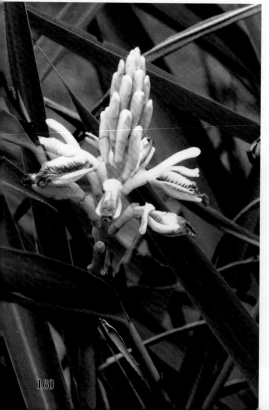

胡椒

别名　川黑、浮椒、玉椒。

来源　为胡椒科植物胡椒的干燥近成熟或成熟果实。

性味归经　辛，热。归胃、脾、肾、肝、肺、大肠经。

功效主治　温中散气，醒脾开胃。主治寒痰食积、呕吐清水、反胃等病症。

宜忌人群　一般人群均可食用。尤其适宜胃寒反胃、呕吐清水、心腹冷痛、泄泻冷痢、食欲不振、慢性胃炎、胃内停水者以及感受风寒或遭受雨淋之人服食。凡阴虚有火、内热素盛、干燥综合征、糖尿病以及咳嗽、吐血，咽喉、口齿、目疾和痔疮患者忌食；胃及十二指肠溃疡患者与高血压患者也不宜食用胡椒。

食用注意

（1）胡椒与鱼、肉、鳖、蕈诸物同食，可防食物中毒。

（2）黑胡椒口感比白胡椒更辣，可以用来去腥，多用于烹调肉类、海鲜等；而白胡椒由于少了黑胡椒的辣味，多了些香气，所以更适合与素菜搭配，在做汤类、面类食物时较多使用。白胡椒药用价值大。

保健食谱

1.白胡椒猪肚汤：猪肚1个，生姜20克，盐、白胡椒适量。生姜切片；猪肚用清水冲洗干净，加料酒浸泡10分钟去味；将料酒倒掉后加盐搓揉，加入淀粉反复搓洗；锅中加水煮沸，将洗净的猪肚放入沸水中焯一下去味；将白胡椒粒及姜片放入猪肚中，再将猪肚放入汤锅中，加水，大火烧开后转小火慢炖2小时至汤呈奶白色；关火后捞出猪肚，微凉后切条，放入汤锅中再次开小火慢炖15分钟；加盐调味后关火即可盛出食用。健脾开胃，暖胃养胃。尤其对气血虚损者有很好的食补作用。孕妇及阳盛内热者、阴虚火旺体质者不宜食用。

2.黑胡椒牛排：牛排250克，水淀粉、黑胡椒粉、酱油、白糖、鸡精、盐、油各适量。先把牛排切成薄片，然后加入水淀粉、黑胡椒粉、酱油、白糖、鸡精和盐腌制15分钟左右；在煎盘里倒入适量的油，放入微波炉里加热2分钟；然后将牛排放在盘里，放入微波炉里加热4分钟即可食用。经常食用可以散寒止痛、温中理气。

3.胡椒牛肉汤：牛肉500克，胡椒、八角、盐、味精适量。牛肉去筋膜，洗净，切成大块；胡椒、八角洗净，与牛肉一起放入锅内，加清水适量，用武火煮沸后再用文火煲2小时；加入盐、味精即可。温中散寒、理气和胃。适用于寒滞脾胃，症见脘腹冷痛、食少呕吐或形寒肢冷、食入不化等；亦可用于胃溃疡、十二指肠溃疡、胃炎呕吐等属寒滞脾胃者。

4.胡椒良姜猪肚汤：猪肚1个，高良姜、胡椒、盐适量。猪肚去脂膜，搓洗干净；高良姜切细片；胡椒研碎；将胡椒、高良姜纳入猪肚内，扎紧两端，入锅，加清水适量，先用武火煮沸后再用文火炖至烂熟；加入盐调味即可。适用于胃脘闷胀、隐痛。呕吐宿食，食欲不振的人。

陈皮

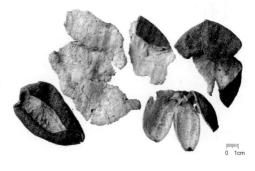

0 1cm

别名 橘皮、广陈皮、贵老、黄橘皮、红皮。

来源 为芸香科植物橘及其栽培变种的成熟果皮。

性味归经 辛、苦，温。归脾、肺经。

功效主治 理气健脾，燥湿化痰。主治胸脘胀满、食少吐泻、咳嗽痰多；亦解鱼、蟹毒。

宜忌人群 适宜脾胃气滞、脘腹胀满、消化不良、食欲不振、咳嗽多痰之人食用；也适宜预防高血压、心肌梗死、脂肪肝、急性乳腺炎者食用。气虚及阴虚燥咳者不宜服用；吐血者慎服。

食用注意

（1）陈皮茶性味偏温，伴有口苦等"上火"症状者，以及阴虚火旺者不宜饮用。

（2）泡药茶时，千万不可把鲜橘皮当陈皮。这是因为，鲜橘皮不仅不具备陈皮的药用功效，而且表面可能还残留农药和保鲜剂。

（3）陈皮不宜与半夏、天南星同用；不宜与温热药同用。

保健食谱

1.陈皮冬瓜老鸭汤：陈皮少许，冬瓜500克，薏米50克，老鸭半只，生姜少许，食盐少许。把老鸭去脏杂、尾部，切块；陈皮、薏米浸泡2小时；冬瓜带皮，切较厚的块；生姜切片；把老鸭、陈皮、薏米、生姜放入瓦煲，加清水没过，大火滚沸后改小火滚约1.5小时，调入食盐即可食。

2.陈皮排骨：净肉排骨10条（每条长约7厘米），陈皮1小块，精盐5克，味精3克，鸡粉4克，白酒3克，麻油3克，葱1条，生姜1片，胡椒粉0.1克，白糖2克，锡箔纸10小张，生油适量。先将陈皮用水浸软，用刀剁碎待用；排骨装在大碗中，把已剁碎的陈皮连浸泡的水倒入排骨内，再放入精盐、味精，用手搅拌均匀；再加入白酒、鸡粉、葱、胡椒粉、生姜片，再搅拌均匀；腌制30分钟（也可放入冰箱保鲜）待用，把锡箔纸剪成每张10厘米×10厘米大；再把已腌制好的排骨加入麻油拌匀；把每条排骨分别放在锡箔纸上，然后包成条状待用；将锅洗净烧热，放入生油烧热，待油温约180℃时，将已包好的排骨放入锅内炸，用慢火炸8分钟即熟；捞起，分别放在盘上即成。

3.秘制陈皮鸡翅：鸡翅500克，盐、料酒、胡椒粉、葱、姜、辣椒、陈皮、冰糖、枸杞（泡软）、油各适量。鸡翅用盐、料酒、胡椒粉腌制10分钟；锅内倒入油，将鸡翅炸至金黄色后捞出；然后在锅中放入葱、姜、辣椒炒香；放入炸好的鸡翅、陈皮、冰糖，开水炖5分钟；然后加入泡软的枸杞再煮1分钟即可食用。

4.陈皮香蕉粥：大米100克，陈皮5克，香蕉1根，冰糖少许。大米洗净、加水，陈皮切碎，一同放入锅中，大火煮开后转小火煮至黏稠；放入冰糖；冰糖溶化后放入香蕉，稍煮一下即可。

薤白

别名 野蒜、小独蒜、山薤、薤、野白头、莜子、野薤、贼蒜、薤根、薤白头、菖子。

来源 为百合科植物小根蒜或薤的干燥鳞茎。

性味归经 辛、苦，温。归肺、心、胃、大肠经。

功效主治 理气宽胸，通阳散结。主治胸痹心痛彻背、脘痞不舒、干呕、泻痢后重、疮疖。

宜忌人群 气虚者慎用。

食用注意 阴虚发热的患者不宜食。

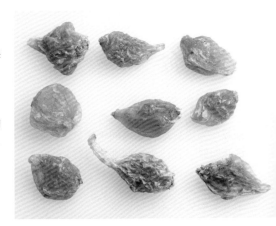

保健食谱

1.薤白煎鸡蛋：鲜薤白100克，鸡蛋3枚，猪油。将薤白洗净，切细；鸡蛋打入碗内，放盐，用竹筷抽打起泡；把平底锅烧热，放入猪油，油热后倒入鸡蛋液，撒上薤白细末，煎至焦黄即成。具有辛香开胃、宽胸除痹的功效。可用于治疗胸痹心痛。

2.薤白粥：薤白25克，粳米100克，油、盐适量。将薤白、粳米洗净，入锅煮粥；煮熟后加油、盐调味食用。具有宽胸、通阳、行气、止痛的功效。适宜胸闷不舒者食用；亦可用于治疗老年人慢性肠炎、菌痢。

3.腌薤白：薤白30克，白砂糖60克。将薤白剥去皮，加水适量，捣烂如泥，放入砂锅内，与白砂糖熬成膏状。具有止咳平喘的功效。可防治急性上呼吸道感染引起的咳嗽、哮喘。

4.糖醋薤白：薤白500克，白糖、白醋各适量。将薤白洗净，晾干水，置入密封的容器中，加入白糖、白醋，浸泡10日以后可食用。糖醋薤白酸甜可口，具有开胃、健脾醒酒、帮助消化的作用。适宜于食欲不振、纳呆食少、消化不良引起的脘腹饱胀等病症。

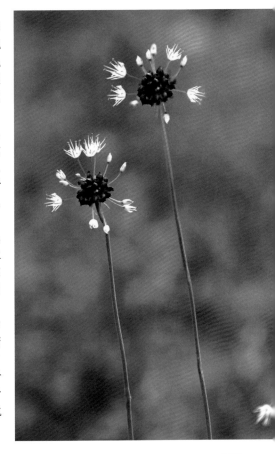

第十一章 消食药

鸡内金

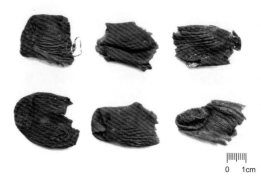

别名 鸡肫皮、鸡黄皮、鸡食皮、鸡合子、鸡中金、化石胆、化骨胆。

来源 为雉科动物家鸡的干燥砂囊内膜。

性味归经 甘，平。归脾、胃经。

功效主治 消积滞，健脾胃。主治食积胀满、呕吐反胃、泻痢、疳积、消渴、遗溺、喉痹乳蛾、牙疳口疮。

宜忌人群 孕妇不宜长期服用。

|||||| 0 1cm

食用注意 无禁忌。生鸡内金有化积消石的作用；炒鸡内金（一般是用醋炒），偏于消食化积，治疗消化不良。

保健食谱

1.鸡内金粥：鸡内金5克，大米50克。将鸡内金择净，研为细末备用；取大米淘净，放入锅内，加清水适量煮粥；待沸后调入鸡内金末，煮至粥成即可服食。每日1剂，连续3～5日。健胃消食，固精止遗。适用于消化不良、食积不化、小儿疳积、遗尿、遗精及泌尿系结石等。

2.砂仁鸡内金橘皮粥：鸡内金、干橘皮各5克，砂仁3克，粳米60克，白糖适量。将鸡内金、砂仁、干橘皮共研成细末，等到粳米粥快熟时加入锅中；煮到粥熟烂时离火，调入白糖即成。每日1剂，连用7～10日。消食导滞。主治小儿疳积、胃纳减少、恶心呕吐、消化不良、烦躁哭闹等病症。

3.红枣益脾糕：红枣30克，白术、鸡内金各10克，干姜1克，面粉500克，白糖300克，发面、碱水各适量。将红枣、白术、鸡内金、干姜水煎取汁；加入面粉、白糖、发面等，揉成面团；待发酵后，加入碱水，试好酸碱度，做成糕坯，上笼蒸熟。每日1次，作早餐食用。可益脾健脾消食。适用于食欲不振、食后腹痛、肠鸣腹泻等。

4.益脾饼：红枣250克，白术30克，鸡内金15克，面粉500克，干姜6克，食盐、植物油适量。鸡内金研为细粉，将白术、干姜用布包，同红枣一齐煮约1小时；去除枣核，将枣肉压成泥，同面粉、鸡内金粉、食盐放入盆内，加入药汁适量，揉成面团；分为若干小团，做成薄饼，放入油锅中烙熟服食。可健脾消积。适用于脾胃亏虚、饮食积滞、纳差、食少、食后腹胀、腹痛等。

莱菔子

别名 萝卜子、萝白子、菜头子。
来源 为十字花科植物萝卜的成熟
种子。
性味归经 辛、甘，平。归肺、胃经。
功效主治 消食除胀，降气化痰。
主治咳嗽痰喘、食积气滞、胸闷腹
胀、下痢后重。
宜忌人群 该品辛散耗气，故气虚
无食积、痰滞者慎用。

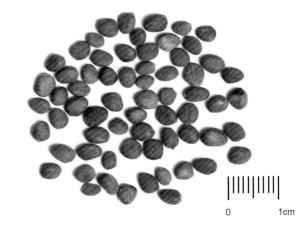

食用注意 不宜与人参同用。

保健食谱

　　1.莱菔子粳米粥：莱菔子10克，粳米50克。将莱菔子研细末，与粳米同煮为粥。
莱菔子有祛痰作用，此粥用于咳喘伴痰多者。此粥化痰平喘，行气消食。适用于老年慢
性气管炎、肺气肿。
　　2.双子饮：莱菔子、决明子各15克。用开水冲泡，代茶饮。降气活血。适用于高血
压患者食疗。
　　3.三七三子粥：三七5克，紫苏子、白芥子、莱菔子各10克，粳米100克，冰糖适
量。将诸药洗净后放入锅中，加清水适量，浸泡10分钟后水煎取汁；加入粳米煮粥；
最后加入冰糖调味即可食用。具有除痰化瘀的功效。

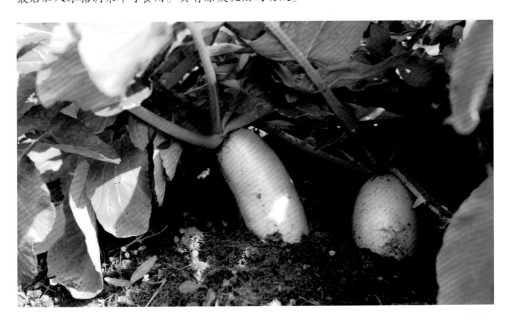

山楂

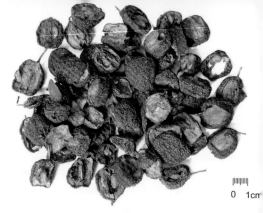

别名 山里果、山里红。

来源 为蔷薇科植物山里红或山楂的干燥成熟果实。

性味归经 酸、甘，微温。归脾、胃、肝经。

功效主治 消食积，散瘀血，驱绦虫。主治肉食积滞、小儿乳食停滞。

宜忌人群 一般人均可食用。胃酸过多、消化性溃疡和龋齿者不宜服用；服用滋补药品期间忌用；脾胃虚弱者慎服；孕妇不宜服用。

食用注意 不宜空腹食用，最好将山楂煮熟后再吃，尤其是胃肠功能弱的人更应该注意。

保健食谱

1. 山楂酒：将山楂干洗净，去核，切碎，装入带塞的大瓶中，加入白酒，塞紧瓶口，浸泡7～10日后饮用。浸泡期间每日摇荡1～2次。每次15毫升。有健脾、通经的功效。适用于妇女痛经，并可促进身材和皮肤健美。

2. 山楂果茶：新鲜山楂适量，胡萝卜1根，冰糖适量。新鲜山楂洗干净后放在锅里煮，煮到山楂外皮破裂，将山楂捞出，去蒂去核；胡萝卜洗干净后去皮，切成菱形的小块，也放入锅里煮熟；煮好的胡萝卜和山楂分次放入搅拌机，加入适量的清

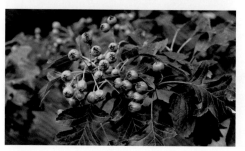

水，搅拌成山楂泥和胡萝卜泥；两种果泥混合后加入适量清水和冰糖，用大火烧开后再转小火煮10分钟左右（煮的过程中要用勺子不停地搅拌）；煮好后冷却，再过滤掉大颗粒果泥即可。

3. 山楂双耳汤：银耳10克，黑木耳10克，山楂20克，冰糖30克。首先把事先泡好的黑木耳和银耳洗去渣滓，择净；然后把黑木耳、银耳、山楂放进砂锅里，再在砂锅中加入500克清水，接下来用中火煮约20分钟；20分钟之后，加入冰糖，然后搅拌均匀；当冰糖完全化开就可以出锅了。长期食用能降压。脾胃虚寒、容易腹泻的人慎用。

4. 山楂银耳杏仁汤：水发银耳50克，杏仁25克，山楂30克，枸杞20颗，盐、白砂糖、蜂蜜各适量。水发银耳洗净，撕成小朵；杏仁、枸杞分别洗净；山楂洗净，去子，切片；砂锅中倒入适量冷水，放入银耳、枸杞，中火烧开；加入杏仁、山楂片、盐、白砂糖，大火煮2分钟；盛入碗中，加入蜂蜜调味即可。

5. 山楂粥：山楂30～40克，粳米100克，砂糖10克。先将山楂放入砂锅煎取浓汁，去渣，然后加入粳米、砂糖煮粥。可在两餐之间当点心服食。不宜空腹食，以7～10日为1个疗程。健脾胃，消食积，散瘀血。适用于高血压、冠心病、心绞痛、高脂血症以及食积停滞、腹痛、腹泻、小儿乳食不消等。

麦芽

别名　大麦芽、大麦糵、麦糵。

来源　为禾本科植物大麦的成熟果实经发芽干燥的炮制加工品。将麦粒用水浸泡后，保持适宜温度、湿度，待幼芽长至约5毫米时，晒干或低温干燥。

性味归经　甘，平。归脾、胃、肝经。

功效主治　行气消食，健脾开胃，回乳。主治食积不消、脘腹胀痛、脾虚食少、乳汁郁积、乳房胀痛、妇女断乳。

宜忌人群　一般人群均可食用。哺乳期妇女不宜使用。

食用注意　生麦芽偏于回乳，炒麦芽偏于消食。

保健食谱

　　1.益气清心茶：山楂15克，生麦芽30克，太子参15克，淡竹叶10克。将山楂、生麦芽、太子参、淡竹叶洗净，用水煮沸，浸泡15分钟即成。代茶饮，随意饮用。有益气清心、健脾消滞的功效。

　　2.降脂茶：麦芽40克，山楂50克，丹参30克，延胡索15克，菊花15克，红花15克。每日1副，水煎。早、晚各服1次。有活血降脂的效果。

　　3.麦芽散：麦芽200克，神曲150克，山楂50克，甘草50克。诸药共研成细末，每次5克，小儿每次2克，每日3次。可助消化，经常服用可以治疗食积。

　　4.麦芽茶：生麦芽100～200克。用水煎煮后，分3～4次服用。连续5日。有回乳作用，可用于溢乳症的食疗。

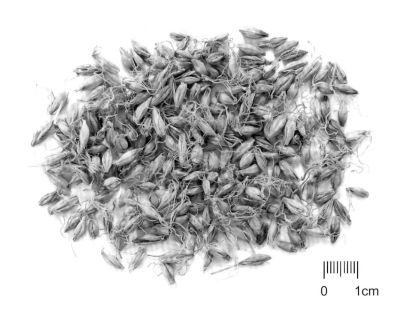

0　　　1cm

荷叶

别名　莲叶。

来源　为睡莲科植物莲的干燥叶。夏、秋二季采收，晒至七八成干时，除去叶柄，折成半圆形或折扇形，干燥。

性味归经　苦、涩，平。归心、肝、脾经。

功效主治　清暑利湿，升发清阳，止血。主治暑湿泄泻、眩晕、水气浮肿、雷头风、吐血、衄血、崩漏、便血、产后血晕。

宜忌人群　一般人群均可食用。体瘦、气血虚弱者慎服。

食用注意　荷叶经过蜜制能增强润肺止咳的作用，故肺燥咳嗽者多用蜜制荷叶。

保健食谱

1. 荷叶米粉鸡：童子鸡750克，糯米粉100克，鲜荷叶50克，酱油25克，甜面酱15克，黄酒10克，白砂糖1克，盐2克，大葱5克，姜3克，香油10克。将鲜荷叶洗净泡透，剪成12片边长为20厘米的方形叶片备用；大葱、姜均洗净，切丝；将童子鸡剔骨后洗净，切成大小均匀的12块，加入葱丝、姜丝、酱油、甜面酱、白砂糖、黄酒、盐拌匀，腌10分钟；然后放入糯米粉、清汤、香油搅匀备用；将荷叶铺在案板上，每张上放1块童子鸡肉和糯米粉，包好；包时先把一个角折进去，再连荷叶带肉一起卷，卷到最后，将两边角叠进去，再把留下的一角叠起来夹在中间，头露在外面，照此将12块鸡肉逐块包好；入笼置旺火上蒸1.5小时至熟烂；取出摆在另一个盘内即成。

2. 荷叶排骨：猪小排370克，荷叶2大张，盐3小匙，酒3大匙，酒酿3大匙，蒸肉粉1饭碗，甜面酱2大匙，辣豆瓣酱1大匙，砂糖1小匙，糖少许，花生油1小匙，酱油。猪小排剁成10厘米长的段，用盐、酱油、酒拌腌3个小时；荷叶除去硬梗，分成6小张，用沸水浸软备用；将蒸肉粉、辣豆瓣酱、甜面酱、砂糖、糖、花生油混合拌匀；再放入腌好的猪小排，整块蘸满调料，备用；1张荷叶包1段猪小排，包好后置于盘中，入笼用大火蒸2～3小时；蒸熟后取出，趁热食用。

3. 荷叶乳鸽：乳鸽1只，荷叶适量。乳鸽去内脏，去毛，洗净，加入调料，用荷叶包裹上笼蒸熟后食之。对肝病引起的头晕乏力、心烦失眠、口鼻干燥、体质过弱者均有较佳疗效。

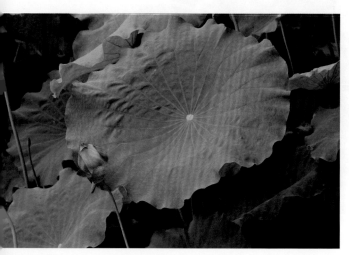

槐花

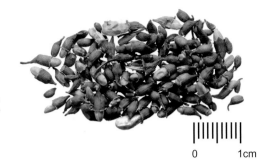

0   1cm

别名 白槐、槐米、槐花米、槐籽。

来源 为豆科植物槐的干燥花蕾及花。夏季花未开放时采收其花蕾，称为"槐米"；花开放时采收，称为"槐花"。

性味归经 苦，凉。归肝、大肠经。

功效主治 清热，凉血，止血。主治肠风便血、痔血、尿血、血淋、崩漏、衄血、赤白痢下、风热目赤、痈疽疮毒；并用于预防中风。

宜忌人群 一般人群均可食用。槐花性寒凉，阳气不足、脾胃虚寒者慎食；孕妇不宜食用。

⬤食用注意⬤ 槐花入药，用来止血多炒炭用；清热泻火宜生用。

▌保健食谱▐

1. 槐花酒：槐花100克，白酒750毫升，白糖适量。摘取即将开放的槐花蕾，装入纱布中，与白酒同装入容器内，加入适量白糖，密封，2个月后即可饮用。每次饮用30～50毫升，每日1次。此酒甘醇清香，具有降低血压、预防中风、健胃消食、消除疲劳的功效。适用于老年人心血管疾患及脾虚纳呆、体倦欲寐、形体肥胖等病症。

2. 槐花饮：陈槐花10克，粳米30克，红糖适量。先煮粳米取米汤，再将槐花研面调入米汤中，加红糖适量调服。口味清香甘甜，有凉血止血、清肝降火的功效。适用于风热内扰引起的便血、目赤等病症。

3. 菊槐茶：菊花、槐花、绿茶各3克。菊花、槐花洗净，沥干水，与绿茶同放入杯中，用开水沏泡片刻，然后饮用。此茶清香芬芳，具有清肝疏风、降火明目、止渴除烦的功效。对于辅助治疗高血压有一定效果，还适用于目赤、眼目昏花、消渴、烦热等病症。

4. 粉蒸槐花：槐花350克，鸡蛋2个，小米面、食盐、味精适量。将槐花洗净，加入小米面、鸡蛋、食盐、味精拌匀，做成团状；然后将花团放到笼屉中蒸3～5分钟，出笼即可。口感鲜香、滑嫩。既可以食疗保健，也可以用于防治因毛细血管脆性过大、渗透性过高引起的出血。

5. 槐花藕节粥：粳米60克，槐花20克，藕节12克，栀子12克，生石膏20克，白砂糖适量。将槐花、藕节、栀子、生石膏放入砂锅里，加入适量清水，煎煮后取药汁留用；将淘洗干净的粳米加入药汁中，加入适量水煮至成粥；加少许白糖调味即可。此粥具有清热泻火、消肿止痛之功效。适用于牙龈红肿疼痛、出血、烦渴多饮。

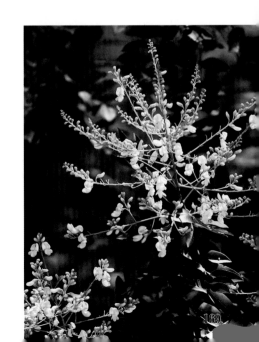

当归

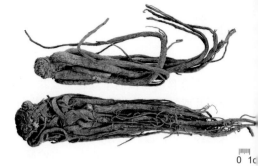

别名 干归、西当归、岷当归、金当归。

来源 为伞形科植物当归的根。

性味归经 甘、辛、苦，温。归肝、心、脾经。

功效主治 补血活血，调经止痛，润肠通便。用于血虚萎黄、眩晕心悸、月经不调、经闭痛经、虚寒腹痛、肠燥便秘、风湿痹痛、跌扑损伤、痈疽疮疡。

宜忌人群 一般人群都可食用。湿阻中满及大便溏泻者慎服。

食用注意 服用要适量，过量服用会出现疲倦、嗜睡等反应，停药后可消失。

保健食谱

1. 当归补血汤：红蟹2只，当归10克，黄芪50克，枸杞50克，杜仲50克，黑枣100克，米酒250克，清水适量。红蟹洗净，起壳，去鳃，切块备用；将切好的红蟹放入锅内，加入当归、黄芪、枸杞、杜仲、黑枣及适量清水，再加入米酒，用文火焖煮约1小时即可。适用于气血不足引起的少气懒言、面色无华、倦怠乏力等症。

2. 当归土鸡汤：土鸡1只，当归10克，花生仁、红枣、黑木耳、姜片、盐、胡椒、鸡精适量。土鸡切块；锅内加水烧开，倒入鸡块焯水后捞起；将焯好水的鸡块放入炖锅中，加入水、花生仁、红枣、黑木耳、姜片一起炖1.5小时；食用时加入盐、胡椒、鸡精调味即可。

3. 生姜当归羊肉粥：生姜20克，当归15克，羊肉100克，粳米250克，黄酒2小匙，精盐1/2小匙，味精1/3小匙，鸡油1大匙，葱10克，胡椒粉3/5小匙。将粳米、生姜、葱、黄酒、羊肉、当归同放入锅内，加入清水800克，置旺火上烧沸后再用小火炖煮50分钟；加入精盐、味精、胡椒粉、鸡油搅匀即成。

4. 牛筋汤：牛筋100克，当归50克，姜、葱、盐各适量。当归、姜、葱洗净；姜切片；葱切段；牛筋洗净，切块；诸料放进锅内，加入适量清水，用大火煮沸后改用小火煮1小时；放入盐调味即成。

5. 当归酒：当归250克，黄酒1升。将当归捣成粗末，用白纱布袋盛之，置于净器中，加入黄酒浸泡，封口；5日后开封，去掉药袋，过滤去渣即可饮用。

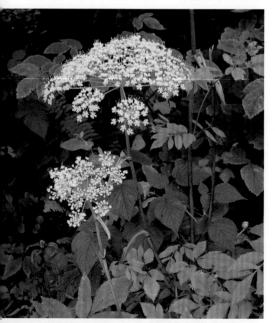

桃仁

别名 脱桃仁、大桃仁、桃实。

来源 为蔷薇科植物桃或山桃的干燥成熟种子。

性味归经 苦、甘，平。归心、肝、大肠经。

功效主治 破血行瘀，润燥滑肠。主治经闭、癥瘕、热病蓄血、风痹、疟疾、跌打损伤、瘀血肿痛、血燥便秘。

宜忌人群 一般人群均可食用。平素月经过多者及孕妇忌用。

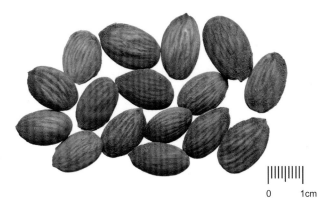

0   1cm

食用注意 新鲜桃仁含有苦杏仁素，毒性较强，不可直接食用，多量可致死。处理方法如下：先用开水浸泡20～30分钟后去皮，再用清水浸泡30小时以上，中间要多次换水，至无黏液浸出时，放入开水锅内煮开10分钟。

保健食谱

1.桃仁红花粥：桃仁10克，红花6克，粳米50克，红糖适量。将桃仁捣烂如泥，与红花同放入锅中，加入清水适量煎煮；去渣，加入淘净的粳米同煮成粥；加入红糖调味即可。能够活血祛瘀、通经止痛。适用于气滞血瘀引起的闭经、月经不调等。经前食用。每日1剂，1次吃完，连用3～5日。

2.桃仁煲墨鱼：桃仁10克，墨鱼200克，生姜3片，食盐、生油各适量。桃仁洗净，稍浸泡；墨鱼洗净，切片；诸料一起与生姜放进瓦煲内，加入清水适量，武火煮沸后改文火煲1.5小时；放入适量食盐与生油便可。食墨鱼饮汤，每周1～2次。有活血祛瘀、滋阴养血的功效。民间用以治疗妇女气滞经闭。

3.枸杞桃仁鸡丁：枸杞90克，桃仁150克，鸡肉500克，食盐20克，味精2克，白砂糖20克，胡椒粉4克，鸡汤150克，芝麻油20克，干淀粉15克，葱、姜、蒜各20克。将枸杞去杂质，洗净；桃仁用开水泡后去皮，洗净待用；将鸡肉切成边长1厘米的方形鸡丁；用食盐、味精、白砂糖、胡椒粉、鸡汤、芝麻油、干淀粉兑成滋汁待用；取锅置火上，烧热后加油烧至五成热时，放入鸡丁，快速滑炒，取出倒入漏勺内沥油；锅再置火上，放热油50克，放入姜、葱、蒜煸炒；再投入鸡丁，倒入滋汁翻炒；并投入枸杞与桃仁同炒，炒匀后装盆即成。经常食用有补肾壮阳、双补气血、明目健身之功用。适用于治疗咳嗽气喘、眩晕耳鸣、神疲乏力、面白无华、尿频、阳痿、早泄等病症。

4.清润桃仁粥：桃仁30克，粳米100克，红糖少许，清水适量。将桃仁去皮，加水磨成浆；粳米淘洗干净；锅置火上，放入清水、粳米、桃仁浆，用旺火煮沸后改用小火煮约20分钟；加入红糖调味即成。有活血调经、祛瘀止痛的功效。可用于妇女产后恶露不净、腹痛等症的食疗。

小蓟

别名 青青草、蓟蓟草、刺狗牙、刺蓟。

来源 为菊科植物刺儿菜的地上部分。花开时采割，鲜用或晒干。

性味归经 甘，凉。归肝、心经。

功效主治 凉血，祛瘀，止血。主治吐血、衄血、尿血、血淋、便血、血崩、急性传染性肝炎、创伤出血、疔疮、痈毒。

宜忌人群 一般人均可食用。脾胃虚寒而无瘀滞者忌服；气虚者不宜食用。

食用注意 小蓟炒食最好不用铁锅。

保健食谱

1.小蓟锅巴茶：小蓟炭30克，糯米锅巴50克。将以上2味共加水煎汤，取汁。代茶饮用，每日1剂。能够凉血止血。适用于功能性子宫出血者食疗。

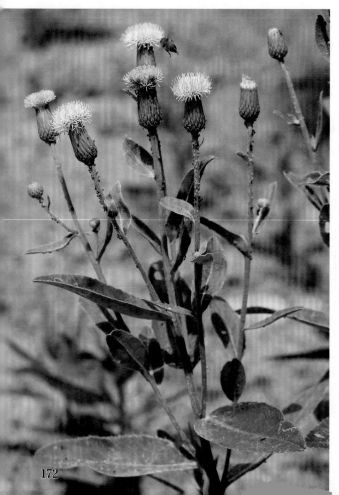

2.小蓟速溶饮：鲜小蓟2500克，白砂糖500克。将鲜大蓟洗净后切碎，加水3000毫升，中火煮1小时；去渣，再用文火浓缩；停火待温。加入白砂糖吸净药液，冷却晾干，轧粉装瓶备用。每次取10克，滚开水冲服，每日3次。有凉血止血的作用。适合血热型无排卵型功能性子宫出血。

3.小蓟饮：小蓟、益母草各60克。加水煎汤，去渣，再煎浓缩即可。具有祛瘀止血的功效。用于堕胎后或者生产后瘀血不净、出血不止。

藏红花

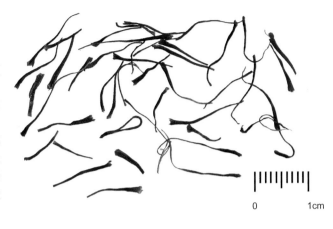

0   1cm

别名 西红花、番红花。

来源 为鸢尾科番红花属植物番红花的干燥柱头。

性味归经 甘，微寒。归心、肝经。

功效主治 活血祛瘀，散郁开结，凉血解毒。主治月经不调、痛经、经闭、产后恶露不行、腹中包块疼痛、跌扑损伤、忧郁痞闷、惊悸、温病发斑、麻疹。

宜忌人群 一般多用于血瘀体质、经脉郁闭者以及产妇。孕妇、女性月经期间不宜服用；有胃溃疡者不宜服用。

食用注意 建议每日用量在10克以内，不宜大量、长期服用。

保健食谱

1. 藏红花茶：藏红花5～8克。泡水喝三四杯。喝3日停1日或者隔日1次。用于预防和保健，能起到很好的美容保健作用。

2. 西红花饭：藏红花3～5克，大米100克，适量水。煮粥喝。

3. 藏红花酒：藏红花2～4克，白酒500毫升。浸泡1周后即可饮用。每日饮用20毫升。

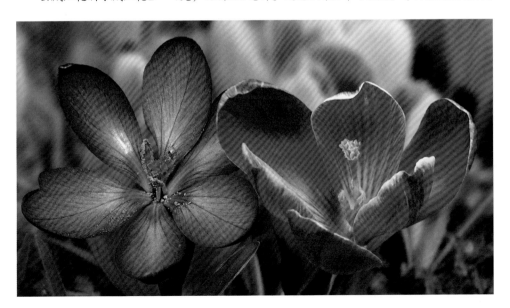

姜黄

别名 黄姜、毛姜黄、宝鼎香、黄丝郁金。

来源 为姜科植物姜黄的根茎。

性味归经 辛、苦，温。归脾、肝经。

功效主治 破血行气，通经止痛。主治胸腹胀痛、肩臂痹痛、月经不调、闭经、跌打损伤。

宜忌人群 血虚无气滞血瘀者及孕妇慎服。

食用注意 长期服用或大剂量服用（超过15克），易生内热，建议用量在3～10克。

保健食谱

1.姜黄蛋：姜黄10克，鸡蛋1个。同放

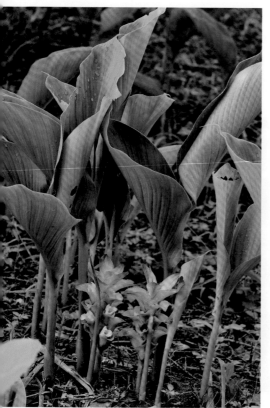

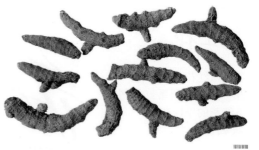

0 1cm

入锅中，加清水适量煮至鸡蛋熟后，去壳再煮片刻。食蛋饮汤，每日1剂。可活血化瘀。适用于产后腹痛、恶露不净、经痛等。

2.姜黄大米粥：姜黄10克，大米50克。将姜黄研为细末备用；取大米淘净，加清水适量，煮沸后纳入姜黄，煮至粥成服食。每日1～2剂。可活血化瘀、行气止痛。适用于跌打损伤、瘀血肿胀、时作疼痛。

3.姜黄猪心：姜黄10克，猪心1个，调料适量。将姜黄研为细末；猪心洗净；把姜黄末填入猪心内，扎紧，置锅中，加清水适量，武火煮沸后改文火煮至猪心烂熟；取出切片，调味服食。可养心益气、活血化瘀。适用于冠心病心绞痛食疗。

4.姜黄炒海鲜饭：干贝6粒，鲜虾100克，青鱼肉100克，洋葱半个，米饭500克，姜黄粉6～10克，油、盐适量。先将干贝泡软；青鱼肉洗净，切片，洋葱切丝；鲜虾去皮留尾；锅置火上，加入底油15克爆香洋葱；然后将青鱼片、干贝、鲜虾一起放入翻炒匀，至虾变色时盛出备用；重新置锅，加入底油20克，把米饭放入，小火翻炒，待米饭没有硬块、颗粒均匀后加入姜黄粉翻炒均匀；然后将炒好的青鱼片、干贝丁、虾和洋葱一起放入米饭中，继续翻炒均匀后加入适量盐即成。

5.姜黄瘦肉汤：鲜姜黄20克，瘦肉100克，盐少许。将鲜姜黄、瘦肉洗净，切成小片，2味共放入锅中，加适量水，用小火炖至肉烂；加少量盐调味即可。适用于经闭或产后腹痛。

白果

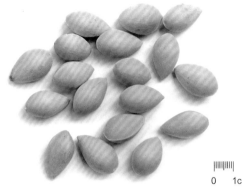

0　　1cm

别名　银杏、银杏仁、白果仁。

来源　为银杏科植物银杏的种子。

性味归经　甘、苦、涩，平，有毒。归肺、肾经。

功效主治　敛肺气，定喘嗽，止带浊，缩小便。主治哮喘、痰嗽、白带、白浊、遗精、淋病、小便频数。

宜忌人群　有实邪者忌服。

食用注意

（1）不能食用已发芽的白果。

（2）生食或熟食过量会引起中毒。若生食，成人掌握在5～7粒，小儿根据年龄体重每次2～5粒，隔4小时后可再次服。生食时一定去壳、去红软膜、去心（胚芽）食之为佳。若熟食，食用量以每次20～30粒为宜。

（3）白果忌与鱼同时吃。

保健食谱

1.白果老鸭：鸭1000克，白果（干）200克；除去白果壳，以开水煮熟后去皮与核；把开水焯后的白果肉，混入杀好去骨的鸭肉中，加入清汤，隔水蒸2小时，至鸭肉熟烂即可。可用于晚期肺癌、体虚无力者。白果益肺气、治咳喘；鸭能健脾补虚。长期定量食用白果，对预防心脑血管疾病、止咳平喘、防癌抗癌、延缓衰老、驻颜美容以及提高记忆力有极佳效果。

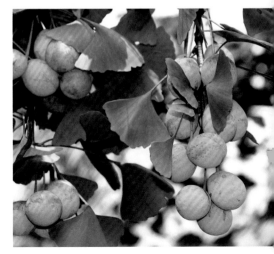

2.白果瘦肉粥：白果5粒，大米15克，瘦肉15克，盐、油各少许。白果去壳及心，切碎；用油、盐把大米和剁碎的瘦肉末腌15分钟；加适量水煮开后，加入所有材料煮成粥。白果有补肺定喘、化痰的作用。白果瘦肉粥对各种哮喘有辅助食疗之效。

桔梗

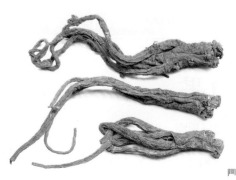

别名　苦桔梗、白桔梗、玉桔梗、苦梗。
来源　为桔梗科植物桔梗的干燥根。
性味归经　苦、辛，平。归肺、胃经。
功效主治　开宣肺气，祛痰排脓。主治外感咳嗽、咽喉肿痛、肺痈吐脓、胸满胁痛、痢疾腹痛。
宜忌人群　阴虚久嗽、气逆及咳血者忌服。

食用注意　内服过量，可引起恶心呕吐。

`0    1c`

保健食谱

1. 桔梗茶：桔梗10克，蜂蜜适量。将桔梗择净，放入茶杯中，纳入蜂蜜，冲入沸水适量，浸泡5～10分钟后饮服。每日1剂。可化痰利咽。适用于慢性咽炎、咽痒不适、干咳等。

2. 桔梗炖猪肺：桔梗、紫菀、杏仁各10克，地骨皮15克，花旗参5克，猪肺2个。将猪肺切成块状，反复用手挤压，除去泡沫，洗净，放入清水中煮开后捞出放入炖盅内；将桔梗、紫菀、杏仁、花旗参、地骨皮洗净后放入炖盅内，加适量水隔水炖3小时左右；调味后即可食用。可润肺止咳。

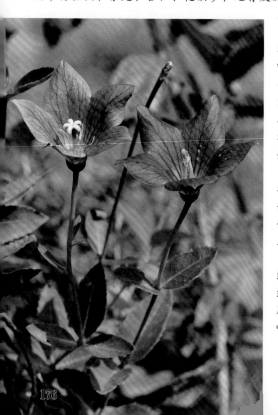

3. 银耳桔梗苗：银耳（水发）50克，桔梗苗250克，葱5克，姜5克，盐2克，味精1克，油15克。取用桔梗的嫩苗，去杂，洗净；水发银耳洗净；炒锅烧热放油，油热后投入切好的葱、姜末，煸香；再投入主料和调料，急速翻炒，断生入味即成。适用于外感咳嗽、咽喉肿痛、胸满胁痛等病症。

4. 桔梗甘草茶：桔梗、甘草各100克。桔梗、甘草共为粗末，和匀过筛，分包，每包10克。用时以沸水冲泡，每次1包，代茶饮。具有补脾益气、清热解毒、祛痰止咳、宣肺利咽功效。主治支气管炎。

5. 桔梗宣肺茶：桔梗3克，甘草3克，绿茶2克。将桔梗、甘草放入杯中，放入绿茶后，用开水浸泡10分钟即可。具有宣肺降气、疏风清热的功效。适用于风热咳嗽、痰多色黄、咽红肿痛等。

橘红

别名 芸皮、芸红。

来源 为芸香科植物橘及其栽培变种的干燥外层果皮。

性味归经 辛、苦，温。归小肠、膀胱、脾、肺、大肠、胃经。

功效主治 散寒，燥湿，利气，消痰。主治风寒痰嗽、恶心、吐水、胸痛胀闷。

宜忌人群 一般人群均可食用。气虚及阴虚有燥痰者不宜服。

食用注意 橘红的用法很简单，切成片或者块煮水喝，或者直接冲泡都可以。如果是用来治病，那么建议每日一次，用量为15克左右，尽量遵从医师的建议。古人对橘皮的应用有橘红、橘白之分，橘红就是橘皮外层红色部分，以燥湿化痰之功为胜；橘白为内层白色部分，无燥烈之弊，而能化湿和胃。

保健食谱

1.橘红茶：直接取适量橘红，加入沸腾的开水，泡制成橘红茶饮用。

2.秘制盐橘红：取干净橘红数片，以盐开水均匀喷洒在橘红表面，并移至阴凉干燥的地方，使盐水渗透橘红并完全被橘红吸收。这样的盐橘红可以加入菜里作为调料，也可进一步加工为休闲食品食用，口感较佳。

3.蜜橘红：取橘红数片放入锅里，以文火慢慢煎炒至微黄色，加入适量蜂蜜，搅拌均匀后继续炒，直到橘红变成焦黄色时方可出锅，晾干后食用。所添加的蜂蜜的量可根据个人口味进行调节。

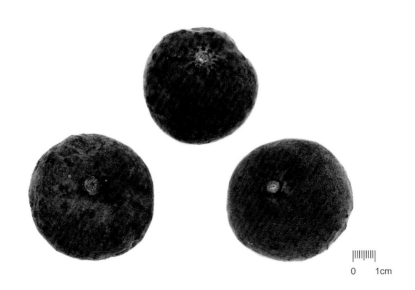

0　　1cm

罗汉果

别名 神仙果、拉汗果、红毛果。

来源 为葫芦科植物罗汉果的干燥果实。

性味归经 甘，凉，无毒。归肺、大肠经。

功效主治 清热润肺，止咳，利咽，滑肠通便。用于肺火燥咳、咽痛失音、肠燥便秘。

宜忌人群 罗汉果比蔗糖还甜，食后不产生热量，是糖尿病、肥胖等不宜食糖者的理想替代食物。

食用注意 肺寒咳嗽者慎服。

保健食谱

1.**罗汉果肉汤**：罗汉果30～60克，猪瘦肉100克。罗汉果打破；猪瘦肉切成片；一起放入锅中，加水适量，煮熟，稍加食盐调味服食。本方取罗汉果清肺润燥、止咳，猪瘦肉补虚益血的功效。用于久咳肺虚有热或肺痨咳嗽者。

2.**罗汉果柿饼汤**：罗汉果30克，柿饼15克。加水煎汤饮。本方有清热润肺、止咳利咽的作用。用于百日咳、咳嗽咽干、咽喉不利。

3.**罗汉果减肥健身茶**：罗汉果10克，蜂蜜适量，山楂10克，水250克。将罗汉果洗净、压碎；山楂洗净，与罗汉果同放锅中；锅内加入净水，上火煮熟后，去渣留汁倒入杯中；最后将蜂蜜放入杯中，搅匀。作为夏季饮料饮用。

4.**罗汉果茶**：罗汉果20克，用沸水闷泡15分钟后代茶饮。有清肺止咳、润肠通便的功效。治疗风热袭肺引起的声音嘶哑、咳嗽不爽、咽痛等症。

5.**罗汉乌梅茶**：罗汉果15克，乌梅、五味子各5克，甘草3克。先将罗汉果、乌梅洗净捣碎，与五味子、甘草一同放入砂锅内，水煎取汁饮服。有补中气、清肺热、利咽喉之功效。常饮对治疗慢性支气管炎，急、慢性扁桃体炎，百日咳，咽喉炎，声音嘶哑等病症有效。

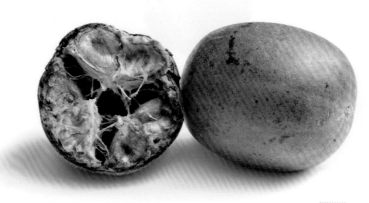

```
|||||||||||
0      1cm
```

胖大海

别名　蓬大海、通大海。

来源　为梧桐科植物胖大海的干燥成熟种子。

性味归经　甘，淡，凉。归肺、大肠经。

功效主治　清热润肺，利咽解毒，润肠通便。主治肺热导致的声哑、干咳无痰、咽喉干痛、热结便闭、头痛目赤。

宜忌人群　宜有肺热之证的人服用。不宜以下几种人服用。

（1）脾胃虚寒，平时就伴有腹部冷痛、大便稀溏者。服用胖大海容易引起腹泻、损伤元气。

（2）风寒感冒或肺阴虚引起咳嗽者。

（3）糖尿病患者。胖大海含有半乳糖、半乳糖乙酸等，谨防因过多摄入引起血糖升高。

食用注意　胖大海有小毒，只能当药用，不能当茶喝。胖大海作为药品的使用原则是：对症使用，见效就收。曾有服胖大海致尿血的报道；有致皮肤过敏的报告。

保健食谱

1.胖大海茶：胖大海3枚。开水冲泡，代茶饮。生津止渴，利咽开音。用于声音嘶哑、咽部干燥、红肿疼痛等症。

2.胖大海甘桔饮：胖大海2个，桔梗10克，甘草6克。煎汤饮。本方以胖大海清肺化痰、利咽、开音，以桔梗祛痰利咽、开音，以甘草清热解毒。用于肺热咳嗽、咽痛音哑。

3.胖大海蜂蜜茶：胖大海4个，蜂蜜适量。沸水浸泡饮。本方用胖大海、蜂蜜清热润肠，通利大便。用于肠道燥热、大便秘结。

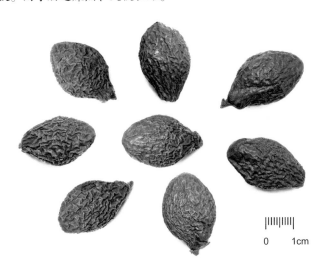

0　　　1cm

甜杏仁

别名 杏仁。

来源 为蔷薇科植物杏或山杏的部分栽培种味甜的干燥种子。

性味归经 甘，平，无毒。归肺、大肠经。

功效主治 润肺，平喘。主治虚劳咳喘、肠燥便秘、肺虚肺燥咳嗽。

宜忌人群 一般人均可食用。痰饮咳嗽、脾虚肠滑者不宜食。

食用注意 杏仁不可与板栗、猪肉、小米同食。

保健食谱

1.杏仁酪：去皮甜杏仁90克，水400克，糯米粉30克，冰糖20克。去皮甜杏仁用水浸泡一夜；糯米粉加少量水溶开，至均匀无结块；甜杏仁与清水一块用料理机打出浆，将过滤出的甜杏仁渣用勺子将汁液挤压到打好的甜杏仁浆里；甜杏仁浆放入锅里，加入冰糖；糯米糊用小火慢煮，煮开后用勺子不断搅拌，煮稠即可。经常食用能润肺止咳。

2.杏仁粥：甜杏仁10克，粳米50克，冰糖适量。甜杏仁去皮，用水煎后去渣留汁，放入粳米、冰糖，加水煮粥。每日分2次温热食用。此粥具有宣肺化痰、止咳平喘的功效。用于慢性支气管炎及肺气肿咳嗽、痰多、气喘。

3.浙贝杏仁露：浙贝母10克，甜杏仁8克，冰糖15克。将浙贝母洗净；甜杏仁用水浸泡片刻，去皮、尖，洗净；将浙贝母、甜杏仁放入砂锅中，加入适量清水煮沸；加入冰糖煮30分钟；去渣留汁，待凉后饮用。本品具有清热化痰、镇咳之功效。适宜患肺炎的中老年人饮用。

4.杏仁雪梨汤：甜杏仁10克，雪梨1个，冰糖适量。将甜杏仁、雪梨放入锅内，隔水炖1小时；然后以冰糖调味，食雪梨饮汤。具有清热润肺、化痰平喘之功效。适用于秋燥干咳或口干咽燥者，也适用于秋令燥结便秘者。

【附】苦杏仁

杏仁分为甜杏仁及苦杏仁两种。中国南方产的杏仁属于甜杏仁（又名南杏仁），味微甜、细腻，多用于食用，还可作为原料加入蛋糕、曲奇和菜肴中，具有润肺、止咳、滑肠等功效，对干咳无痰、肺虚久咳等症有一定的缓解作用；北方产的杏仁则属于苦杏仁（又名北杏仁），带苦味，多作药用，具有润肺、平喘的功效，对于因伤风感冒引起的多痰、咳嗽、气喘等症疗效显著。苦杏仁一次服用不可过多，每次以不高于9克为宜。苦杏仁有毒，多服则会中毒，少服则清热。

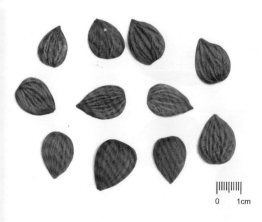

0 1cm

草果

别名　草果仁、草果子。

来源　为姜科植物草果的干燥成熟果实。

性味归经　辛，温，无毒。归脾、胃经。

功效主治　燥湿，温中祛痰，截疟。主治脘腹冷痛、恶心呕吐、胞膈痞满、泄泻、下痢、疟疾。

宜忌人群　脘腹冷痛、食积不化、或饮食不香、呕吐反胃者宜食。体虚畏寒者慎用；气虚或血亏者，无寒湿实邪者忌服。

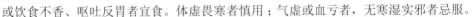

0　1cm

食用注意　烹煮草果忌用铁器，最好用砂锅。

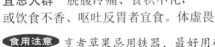　**保健食谱**

1.草果赤小豆炖鸡：草果6克，赤小豆30克，母鸡1只，葱、姜、味精、食盐适量。将母鸡洗净，斩块，与赤小豆、草果同放入砂锅内，加入清水及葱、姜，武火煮沸后转文火炖至母鸡肉、赤小豆烂熟；加入味精即可。常吃能利水消肿。可用作阳气不足、气不化水而引起的肢体浮肿者的食疗。

2.草果赤小豆炖鸭：草果5个，赤小豆250克，青头鸭1只，盐、姜、葱适量。将青头鸭洗净，斩块；把赤小豆、草果及调味料填在青头鸭肚子内，置锅中，加清水适量，炖至青头鸭肉熟烂即可。常吃可健脾益气、利水消肿。适用于脾虚水肿、腹胀脘痞、小便短少等病症的食疗。

3.团鱼汤：团鱼1000克，羊肉500克，草果5克，食盐、葱花、味精、生姜、胡椒粉等适量。将团鱼放入沸水锅内烫死，去头、爪、甲壳及内脏，洗净，切丁；羊肉洗净，切块，同草果放入碗中，加生姜及清水适量，武火烧沸后转文火炖至肉熟；加调味品调味。经常食用可滋阴和胃、利水除湿。适用于骨蒸劳热、脚气病等病症的食疗。

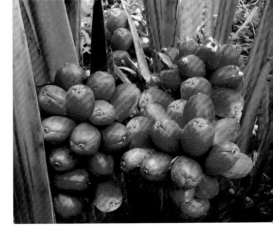

4.草果猪肾粥：草果3克，猪肾1对，大米30克。将猪肾去筋膜，洗净，切片，与草果同煎取汁，加入大米煮为稀粥服食。常食可温肾除湿、散寒止痛。适用于寒湿痹阻所致的腰痛等。

5.草果红糖饮：草果2～3个，红糖6～10克。草果压碎，加入红糖，沸水冲泡，闷10分钟即可饮用。用于受寒引起的胃痛。

紫苏子

别名 苏子、黑苏子、赤苏、白苏、香苏。

来源 为唇形科植物紫苏的干燥成熟果实。

性味归经 辛，温。归肺、大肠经。

功效主治 降气消痰，止咳平喘，润肠。用于痰壅气逆、咳嗽气喘、肠燥便秘。

宜忌人群 脾虚便溏者慎用。

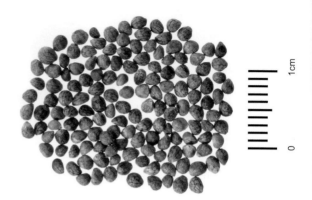

食用注意 可炒食，亦可蜜制。

保健食谱

    1. 紫苏麻仁粥：紫苏子10～15克，麻子仁10～15克，粳米100克。先将紫苏子、麻子仁捣烂如泥，然后加水慢研，滤汁去渣，再同粳米煮为稀粥食用。具有润肠通便的作用。适用于老人，产妇，病后，体质虚弱等导致的大便不通、燥结难解者。

    2. 紫苏子汤团：紫苏子300克，糯米粉1000克，白糖、猪油适量。将紫苏子淘洗干净，沥干水，放入锅内炒熟，出锅晾凉研碎；放入猪油、白糖拌匀成馅。将糯米粉用沸水和匀，做成一个个粉团，包入馅即成生汤团；入沸水锅煮熟，出锅即成。此汤团由紫苏子与健脾胃的糯米组成，具有宽中开胃、利肺理气的功效。适用于咳喘痰多、胸膈满闷、食欲不佳、消化不良、便秘等病症。

【附】紫苏叶

    为唇形科植物紫苏的鲜叶。味辛，性微温，无毒。归脾、肺经。具有散寒解表、宣肺止咳、理气和中、安胎、解鱼蟹毒的功效。常用其去腥、增鲜、提味。

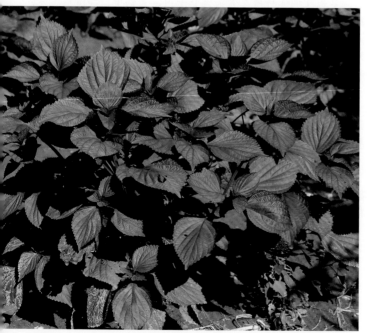

第十四章　补虚药

人参

别名　黄参、地精、神草、百草之王。
来源　为五加科植物人参的干燥根。
性味归经　甘、微苦，微温。归脾、肺、心、肾经。
功效主治　大补元气，复脉固脱，补脾益肺，生津养血，安神益智。主治体虚欲脱、肢冷脉微、脾虚食少、肺虚喘咳、津伤口渴、内热消渴、久病虚羸、惊悸失眠、阳痿宫冷。
宜忌人群　一般人群均可食用。食用量≤3克/日。孕妇、哺乳期妇女及14周岁以下儿童不宜食用；实证、热证而正气不虚者忌服。

食用注意　人参不可滥用。

（1）人参是一种补气药，如没有气虚的病症而随便服用，是不适宜的。体质壮实的人，并无虚弱现象，则不必进服补药，妄用本品；如误用或多用，往往反而导致闭气，而出现胸闷腹胀等症。

（2）无论是红参或是生晒参，在食用过程中一定要循序渐进，不可操之过急、过量服食。

（3）一般来说，秋冬季节天气凉爽，进食比较好；而夏季天气炎热，则不宜食用。

（4）忌饮茶。服人参后，不可饮茶，以免使人参的补气作用受损。

（5）无论是煎服还是炖服，忌用五金炊具。

保健食谱

1.人参花胶鸡汤：鸡肉150克，人参10克，花胶10克，枸杞子6粒，盐适量。花胶切小块，用冷水浸泡过夜；锅内放冷

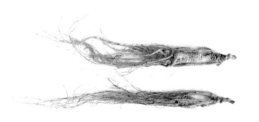

0 1cm

水烧开，把鸡肉和花胶烫煮一下，用冷水冲洗干净；把人参切小块，和枸杞子、花胶放进炖盅里，再把鸡肉放进炖盅里，加适量水，盖上盖子放进炖锅里，慢炖4个小时；炖好后滤掉浮油，去掉鸡皮，放少许盐调味即可。

2.人参三七鸡汤：鸡肉650克，人参30克，三七30克，姜3片，盐适量。鸡肉斩块，放入冷水锅中，加姜焯掉血水备用；人参、三七洗净；把所有食材都放入煮好开水的汤煲中，煲2小时；加盐调味即可。

3.人参乌鸡汤：乌鸡1只，人参1支，大枣枸杞子10个，香葱适量，姜3片，盐适量。乌鸡洗净斩块备用；人参、大枣等洗净；用锅烧水至水沸后，放入乌鸡，焯去表面血渍后倒出，用水冲净；将乌鸡、人参、枸杞子、姜、大枣放入炖盅内，加清水炖2小时；出锅时放入适量盐调味。

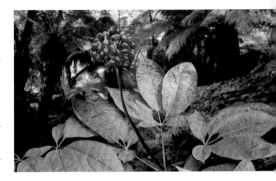

183

党参

别名 上党人参、黄参、狮头参、中灵草。

来源 为桔梗科植物党参的根。

性味归经 甘，平。归脾、肺经。

功效主治 补中，益气，生津。治脾胃虚弱、气血两亏、体倦无力、食少、口渴、久泻、脱肛。

宜忌人群 党参最适合体质较为虚弱且气血不足者。实证、热证而正气不虚者忌服。

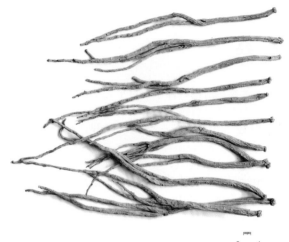

0　1cm

食用注意

（1）有实邪者忌服。

（2）不宜与藜芦同用。

保健食谱

1.当归红枣党参鸡汤：鸡肉1000克，红枣10颗，当归10克，党参10克，枸杞5克。将鸡清洗干净备用；取干净的砂锅，放入鸡、葱、姜和料酒，加入清水至最高水位线；用大火烧开，撇去浮沫，加入当归、党参、红枣，盖上盖子，用小火炖1个小时，加入枸杞，加入盐调味，再煮个3分钟即可。

2.党参羊肉汤：羊肉400克，白菜1颗，党参、花雕酒、花椒适量。将羊肉剁小，白菜、羊肉分别洗净，白菜掰成小块；羊肉放入适量的冷水中，大火烧开，拿勺子撇清水上的沫，盖上盖子，小火炖2小时至羊肉汤变白、羊肉变烂；将花椒放入容器中，备用；肉烂后再放入花椒、党参，倒入约3大勺花雕酒，用大火烧至见滚沸后，用小火炖20分钟；最后倒入掰好的白菜，焖至白菜变软，调味，放入盐，即可关火。

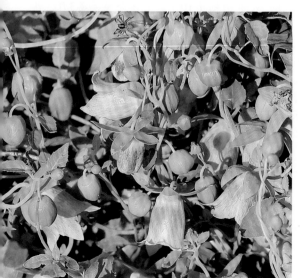

3.党参黄芪鸭心汤：鸭心250克，党参10克，枸杞6克，黄芪5克，盐、沙拉汁适量。把鸭心装入汤盆，倒入洗好的黄芪、党参、枸杞，倒入适量的水；放入锅内炖10分钟；起锅前倒入适量的盐、淋适量的沙拉汁即可。

西洋参

别名　西洋人参、洋参、西参、花旗参、广东人参。

来源　为五加科植物西洋参的根。

性味归经　甘、微苦，凉。归心、肺、肾经。

功效主治　补气养阴，清热生津。主治气虚阴亏、内热、咳喘痰血、虚热烦倦、消渴、口燥咽干。

宜忌人群　适合气阴两虚者及心脑血管疾病患者服用；阳虚者忌服。

食用注意　不宜与藜芦同用。

保健食谱

1.红枣西洋参茶：西洋参10克，红枣7粒，枸杞适量。将西洋参、枸杞、红枣加入煮杯中，加适量的水，煮开，加盖焖20分钟即可。

2.枸杞西洋参炖桂圆：枸杞、西洋参、桂圆、冰糖适量。桂圆和西洋参放入炖盅，添加适量水烧煮20分钟；枸杞用清水冲洗一下，放入炖盅中同炖10分钟，加入冰糖调味。

3.西洋参炖老母鸡：老母鸡500克，西洋参10克，盐、生姜、黄酒、葱花适量。锅内注入清水，加入几片生姜片，把鸡入锅焯水后捞起；之后把鸡加入炖盅内，加入生姜片，倒入黄酒，再加入西洋参，注满热水，盖上锅盖，压制35分钟；等排气完了打开加入盐，拌匀后出锅撒入葱花即可。

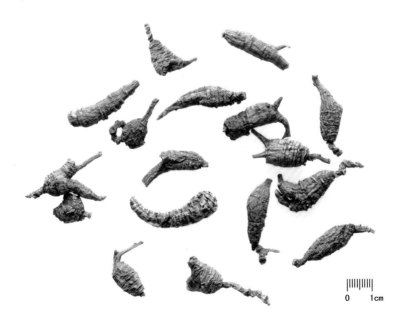

0　1cm

黄芪

别名 绵芪、绵黄芪。

来源 为豆科黄芪属植物膜荚黄芪及内蒙古黄芪的根。

性味归经 甘，温。归肺、脾经。

功效主治 补气固表，利尿托毒，排脓，敛疮生肌。主治气虚乏力、食少便溏、中气下陷、久泻脱肛、便血崩漏、表虚自汗、气虚水肿、痈疽难溃、久溃不敛、血虚萎黄、内热消渴。

宜忌人群 脾胃湿热者禁用；孕妇以及哺乳期的女性也不宜服用。

食用注意 黄芪泡水每次使用的黄芪量最好不要超过15克。

保健食谱

1.黄芪水煮鱼：鱼段300克，黄芪10克，枸杞10克，豆芽、生菜、葱姜、干辣椒、花椒、盐、胡椒粉、鸡蛋清、食用油、鸡精适量。鱼段去骨和鱼腩，取肉切片；鱼肉用盐一茶匙、胡椒粉一茶匙、蛋清一个、食用油半汤匙、鸡精半茶匙腌渍10分钟；黄芪和枸杞用开水泡五分钟备用；鱼片拌上半汤匙淀粉备用；锅里放油炒香葱姜，把鱼骨和鱼腩放进去炒一下；兑入黄芪和枸杞泡的水烧开；调入盐和胡椒粉，下入豆芽煮熟；碗里铺上生菜，豆芽备用；鱼片分份下入汤里，不要一下子都放进去，大火烧，鱼片定型即可捞出，放在碗里，锅里的汤用滤网过滤倒入碗里；锅里放油，冷油下辣椒和花椒，辣椒和花椒变微红就捞出来放在碗上面；锅里的油继续熬，冒青烟后，关火，默数3秒，倒在鱼片上即可。

2.黄芪肉骨猪蹄：猪蹄2个，肉骨6块，黄芪、当归、枸杞、葱、姜、白酒、盐、鸡精、胡椒粉适量。猪蹄和肉骨一起焯水，放两小勺白酒，煮出油和浮沫，然后捞出用凉水冲洗干净；把洗净的猪蹄和肉骨放入高压锅，黄芪、当归、枸杞、姜片、小葱一并放入，加入适量的盐、鸡精、少许胡椒粉和少许白酒，最后按比例加入最大限度的水，上汽之后中小火压制15～20分钟即可。

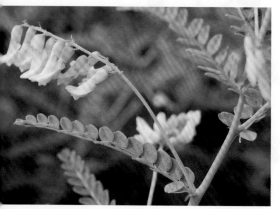

3.黄芪虾仁汤：虾仁100克，黄芪15克，淮山药30克，当归15克，枸杞15克，桔梗6克，生姜适量。鲜虾去壳、去虾线即虾仁；药材洗干净后装入煲汤袋；锅中加水4碗，放入煲汤袋、枸杞和姜片，中火煲半个小时左右；然后将煲汤袋拿出，倒入鲜虾仁，中火滚上5分钟即可。

阿胶

别名　傅致胶、盆覆胶、驴皮胶。

来源　为马科动物驴的皮经煎煮、浓缩制成的固体胶。

性味归经　甘，平。归肺、肝、肾经。

功效主治　滋阴补血，安胎。主治血虚、虚劳咳嗽、吐血、衄血、便血；妇女月经不调、崩中、胎漏。

宜忌人群　阿胶不温不燥，老少皆宜，一年四季均可用，是强身健体的滋补佳品。在患有感冒、咳嗽、腹泻等病或月经来潮时，应停服阿胶，待病愈或经停后再继续服用。

食用注意　阿胶滋补作用强，但性偏滋腻，脾胃虚弱者及伤食者慎用；纳食不消及呕吐泄泻者均忌服。哺乳期间可以吃阿胶。按传统习惯，服用阿胶期间还须忌口，如忌食生冷食物、萝卜、浓茶等。

保健食谱

　　1.阿胶羹：阿胶250克，黄酒250克，冰糖200克，黑芝麻、核桃仁各250克。阿胶砸碎，放入带盖的汤盆或瓷碗中，加入黄酒，浸泡1～2日至泡软；冰糖加水250毫升化成冰糖水，倒入泡软的阿胶中，加盖，放于普通锅或电饭煲内，水浴蒸1～2小时至完全溶化；将炒香的黑芝麻、核桃仁放入，继续蒸1小时；搅拌成羹状；取出容器，放冷，置冰箱存放。每日早、晚各取1匙，温开水冲服。

　　2.阿胶膏：阿胶1块，冰糖20克。取阿胶砸碎至豆粒大小；将碎阿胶倒入白瓷碗或微波炉专用器皿中，加冰糖约20克、水约150毫升，置于微波炉中，调火力至中挡加热12分钟至冰糖、阿胶全部溶化；取出放凉，待溶液成果冻状，置冰箱存放。每晚临睡前取1勺阿胶冻，置口杯中，加开水或牛奶100毫升，搅拌至完全溶解后服下。

　　3.阿胶黄酒：阿胶250克，黄酒30毫升。置锅内，隔水加盖蒸2～3小时，待其全部溶化后取出即可。每日1～2次，每次服2匙。此法适用于一般血虚证。

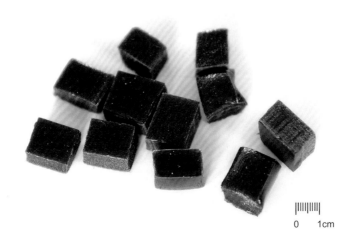

0　　1cm

大枣

别名 红枣、枣、金丝小枣。

来源 为鼠李科植物枣的成熟果实。

性味归经 甘，温。归脾、胃经。

功效主治 补益脾胃，滋养阴血，养心安神，缓和药性。主治脾胃虚弱、气血不足、食少便溏、倦怠乏力、心悸失眠、妇人脏躁、营卫不和。

宜忌人群 一般人群均可食用。糖尿病、下腹部胀满、大便秘结、湿热重、舌苔黄腻者不宜食用。

食用注意 水煮温度超过80℃会破坏维生素C，最好生吃。大枣忌与虾皮、葱、鳝鱼、海鲜、动物肝脏、黄瓜、萝卜等同食。

保健食谱

1.菊花大枣枸杞粥：银耳半朵，大米50克，菊花5朵，大枣7～8个、枸杞适量，蜂蜜适量。银耳加清水泡发，择去根部，撕成小朵；砂锅水开后放入大米、银耳，大火煮开后转小火继续煮半个小时；放入菊花、大枣、枸杞，继续煮半个小时；将煮好的粥，放凉至60℃以下，放入蜂蜜调匀即可。

2.蜂蜜大枣茶：干大枣150克，冰糖50克，蜂蜜150毫升，水350毫升。将干大枣洗净，用小刀将干大枣对半剖开，去掉其中的枣核；将去核的干大枣和冰糖倒入小汤锅中，加入水，大火烧沸后盖上盖，转小火继续煮至将水分完全收干；用打蛋器直接在小汤锅内搅打，将熟透的大枣搅打成大枣泥；再继续用小火将渗出的少许水分收干；将煮好的大枣泥彻底放凉后，装入干净的玻璃瓶中，再倒入蜂蜜，用小勺搅拌均匀。饮用时，取2茶匙蜂蜜大枣放入杯中，再冲入温开水搅匀即可。

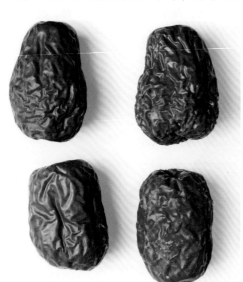

3.木瓜花生大枣汤：木瓜半个，花生仁1小碗，大枣5粒，冰糖适量。木瓜去皮、核，切成块；将木瓜、花生仁、大枣和适量清水放入煲内，并放入冰糖；待水滚开后改用文火煲2小时左右即可饮用。

4.参枣米饭：党参10～20克，大枣20枚，糯米250克。将党参和大枣加适量水，煎煮半小时，去掉党参渣；用汤汁加糯米蒸饭，将大枣铺于饭上，蒸熟即可。

5.生姜大枣粥：粳米250克，大枣5个，生姜4块，盐适量。粳米淘洗干净；生姜去皮，切成薄片；大枣去核，对半切开备用；将粳米放入锅中，干炒一下，倒入适量水、大枣、生姜片，文火慢煮至粥熟；加少许盐调味即可。

蜂蜜

别名 蜂糖、白蜜、食蜜、百花精。

来源 为蜜蜂科动物中华蜜蜂或意大利蜜蜂所酿的蜜糖。

性味归经 甘，平。归肺、脾、大肠经。

功效主治 补中，润燥，止痛，解毒。主治肺燥咳嗽、肠燥便秘、胃脘疼痛、鼻渊、口疮、烫火伤、乌头中毒。

宜忌人群 适宜于心脏病、习惯性便秘、肺燥干咳者。糖尿病患者不宜食用；未满1岁的婴儿不宜食用；不适宜湿阻中焦的脘腹胀满、苔厚腻者食用。

食用注意 冲调蜂蜜时切忌用开水，要以温水冲调。把开水晾到温热的时候，在水中加入蜂蜜。蜂蜜应低温避光储存。

保健食谱

1.蜂蜜萝卜：取鲜白萝卜洗净，切丁，放入沸水中煮沸后捞出，控干水分，晾晒半日；然后放入锅中，加蜂蜜150克，用小火煮沸调匀，晾冷后服食。适用于消化不良、反胃、呕吐、咳嗽等。

2.蜂蜜鲜藕：取鲜藕适量，洗净，切片，压取汁液，按1杯鲜藕汁加1汤匙蜂蜜的比例调匀服食。每日2～3次。适用于热病烦渴、中暑口渴等。

3.鲜百合蜂蜜：鲜百合50克，蜂蜜1～2匙。百合放碗中，上屉蒸熟，待温时加蜂蜜拌匀。睡前服。适宜失眠患者常食。

4.芹菜蜜汁：鲜芹菜100～150克，蜂蜜适量。芹菜洗净捣烂绞汁，与蜂蜜同炖温服。每日1次。适宜肝炎患者饮用。

5.蜂蜜核桃肉：蜂蜜1000毫升，核桃肉1000克，核桃肉捣烂，调入蜂蜜，和匀。每次服食1匙，每日2次，温开水送服。适宜于虚喘证。

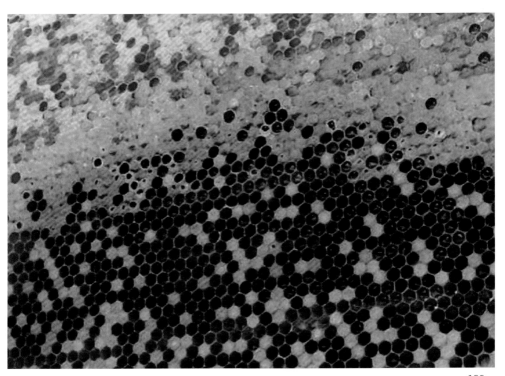

甘草

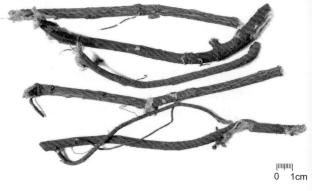

0   1cm

别名　国老、甜草、乌拉尔甘草、甜根子。

来源　为豆科植物甘草、光果甘草、胀果甘草的根及根茎。

性味归经　甘，平。归脾、胃、肺经。

功效主治　和中缓急，润肺，解毒，调和诸药。炙用，主治脾胃虚弱、食少、腹痛便溏、劳倦发热、肺痿咳嗽、心悸、惊痫；生用，主治咽喉肿痛、消化性溃疡、痈疽疮疡、药物中毒及食物中毒。

宜忌人群　适宜胃溃疡者、十二指肠溃疡者、神经衰弱者、支气管哮喘者、血栓性静脉炎患者服用。

食用注意　实证中满腹胀者忌服。不宜与甘遂、大戟、芫花、海藻同用。

保健食谱

1.甘草小麦大枣汤：甘草9克，小麦30克，大枣10克。将小麦、大枣洗净；甘草洗净，放入锅内，加水煎煮，连煎2次，然后将两次煎的汁混合备用；将小麦、大枣及甘草汁一起放入煲内，煮至小麦、大枣熟烂即可。

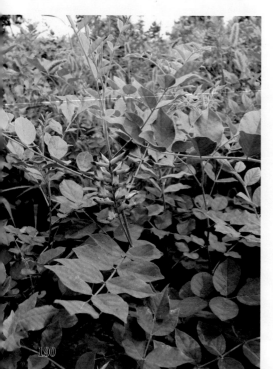

2.芍药甘草炖生鱼：生鱼350克，芍药10克，甘草10克，姜10克，色拉油800克，奶汤1000克，盐5克，鸡精3克，糖1克。将生鱼宰杀，斩块；芍药、甘草洗净备用；姜切片待用；净锅上火，放入色拉油，将生鱼炸至金黄色后控净油；净锅上火，放入奶汤、生鱼、芍药、姜片、甘草，大火烧开后转中火炖30分钟；调味即成。生鱼适用于病后、术后、产后补虚，对于水肿、维生素B_1缺乏、湿痹、小便不利、月经不调、经多带下、腰酸腿软、皮癣、痔疮等病症有一定的食疗效果。

3.自制甘草陈皮：干陈皮4片，甘草7片，糖和盐适量。干陈皮脱苦，先用水泡软，再用热水煮3次，每次煮3～5分钟，每次的水都要换掉；将甘草、糖、盐加水适量煎熬；放入陈皮，慢火熬至水干；然后爆3～5分钟即成。经常食用能化痰止咳、降血压。

枸杞

别名 甜菜子、红耳坠、地骨子、枸杞果。
来源 为茄科植物枸杞或宁夏枸杞的成熟果实。
性味归经 甘，平。归肝、肾经。
功效主治 益精明目，滋补肝肾。主治虚劳精亏、腰膝酸痛、眩晕耳鸣、内热消渴、血虚萎黄、目昏不明。
宜忌人群 适宜虚劳精亏、腰膝酸痛、视力下降、眩晕耳鸣者服用。

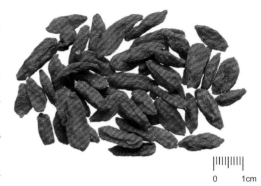

0   1cm

食用注意 外邪实热、脾虚有湿及泄泻者忌服。

【保健食谱】

 1. 杞圆膏：枸杞、龙眼肉各等份。将枸杞、龙眼肉放入锅中加水，用小火多次煎熬至枸杞、龙眼肉无味；去渣继续煎熬成膏。每次1～2匙，沸水冲服。本方用枸杞补肾、益精血，用龙眼肉养血安神、益智。用于肝肾不足、血不养心、腰膝酸软、头昏耳鸣、心悸健忘等。

 2. 杞精膏：枸杞、黄精各等份，蜂蜜适量。将枸杞、黄精放入锅中，加水，以小火多次煎熬，去渣浓缩后，加入蜂蜜混匀，煎沸，待冷备用。每次1～2匙，沸水冲服。枸杞、黄精均为古代用以延年抗衰老的常用药物。配伍应用，有较好的补肝肾、益精血的作用。

 3. 杞味茶：枸杞、五味子各等份。研为粗末。每次9～15克，沸水浸泡，代茶饮。本方用枸杞补益阴精，用五味子益气生津、敛汗。用于气阴不足的人，不能适应夏季的炎热气候，常于夏季发病，表现为眩晕体倦、两脚酸软、心烦自汗、饮食减少、脉浮乏力。

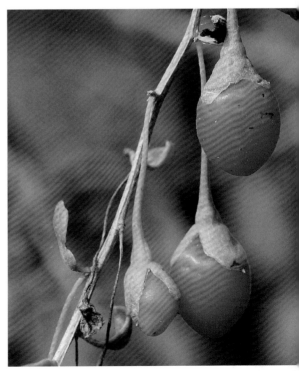

黄精

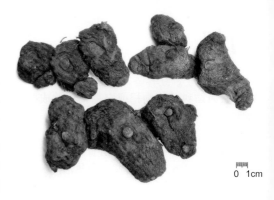

0 1cm

别名 鸡头参、黄芝、野生姜、鸡爪参。

来源 为百合科植物黄精、囊丝黄精、热河黄精、滇黄精、卷叶黄精等的根茎。

性味归经 甘，平。归脾、肺、肾经。

功效主治 养阴润肺，补脾益气，滋肾填精。主治脾胃虚弱、体倦乏力、口干食少、肺气虚燥咳、精血不足、内热消渴等。

宜忌人群 一般人均可食用。黄精补益作用缓慢，可以久服。

食用注意 黄精性质滋腻，易于助邪气，因此，脾虚有湿、咳嗽痰多及中寒泄泻者均不宜服。

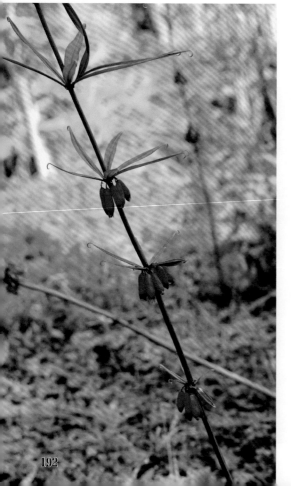

保健食谱

1.黄精粳米粥：黄精30克，粳米100克，冰糖适量。先将黄精煎水取汁，再加入粳米煮至粥熟，加入适量冰糖服食。适用于阴虚肺燥、咳嗽咽干、脾胃虚弱。

2.党参黄精猪肚：党参、黄精各30克，山药60克，橘皮15克，糯米150克，猪胃1具，盐、姜、花椒适量。猪胃洗净；党参、黄精煎水取汁；橘皮切细粒；将党参、黄精汁，橘皮粒，盐、姜、花椒少许，一并与糯米拌匀，纳入猪胃，扎紧两端，置碗中蒸熟服食。适用于脾胃虚弱、少食便溏、消瘦乏力。

3.黄精党参蒸雏鸡：雏鸡1只，党参、黄精、怀山药各20克，盐适量。将雏鸡去毛净腔；将黄精、党参、怀山药填入鸡腹，上屉蒸熟；加少许盐调味食鸡。适用于脾胃虚弱、体倦无力。

4.九转黄精膏：黄精、当归各等份，蜂蜜适量。将黄精、当归经九蒸九晒后，水煎取浓汁，加蜂蜜适量，混匀，煎沸。每次吃1～2匙。适用于老人身体虚弱、精血不足、早衰白发。

铁皮石斛

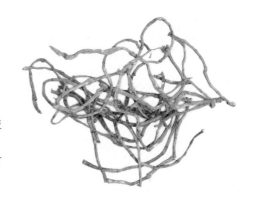

别名 铁皮兰、黑节草。

来源 为兰科植物铁皮石斛的茎。

性味归经 甘，微寒。归胃、肾经。

功效主治 生津养胃，滋阴清热，润肺益肾，明目强腰。

宜忌人群 一般人群均适用，虚寒湿重者应禁用。

食用注意

（1）铁皮石斛的食用量需注意控制，吃多易致腹泻。

（2）铁皮石斛在与其他中药材一起煎煮时，应提前煎煮30分钟及以上，再与其他中药材一起煎煮，以便发挥其药效。

保健食谱

1.石斛西洋参猪骨汤：猪骨400g，铁皮石斛15g，西洋参10g，枸杞子10g，盐、鸡精适量。猪骨洗净放入炖盅；西洋参、铁皮石斛、枸杞子三份药材洗净后，放入炖盅；加适量的清水和盐，放入电压力锅，启动煲汤键。时间到后放入适量鸡精即可。有滋阴降火、生津养胃的功效。

2.石斛萝卜羊肉汤：羊腿半只，萝卜1个，生姜1块，黄芪5片，铁皮石斛10粒，葱花、盐适量。羊腿切块，清水泡1小时，中途换一两次水，泡出血水后清洗干净；萝卜去皮，切片；羊肉放入砂锅，添足够量的水，放入姜片、黄芪、铁皮石斛，大火煮开，撇去浮沫，转中火，炖1小时，中途不要揭盖；煮至汤色奶白，放入萝卜，继续炖30分钟，出锅撒葱花即可。

3.石斛鸽子炖盅：鸽子1只，铁皮石斛、盐适量。鸽子清洗干净去皮，斩块；加适量铁皮石斛，加矿泉水炖2.5小时，加适量盐即可。

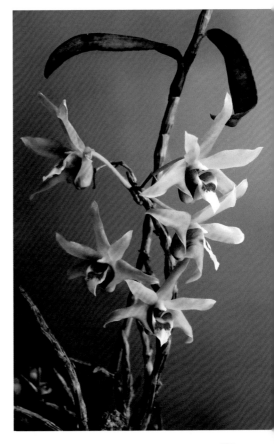

龙眼肉

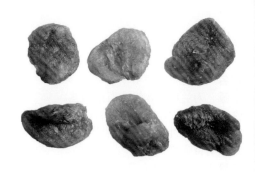

别名 龙眼干、桂圆肉、龙目、荔枝奴、绣木团、圆眼、桂圆。

来源 为无患子科植物龙眼的假种皮。

性味归经 甘，温。归心、脾经。

功效主治 补益心脾，养血安神。主治气血不足、心悸怔忡、健忘失眠、血虚萎黄。

宜忌人群 脾胃有痰火及湿滞停饮、消化不良、恶心呕吐者忌服；孕妇，尤其妊娠早期，则不宜服用龙眼肉，以防胎动及早产等；此外，因其葡萄糖含量较高，故糖尿病患者不宜多服。

食用注意 新鲜的龙眼，营养丰富，味道鲜美，进食时要注意不可吃未熟透的龙眼，否则容易引起哮喘病。龙眼肉作为食疗品每次食用量以干品6克为宜。

保健食谱

1.龙眼煲黑鱼：龙眼肉6克，大枣6枚，黑鱼1尾，猪瘦肉120克，姜10克，葱15克，盐少许，料酒20克。将黑鱼去鳞及内脏，洗净，沥干水分，用少许植物油煎至变色；猪瘦肉洗净，切成薄片；大枣洗净，去核；将大枣和猪瘦肉放入煲中，加入料酒、水适量，用武火烧沸后再用文火炖至浓汤即可。具有益智安神、利水消肿的功效。

2.海参龙眼粥：龙眼肉20克，海参30克，大米100克，冰糖30克。大米淘洗干净；海参洗净，切薄片；龙眼肉洗净；冰糖打碎；大米放入锅里，加水2000毫升，放入海参、龙眼肉、冰糖，煮熟成粥即可。具有滋补肝肾、补益气血的功效。

3.龙眼核桃乌鸡煲：龙眼肉20克，核桃仁15克，乌鸡1只，料酒10克，盐5克，味精3克，姜5克，葱10克，胡椒粉3克，鸡油30克，棒子骨汤3000毫升。龙眼肉去杂质；乌鸡宰杀后，去毛、内脏及爪，剁成5厘米长的方形块；姜拍松；葱切段；将龙眼肉、核桃仁、乌鸡、料酒、盐、味精、姜、葱、胡椒粉、鸡油、棒子骨汤同放入高压锅内，用武火烧沸后盖上压阀，10分钟后停火；晾凉，倒入煲内；将煲上桌，置炉上烧沸即成。具有补气血、益心脾、养血安神的功效。

4.龙眼核桃炒牛肝：龙眼肉25克，核桃仁25克，牛肝250克，枸杞25克，黑木耳30克，芹菜100克，料酒10克，盐3克，鸡精2克，水淀粉25克，姜5克，葱10克，植物油35克。龙眼肉洗净；枸杞去果柄、杂质，洗净；核桃仁用植物油炸香；黑木耳用温水发透，撕成瓣状；芹菜去叶留梗，洗净，切成3厘米长的段；牛肝洗净，切成3厘米长的方形薄片；姜切成片；葱切成段。将炒锅置武火上烧热，加入植物油，烧至六成熟时，放入姜、葱爆香；随机加入牛肝，炒变色；加入料酒、龙眼肉、核桃仁、枸杞子、黑木耳、鸡精、盐、芹菜，炒熟即成。具有补肾、益肝、明目、强智力、润肠通便的作用。适用于肝肾亏虚、便秘、视物不清、智力低下、健忘等病症。

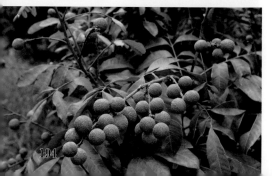

桑椹

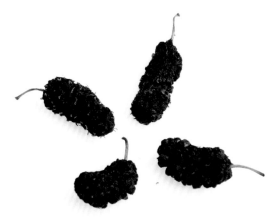

别名 桑椹子、桑实、桑果。

来源 为桑科植物桑树的果实。

性味归经 甘、酸，寒。归心、肝、肾经。

功效主治 补血滋阴，生津止渴。主治眩晕、耳鸣、心悸、失眠、须发早白、津伤口渴、内热消渴、血虚便秘。

宜忌人群 一般成人均可食用。女性、中老年人及过度用眼者更宜食用。脾胃虚寒便溏者禁服；糖尿病患者不宜食用。

食用注意

（1）桑椹有黑白两种，以紫黑色为补益上品。

（2）熬桑椹时忌用铁器。桑椹会分解酸性物质跟铁产生化学反应，食之会导致中毒。

（3）桑椹中含有溶血性过敏物质及透明质酸，过量食用后容易发生溶血性肠炎。

（4）儿童不宜多吃桑椹。因为桑椹内含有较多的鞣酸，会影响人体对铁、钙、锌等物质的吸收。

保健食谱

1. 桑椹醋：桑椹800克，糙米醋或陈年醋1000毫升。桑椹清洗干净后以纸巾擦干表面水分，放置数小时彻底风干；取一干净且干燥的玻璃罐，将桑椹和醋放进去，把盖口密封，静置在阴凉处；三四个月后即可启封，用凉开水稀释饭后饮用。有补血养气、乌黑发丝、安神、预防感冒、益肾、帮助消化、预防便秘等功效。

2. 桑椹酒：新鲜熟透的桑椹500克，米酒1000毫升。浸泡1～2个月饮用。每日2次，每次1小杯。可用于贫血或关节炎的辅助治疗。

3. 桑椹粥：桑椹30克（鲜者60克），糯米60克，冰糖适量。将桑椹、糯米一同煮粥，待熟时调入冰糖少许服食。每日1剂。可滋养肝肾、养血明目。适用于肝肾亏虚引起的头晕目眩、视力下降、耳鸣、腰膝酸软、须发早白及肠燥便秘等。

4. 桑椹糖：桑椹40克、冰糖20克。用开水冲泡饮用。桑椹性寒生津，冰糖性平滋津，可治疗肠道津液不足所致的大便干燥。

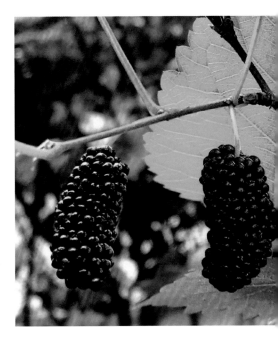

沙棘

别名 沙枣、醋柳果、酸刺子、酸柳柳。

来源 为胡颓子科沙棘属植物沙棘的干燥成熟果实。

性味归经 酸、涩，温。归脾、胃、肺、心经。

功效主治 止咳化痰，健胃消食，活血散瘀。主治咳嗽痰多、肺脓肿、消化不良、食积腹痛、胃痛、肠炎、闭经、跌打瘀肿。

宜忌人群 素体湿热甚者忌食。

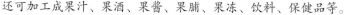

食用注意 沙棘果实除鲜食外，还可加工成果汁、果酒、果酱、果脯、果冻、饮料、保健品等。

保健食谱

1. 沙棘汁：新鲜沙棘100克，白糖20克。将沙棘洗净，以杵捣烂如泥，并用干净消毒纱布绞取果汁；在果汁中加入白糖、适量温开水，搅匀饮用。本汁具有生津止渴、利咽祛痰的功效。可用以治疗咽喉干燥、疼痛等病症。

2. 沙棘膏：新鲜沙棘50克。将沙棘洗净，以杵捣烂如泥，加清水500毫升，先以大火煮沸，后改文火续煎30分钟；滤去果渣，将果汁重新放回瓦罐中，以小火慢慢浓缩为膏。此膏具有健脾益胃、止血通经的功效。可用以治疗胃痛、消化不良、胃溃疡、皮下出血、月经不调、闭经等病症。

3. 沙棘末：沙棘干、白葡萄干、甘草各10克。以上3物做成粉末，贮罐中。日服2次，每次3克。本果末具有清肺止咳化痰之功。适用于咳嗽痰多之症。

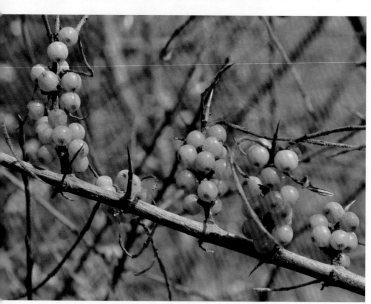

肉苁蓉

别名 纵蓉、地精、金笋、大芸。
来源 为列当科植物肉苁蓉的干燥带鳞叶的肉质茎。
性味归经 甘、咸，温。归肾、大肠经。
功效主治 补肾阳，益精血，润肠通便。主治阳痿、不孕、腰膝酸软、筋骨无力、肠燥便秘。
宜忌人群 一般人群均适用，尤宜用于肾阳虚的人群；阴虚火旺者忌用。

食用注意

（1）肉苁蓉不能用铁器、铜器等泡水、泡酒。
（2）未成年人不宜食用肉苁蓉。

保健食谱

1.苁蓉虾球：虾仁250克，鸡蛋清15克，肉苁蓉30克，大葱10克，盐2克，味精2克，白砂糖10克。先将苁蓉洗净，切成细末备用；虾仁洗净，用纸巾擦干，用刀背或肉捶拍扁，再略剁成泥，加入苁蓉末和调料搅拌均匀；锅中烧热半锅油，将虾泥挤成一个个虾球，入锅中以小火炸熟即可。

2.肉苁蓉麦冬粥：粳米100克，肉苁蓉20克，麦门冬20克，枸杞子30克，姜5克，赤砂糖50克。将肉苁蓉、麦冬装入纱布袋，扎口，放入锅内加清水煎煮成药汁，去纱布袋留药汁；将枸杞洗净，粳米淘洗净；粳米放入锅内加药汁、清水、枸杞、生姜，煮沸，再转用文火煮至米熟成稀粥，加入红糖调味，即可食用。

3.苁蓉羊腿粥：粳米100克，羊（后腿肉）150克，肉苁蓉30克，小葱5克，姜3克，盐2克，胡椒粉2克。将肉苁蓉洗净，用冷水浸泡片刻，捞出细切，羊后腿肉剔净筋膜，漂洗干净，切成薄片；葱姜洗净切末备用；粳米淘洗干净，用冷水浸泡半小时，捞出，沥干水分；取砂锅加入冷水、肉苁蓉、粳米，先用旺火烧沸，然后改用小火滚至粥成，再加入羊肉片、葱末、姜末、盐，用旺火滚几滚。待米烂肉熟，撒上胡椒粉，即可盛起食用。

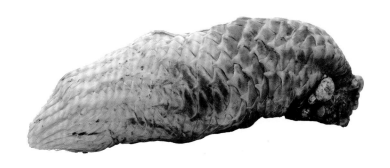

灵芝

别名　灵芝草、菌灵芝、木灵芝。

来源　为多孔菌科真菌赤芝或紫芝的干燥子实体。

性味归经　甘，平。归心、肺、肝、肾经。

功效主治　补气安神，止咳平喘。主治眩晕不眠、心悸气短、虚劳咳喘。

宜忌人群　适宜用于心血管疾病患者、肝病患者及免疫力差者；发热恶寒及阴虚内热者不宜食用。

食用注意　食用灵芝一般无明显禁忌，阴虚内热者少食。

保健食谱

　　1.灵芝清补汤：灵芝15克，红枣23克，党参23克，枸杞子24克，人参须15克，猪排骨300克，盐适量。将灵芝等药材浸入6000毫升水中约10分钟（用布袋装好，扎口），再加入排骨，文火煮3小时。捞去布袋，再加盐调味。吃肉喝汤，每天1次，每次250～300毫升。

　　2.灵芝陈皮老鸭汤：灵芝50克，陈皮1个，老鸭1只，蜜枣2枚。先将老鸭剖洗干净，去毛、去内脏、去鸭尾，斩大件；灵芝、陈皮和蜜枣分别用清水洗干净。然后将以上材料一起放入已经煲滚了的水中，继续用中火煲约3小时，以少许盐调味，即可佐膳饮用。

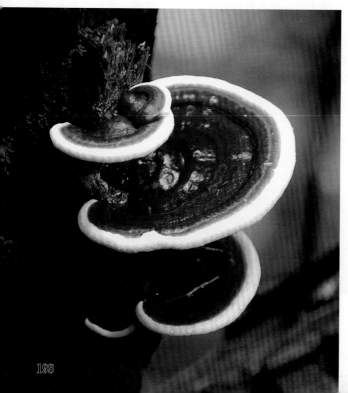

　　3.灵芝煲乌龟：灵芝30克，乌龟1只，红枣10枚，调料适量。红枣去核，乌龟放锅内，清水煮沸，捞出取肉，去内脏，切块略炒，与红枣、灵芝同入砂锅内煲汤，调料调味即可。

　　4.灵芝银耳羹：灵芝9克，银耳6克，冰糖15克。将上述药物放入锅中加入适量水，用小火炖2～3小时，至银耳成稠汁，取出灵芝残渣即可饮用。

杜仲叶

别名 思仙、思仲、木绵。

来源 为杜仲科植物杜仲的叶。

性味归经 微辛，温。归肝、肾经。

功效主治 补肝肾，强筋骨，降血压。主治腰背疼痛、足膝酸软乏力、高血压。

宜忌人群 适宜用于高血压、高血脂、心脑血管疾病人群；阴虚火旺、实证以及热证人群都不适合食用。

食用注意 饮用过量会引起不同程度的头晕、疲倦乏力、心悸、嗜睡等现象，严重者会有呼吸减弱、抽搐、昏迷等现象。

保健食谱

1. 杜仲猪腰：猪腰1副，杜仲15g，巴戟天5克，枸杞5克，瘦肉100克，蜜枣2个，盐、白酒适量。将猪腰处理干净，切块状，瘦肉也切块状，放入滚水中飞水，水中事先放点白酒，可去腥；将飞过水的猪腰、瘦肉，洗净的杜仲、巴戟天和蜜枣一起放入炖盅，加400毫升温水，盖锅盖，大火炖半小时，调小火再炖1小时。1.5小时后开盖放入枸杞，再炖半小时，加少量盐调味即可。

2. 杜仲鹌鹑汤：鹌鹑3只，杜仲10克，红枣5个，枸杞10克，姜、盐适量。鹌鹑飞水，过冷水清洗干净；清洗干净杜仲、红枣（去核）、枸杞、姜（去皮切片），把所有材料放入紫砂锅内，加入适量清水，煲1～2小时，饮用前放盐即可。

3. 杜仲花生牛尾汤：牛尾500克，花生40克，杜仲12克，枸杞5克，红枣5颗，料酒、姜片、盐适量。牛尾洗净，用冷水浸泡半小时后加姜片一起煮水，去掉血水；花生洗净，浸泡半小时；将杜仲、红枣洗净后，连同牛尾和花生一起放进锅里，大火烧开，烧开后可加两勺料酒，小火炖一个半小时；最后加入枸杞和食盐调味5分钟后即可关火。

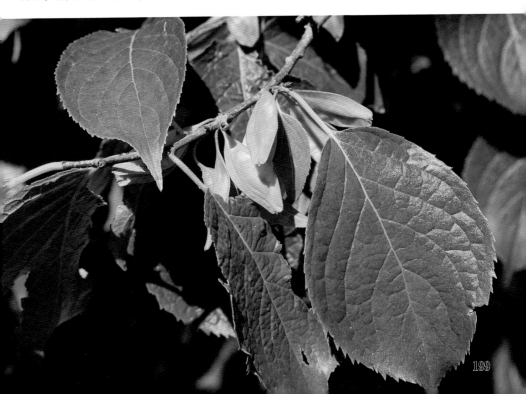

五指毛桃

别名　五指榕、五指牛奶、五指香、五爪桃。

来源　为桑科榕属植物粗叶榕的根。

性味归经　甘，微温。归脾、肺、肝经。

功效主治　健脾化湿，行气化痰，舒筋活络。主治肺结核咳嗽、慢性支气管炎、风湿性关节炎、腰腿疼、脾虚浮肿、病后盗汗、白带。

宜忌人群　适宜咳嗽痰多、风湿痹痛者及免疫力低下者食用；怀孕及患有胃病者忌用。

食用注意　食用五指毛桃期间，应保持饮食清淡，少吃辛辣刺激的食物。

保健食谱

1.五指毛桃淮山药瘦肉汤：五指毛桃30克，淮山药30克，蜜枣2枚，猪瘦肉500克，调味适量。将五指毛桃、淮山药洗净；猪瘦肉洗净，切片后氽水。将全部原料放入瓦煲内，加水煮2～3小时。调味即食。

2.五指毛桃煲鸡汤：五指毛桃50克、光鸡（去皮）1只、瘦肉200克、生姜3片。各材料洗净，一起与生姜放进瓦煲内，加入清水（正常瓦煲的9成满），武火煲沸后改文火煲约3个小时，调入适量盐即可。

3.五指毛桃煲猪骨：猪大骨头2块，鸡腿1个，枸杞子20g，五指毛桃100g，蜂蜜2克，蜜枣2颗，盐少许。骨洗净，鸡腿洗净、剁成小段，蜜枣、枸杞个洗净；五指毛桃用清水浸泡10分钟，清洗干净；锅中烧水，水开后放入猪骨焯烫1分钟；捞出猪骨后，放入鸡腿焯烫1分钟；将焯烫后的猪骨和鸡腿洗去浮沫，放入瓦煲，加入清水800ml，大水滚开，用饭勺小心撇去浮沫；放入五指毛桃、枸杞子和蜜枣，转小火，继续煲2小时左右，关火后加少许盐调味即可。

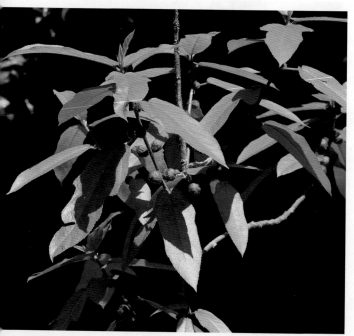

山药

别名 怀山药、淮山药、土薯、山薯、山芋。
来源 为薯蓣科植物薯蓣的干燥根茎。
性味归经 甘，平。归肺、脾、肾经。
功效主治 健脾，补肺，固肾，益精。主治脾虚食少、久泻不止、肺虚喘咳、肾虚遗精、带下、尿频、虚热消渴。
宜忌人群 适宜糖尿病患者、腹胀者、病后虚弱者、慢性肾炎患者、长期腹泻者食用。山药养阴能助湿，所以湿盛中满，或有积滞、实邪者不宜食用。

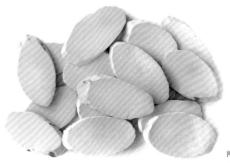

0   1cm

食用注意 食用山药一般无明显禁忌证，但因其有收敛作用，所以患感冒、大便燥结者及肠胃积滞者忌用。

保健食谱

1.山药红枣粥：山药60克，大枣30克，糖、粳米适量。山药切成颗粒，与大枣、粳米一同加水煮成稀粥；用糖调味服食。本粥以山药、大枣补益脾胃，大枣又可滋养营血。用于脾胃虚弱、饮食减少、消化不良以及营血虚亏。

2.山药粉：干山药、白糖、米汤适量。干山药一半炒熟，一半生用，均研为细末。每次30克，加白糖适量，用米汤调服。山药半炒半生，既补脾气又益脾阴。治疗脾胃虚弱、呕吐不思食、脘腹胀满。

3.山药蔗汁糊：鲜山药60克，甘蔗汁半碗。鲜山药切碎，捣烂，加入甘蔗汁和匀，置火上炖熟服用。能润肺化痰。用于久病咳喘、痰少或无痰、咽干口燥等。

4.山药酒：鲜山药350克，黄酒2000毫升，蜂蜜适量。先将鲜山药洗净、去皮、切片，备用；再将黄酒600毫升倒入砂锅中煮沸；放入鲜山药，煮沸后将余下黄酒慢慢地添入；山药熟后取出，在黄酒汁中再加入蜂蜜，煮沸即成。能健脾益气。主治虚劳咳嗽、痰湿咳嗽、脾虚咳嗽或泄泻、小便频数等病症。外感咳嗽者忌服。

5.冰糖山药：山药750克、冰糖3/4碗、清水5～6碗。将山药皮削去并切成方块，同冰糖加入清水，先用大火煮滚，再改小火煮烂（约40分钟）即可供食。山药软嫩香甜，并有健脾、除湿、益肺固肾、益精补气之功效。

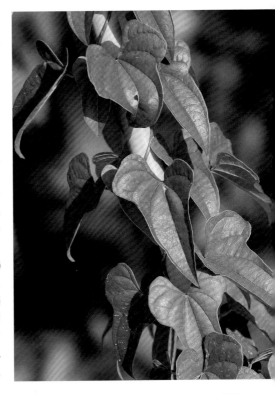

益智仁

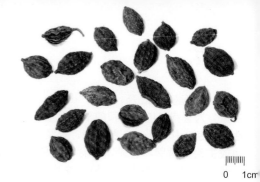

0   1cm

别名 益智子、摘苎子。

来源 为姜科植物益智的果实。

性味归经 辛，温。归脾、肾经。

功效主治 温脾，暖肾，固气，涩精。主治冷气腹痛、中寒吐泻、多唾、遗精、小便余沥、夜尿频多。

宜忌人群 阴虚火旺或因热而患遗、滑、崩、带者忌服。

保健食谱

1. 茯苓益智仁粥：糯米50克，益智仁30克，茯苓30克。将益智仁和茯苓研为细末；糯米煮粥，调入药末，稍煮片刻，待粥稠即可。具有益脾、暖肾、固气的功效。适用于小儿流涎及小儿遗尿。脾胃积热者不宜用。

2. 益智仁羊肉汤：羊肉250克，益智仁15克，淮山药30克，生姜8片。取鲜嫩羊肉，割去肥脂，洗净，切块，以姜放入

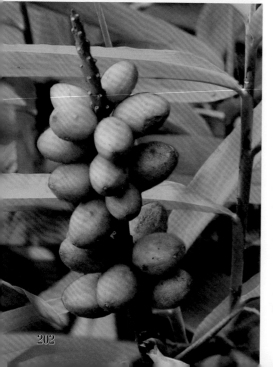

油锅爆至微焦黄、气香，取出备用；淮山药、益智仁洗净；把全部用料放入锅内，加清水适量，武火煮沸后文火煲2～3小时，调味供用。具有温补肝肾、固涩止遗的功效。

3. 益智仁山药粥：益智仁12克，山药30克（鲜品100克），糯米80克，猪棒子骨500克，老生姜30克，葱花5克，盐3克。将益智仁研为细末；将糯米淘洗干净；猪棒子骨砸破，剁成2寸长段；老生姜洗净、拍碎；将糯米、猪棒子骨、老生姜共入锅内，注入清水2000毫升，大火烧开后放入山药（鲜品去皮、洗净、切块）、益智仁末，改为小火熬至骨肉分离的稀烂粥；加入盐和葱花调味，温热食之。日服2次。具有温脾止泻、补肾固精、缩小便、止肺虚咳嗽的功效。适用于慢性胃炎伴脾胃虚寒、食少多梦，或腹部冷痛、腹泻者，糖尿病、小便多的患者亦可食用。粳米、荞麦等可代替糯米。

4. 益智党参牛肉汤：益智仁10克，党参15克，黄芪15克，陈皮10克，干姜10克，牛肉150克，盐适量。牛肉去脂，洗净，切块；其余用料洗净；把所有用料放入锅内，加清水适量，武火煮沸后文火煮2.5～3小时；加盐调味，随量饮用。具有温脾摄涎的功效。用于治疗脾虚多涎证，症见口多涎唾或小儿流涎不禁、涎白清稀、口中不渴、小便清长、大便溏薄、唇舌色淡、舌苔薄白。口角流涎、涎液黏稠，甚则口角糜烂、口渴引饮、小便短赤、大便秘结、舌红苔黄属脾胃湿热者禁用。

玉竹

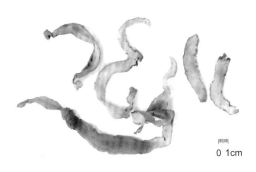

0 1cm

别名　葳蕤、姜蕤、铃铛菜、尾参。

来源　为百合科植物玉竹的干燥根茎。

性味归经　甘，平。归肺、胃经。

功效主治　养阴，润燥，除烦，止渴。主治热病阴伤、咳嗽烦渴、虚劳发热、消谷善饥、小便频数。

宜忌人群　一般人群均可食用。胃有痰湿气滞者忌服；脾虚便溏者慎服。

保健食谱

1.百合玉竹粥：百合20克，玉竹20克，粳米50克，白糖适量。百合洗净；玉竹洗净，切成4厘米长的段；粳米淘洗干净，用冷水浸泡半小时，捞出，沥干水分；把粳米、百合、玉竹放入锅内，加入约1000毫升冷水，置旺火上烧沸后改用小火煮约45分钟；锅内加入白糖搅匀，再稍焖片刻，即可盛起食用。

2.玉竹人参鸡：玉竹30克，人参20克，土鸡半只，盐适量。土鸡剁大块，洗净；人参洗净、切片；玉竹以清水快速冲净，和土鸡块、人参片一起放进炖锅内，加调味料和4碗水，隔水蒸（或以电锅蒸）约30分钟，待土鸡肉熟透即可食用。

3.玉竹麦冬鸭：玉竹50克，麦冬50克，老母鸭一只（约750克），黄酒适量。玉竹、麦冬装入白纱布袋中；将老母鸭内脏去掉，洗净滤干；将药袋放入鸭腹内，用旺火隔水蒸4小时，至鸭肉酥烂，离火；取出药袋，再将药汁绞入鸭汤中，弃药袋。每日2次，每次1小碗，先喝淡汤，后吃鸭肉。也可佐膳食。吃鸭肉时，可蘸酱油食，分2～3日吃完。每食必须蒸热。

4.玉竹山药黄瓜汤：玉竹15克，山药15克，黄瓜100克，食盐适量。把玉竹、山药、黄瓜块放在锅内，加入适量水、食盐，武火烧沸后再改用文火煮30分钟即可。吃山药、黄瓜，喝汤。

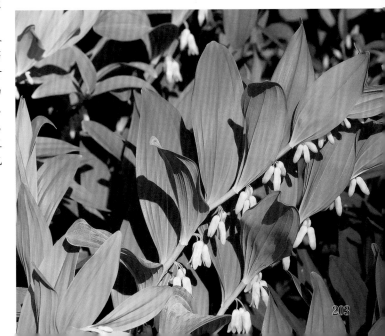

第十五章 收涩药

覆盆子

别名 悬钩子、覆盆、覆盆莓、树梅、树莓、野莓、木莓、乌藨子。

来源 为蔷薇科植物华东覆盆子的果实。

性味归经 甘、酸，平。归肝、肾经。

功效主治 益肾，固精，缩尿。用于肾虚遗尿、小便频数、阳痿早泄、遗精滑精。

宜忌人群 肾虚有火、阳强不倒、小便不利者慎用。

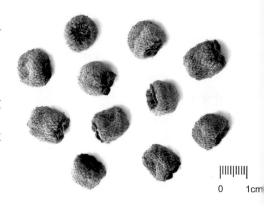

0　　1cm

食用注意 食用覆盆子有时会造成轻微的腹泻。

保健食谱

1.覆盆子粥：粳米50克，覆盆子15克，蜂蜜适量。首先将粳米淘洗干净，用冷水浸泡半小时，捞出，沥干水分；将覆盆子洗净，用干净的纱布包好，扎紧袋口；然后取锅放入冷水、覆盆子，煮沸后再煮约15分钟；再拣去覆盆子，加入粳米，用旺火煮开后改小火煮至粥成；加入蜂蜜调匀即可。

2.三子核桃肉益发汤：瘦猪肉25克，女贞子10克，菟丝子10克，干覆盆子10克，核桃10克，姜、盐适量。将女贞子、干覆盆子、菟丝子分别洗净；核桃去壳，略捣碎；瘦猪肉洗净，原件下锅；然后将全部材料共置瓦煲，加水8碗，煲至出味；加入姜、盐调味，去渣，即可饮用。

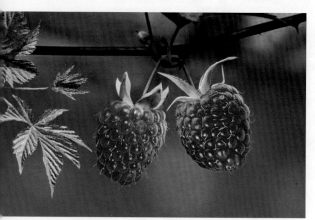

3.白果覆盆子煲猪小肚：白果5枚，覆盆子10克，猪小肚100～150克，清水500克，盐少许。将白果、覆盆子、猪小肚洗净；白果炒熟，去壳；猪小肚切成小块。将白果、覆盆子、猪小肚放入锅内，加入清水500克煮熟即成。有补肝肾、缩小便之功效。可治疗小儿夜间多尿、遗尿。

莲子

别名　藕子、藕实、莲米、莲实、莲蓬子、莲仁、莲肉、莲子肉、泽芝、荷子、荷实、芙渠子、芙渠实、芙蓉子、芙蓉实、水芝子、水芝实。

来源　为睡莲科植物莲的果实或种子。

性味归经　甘、涩、平。归心、脾、肾、胃、肝、膀胱经。

功效主治　补脾止泻，益肾固精，养心安神。主治脾虚久泻久痢、肾虚遗精、滑泄、小便不禁、妇人崩漏带下、心神不宁、惊悸、不眠。

宜忌人群　一般人群均可食用。中满痞胀及大便燥结者忌服。

保健食谱

1.莲子银耳汤：莲子20克，干银耳半朵，冰糖适量。将干银耳与莲子用清水泡发2小时；银耳拣去老蒂及杂质后撕成小朵，然后与泡过的莲子一起过水冲洗干净，滤干备用；将银耳、莲子、冰糖倒入高压锅中，加入小半锅水，盖上盖，大火烧，上汽后改小火，炖30分钟左右即可。具有补肺健脾、养心益肾的功效。对年老体弱、失眠多梦、咳喘无力、心神不安有疗效。

2.安神小笼包：面粉500克，精肉500克，莲肉100克，柏子仁50克。把莲肉、柏子仁研碎；精肉剁成肉酱，放入莲肉、柏子仁、调料，拌成馅；面粉和成面团，做成包子皮，包馅，蒸熟。具有养心安神、健脾和中的功效。对体倦无力、口淡乏味、失眠多梦有疗效。

3.琥珀莲子：豆沙馅100克，金糕100克，干莲子250克，糯米300克，熟猪油、白糖、桂花糖、冰糖适量。干莲子稍泡，去皮和心，用沸水汆一下，放入白糖、清水，上屉蒸至六成熟；糯米稍煮后捞出，上屉蒸熟，拌入白糖、桂花糖；在大碗中抹一层熟猪油，把莲子摆在碗中，撒上碎冰糖，把熟糯米平铺其上，把豆沙馅夹在熟糯米中间，蒸透；把金糕压成泥，与白糖一同放入锅，加入水勾芡成琥珀状黏汁，淋在莲子上。具有润肺滋脾、补中益气、养心安神的功效。对身体虚弱有疗效。

4.莲粥：莲子20克，粳米50克。莲子用温水浸泡，去皮和莲心；粳米与莲子一同加水煮成粥。具有健脾益胃、养心的功效。

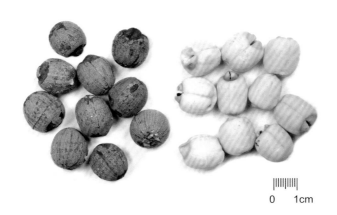

0　　1cm

芡实

别名 鸡头米、鸡头苞、鸡头莲、刺莲藕、肇实。

来源 本品为睡莲科植物芡的干燥成熟种仁。

性味归经 甘、涩，平。归脾、肾经。

功效主治 固肾涩精，补脾止泻。主治遗精、淋浊、带下、小便不禁、大便溏泻。适用于慢性泄泻和小便频数、梦遗滑精、妇女带多腰酸等。

宜忌人群 一般人群均可食用。平素大便干结或腹胀者忌食。

食用注意 芡实性涩滞，一次忌食过多，否则难以消化。芡实宜用慢火炖煮至烂熟，细嚼慢咽。芡实宜与莲子肉、山药、白扁豆之类食物一同食用。

保健食谱

1.芡实薏米银耳汤：银耳半朵，薏米30克，芡实25克，枸杞少许，冰糖适量。银耳先用冷水泡开，去掉黄蒂，撕成碎朵；芡实、薏米洗干净，泡水1小时以上；加银耳入锅，大火煮开后转小火煮1.5 ~ 2小时；关火前10分钟加入适量冰糖、枸杞，关火闷一下即可。

2.莲子龙眼汤：莲子30克，芡实30克，薏米50克，龙眼肉8克。将所有材料洗净，冷水浸泡1小时；入锅，加入适量水，大火煮开后转小火煮1.5小时即可。

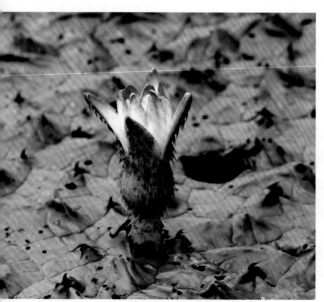

3.莲子芡实粥：糯米100克，莲子50克，芡实50克。将所有材料洗净，冷水浸泡1小时；入锅，加入适量水，大火煮开后转小火煮1.5小时即可。

4.茯苓芡实粥：粳米40克，茯苓15克，芡实20克。将所有材料洗净，冷水浸泡1小时；入锅，加入适量水，大火煮开后转小火煮1.5小时即可。

5.核桃芡实粥：核桃30克，芡实30克，粳米50克。将所有材料洗净，冷水浸泡1小时；入锅，加入适量水，大火煮开后转小火煮1.5小时即可。

肉豆蔻

别名 迦拘勒、豆蔻、肉果、顶头肉、玉果、扎地、麻失。

来源 为肉豆蔻科植物肉豆蔻的种子。

性味归经 辛、苦，温。归脾、胃、大肠经。

功效主治 温中行气，涩肠止泻。用于脾胃虚寒、久泻不止、脘腹胀痛、食少呕吐。

宜忌人群 适宜脾胃气滞、食欲欠佳、不思纳谷、胸闷腹胀、嗳气反胃、舌苔厚腻者。阴虚内热、胃火偏盛、口干口渴、大便燥结者，干燥综合征及糖尿病患者忌食。

食用注意 该品含有肉豆蔻醚，对大脑有兴奋及致幻作用，如服用过量，可产生瞳孔放大及昏迷等现象。

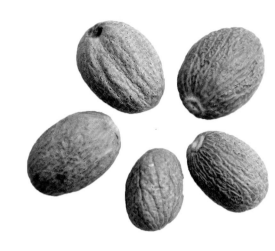

保健食谱

1.肉豆蔻粥：粳米100克，肉豆蔻10克，姜5克。粳米淘洗干净，用冷水浸泡半小时；将粳米捞出，沥干水分；将肉豆蔻捣碎，研成细末；姜切片；取锅加入冷水、粳米，先用旺火煮，然后改用小火熬煮，煮至粥将成；加入肉豆蔻末、姜片，搅拌均匀；再略煮片刻，即可盛起食用。

2.豆蔻饼：肉豆蔻30克，面粉100克，生姜120克，红糖100克。肉豆蔻去壳，研为细末；生姜去皮洗净，捣烂，加入少许水，绞生姜取汁250克；将面粉、肉豆蔻粉、红糖，一同用生姜汁和，做成小饼，然后放入平底锅内，烙熟即可。具有温中、健脾、消食、止泻的功效。适用于小儿脾虚腹泻或受凉后所致的水泻。热痫和湿热的小儿应忌用。

3.肉豆蔻陈皮烧鲫鱼：鲫鱼400克，肉豆蔻6克，陈皮6克，延胡索6克，姜10克，大葱5克，酱油5克，料酒5克，盐3克，白砂糖5克，猪油（炼制）15克，湿淀粉（豌豆）5克，味精2克，鸡清汤。鲫鱼去鳞、鳃、内脏后洗净，再放入沸水锅中略焯以去腥味，捞出；将大葱、生姜洗净，葱切段，姜切片；将肉豆蔻、延胡索、陈皮放入鱼腹内；锅烧热，倒入鸡清汤，加入葱段、姜片、盐、鲫鱼、酱油、料酒、白砂糖、猪油煮沸；用小火煮出香味时，加入味精，用湿淀粉勾薄芡即成。此菜具有行气化瘀止痛的作用。

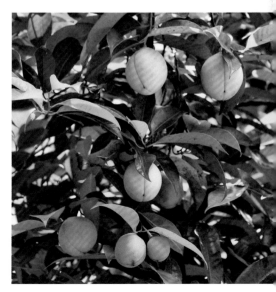

乌梅

别名　酸梅、黄仔、梅实、熏梅、干枝梅。

来源　本品为蔷薇科植物梅的干燥近成熟果实，低温烘干后闷至色变黑。

性味归经　酸，平。归肝、脾、肺、大肠经。

功效主治　收敛生津，安蛔驱虫。主治久咳、虚热烦渴、久疟、久泻、痢疾、便血、尿血、血崩、蛔厥腹痛、呕吐、钩虫病、银屑病、胬肉。

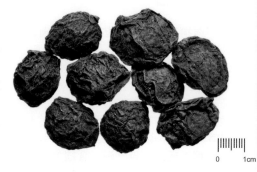

0　　　1cm

宜忌人群　一般人群均可用。表邪未解者禁用；有实证者慎用。

食用注意 忌与猪肉同食。

保健食谱

1.乌梅汤：乌梅15克。乌梅洗净后在水中浸泡约30分钟；将乌梅和浸泡乌梅的水一起入锅煮，先用大火把水烧开，然后再用小火煮，直到乌梅的皮被煮成渣为止，约30分钟；加入适量的冰糖或白糖和少许桂花味道更好。

2.红酒煮乌梅：乌梅200克（约20颗），红酒300毫升（乌梅与红酒的比例大约为1：1.5）。先将乌梅放到锅中，倒入红酒，腌制30～40分钟，让乌梅彻底吸收红酒；然后不要盖盖子，用中火加热30秒，待酒精挥发出来；等酒精的香气挥发得差不多，

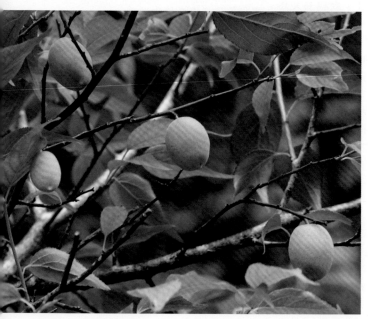

盖上盖子用小火煮7～8分钟；这时有一部分红酒会蒸发掉，剩余少量，就可以关掉火。作为小吃每天吃4～5颗。

3.乌梅饮：乌梅8颗，五味子10克，麦冬10克，冰糖适量。诸料放入汤锅，加入适量水，大火煮开后再煮十几分钟，最后加入适量冰糖即可。

山茱萸

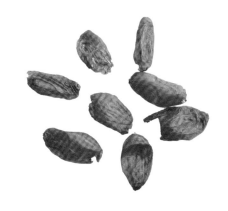

别名　蜀枣、山萸肉、实枣儿、肉枣、萸肉、药枣。

来源　为山茱萸科植物山茱萸的干燥成熟果肉。

性味归经　酸、涩,微温。归肝、肾经。

功效主治　补益肝肾,涩精固脱。主治眩晕耳鸣、腰膝酸痛、阳痿遗精、遗尿尿频、崩漏带下、大汗虚脱、内热消渴。

宜忌人群　适宜用于气虚体质、阳虚体质者;山茱萸温补收敛,故命门火炽、强阳不痿、肝阳上亢、素有湿热、小便淋涩者忌用;胃酸过多者忌用。

食用注意

（1）不宜与磺胺类药物同用,易致结晶尿、血尿。

（2）不宜与氢氧化铝、氨茶碱等碱性药物配伍,因可发生中和反应而降低药效。

保健食谱

1.山茱萸山药薏仁粥:山茱萸10克,山药、薏苡仁各适量。先将山茱萸洗净去核,山药去皮切段,与薏苡仁同入砂锅煮粥。具有补肾、健脾燥湿的作用。

2.山茱萸粥:山茱萸15克,粳米60克,白糖适量。先将山茱萸洗净去核,与粳米同入砂锅煮粥,待粥将熟时,加入白糖,稍煮即成。有补益肝肾、涩精敛汗的功效。

3.石斛山茱萸猪腱汤:石斛20克,山茱萸15克,淮山药20克,枸杞5克,水、盐、猪腱适量。石斛浸洗,将已洗净的石斛切碎;所有材料洗净后放入煲内煲滚,再改用文火煲三个半小时,放盐即成。

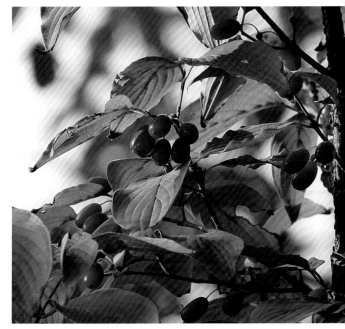

第十六章　其他药

榧子

别名　香榧、榧树、野杉、柀子、彼子、榧实、玉山果、赤果、玉榧、野杉子。
来源　为红豆杉科植物榧的干燥成熟种子。
性味归经　甘，平。归胃、脾、肺、大肠经。
功效主治　杀虫，消积，润燥。主治虫积腹痛、小儿疳积、燥咳、便秘、痔疮。
宜忌人群　一般人群均可以食用。腹泻、大便溏薄、咳嗽咽痛且痰黄者忌用。

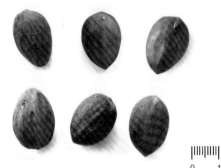

|||||||||||
0　　　　1cm

食用注意　榧子不要与绿豆同食，否则容易发生腹泻。榧子性偏温热，多食会使人上火，所以咳嗽咽痛并且痰黄的人暂时不要食用。因为食用榧子有饱腹感，所以饭前不宜多吃，以免影响正常进餐，尤其对儿童更应注意。榧子有润肠通便的作用，腹泻或大便溏薄者不宜食用。

保健食谱

1. 盐炒榧子：榧子2000克，食盐100克，砂子适量。将榧子去除杂质，按颗粒大小分成2挡、3挡，以便分别炒制；先放砂子于锅内炒热；然后倒入榧子预炒，至半熟时，离锅筛去砂子，倒入冷水中浸泡片刻；捞出沥干后重新倒入锅中，以猛火炒至熟；筛去砂粒放入盐水中浸渍片刻；再捞出沥干，放入锅内复炒至干燥即成。每日食200克左右。炒榧子具有杀虫强体的功效。可治疗钩虫病，经常食之，效果良好。以大便中虫卵消失为度。

2. 榧子饮：生榧子20克。将榧子切碎，加适量水煎，去渣，空腹饮汁。每日服1次，连服2～3日。具有杀虫止痒的功效。对蛲虫、肛痒有一定的食疗作用。

3. 炒榧仁：榧仁500克，薄荷霜50克，冰糖100克。将榧仁刮去黑皮；炒锅烧热，加入冰糖、薄荷霜熬成浓汁；倒入去皮榧仁拌炒收汁，起锅晾凉即可。本品具有清肺火、健脾气、化痰止咳的功效。适用于肺燥咳嗽、脾虚生痰等病症。

4. 榧子羹：榧子50克，大米100克。榧子去皮壳取仁；大米洗净；锅中加入清水，将榧仁、大米一同以大火煮沸；然后改小火熬成浓羹。具有健脾益气、养胃补虚的功效。适用于脾胃虚弱、久病气虚、体倦肢软、食欲不佳者。

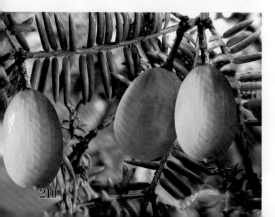

火麻仁

别名 大麻仁、火麻子、线麻子、线麻仁、黄麻子、汉麻子、冬麻仁、白麻仁。

来源 为桑科植物大麻的干燥成熟果实。秋季果实成熟时采收，除去杂质，晒干。

性味归经 甘，平。归脾、胃、大肠经。

功效主治 润燥滑肠，利水通淋，活血。主治肠燥便秘、风痹、消渴、风水、热淋、痢疾、月经不调、疮癣、丹毒。

宜忌人群 脾肾不足之便溏、阳痿、遗精、带下者慎服。

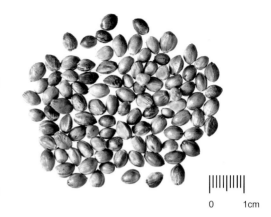

0   1cm

食用注意 食用要适量，大量食用火麻仁会导致中毒，炒食不要超过50克。火麻仁炒后可提高煎出效果，并且气香，具有缓和滑利之性，能增强滋脾阴、润肠燥的作用，多用于老人、产妇及体弱津血不足的肠燥便秘。

保健食谱

1. 麻仁苏子粥：火麻仁15克，紫苏子10克，粳米适量。前二者加水研磨，取汁分2次煮粥食。火麻仁与紫苏子均能润肠通便，故配用以增强疗效。用于妇女产后头昏、多汗、大便秘结；或老人及虚人之血虚津亏、肠燥便秘。

2. 火麻仁凉茶：火麻仁20克，芝麻20克，糖适量。将火麻仁和芝麻用慢火炒到金黄色；将它们放到搅拌机中，加水打成汁后，用纱布隔渣；再将火麻仁汁加糖调味煮滚就可以饮用了。

3. 火麻仁瘦肉汤：火麻仁30克，猪瘦肉400克，生姜3片，食盐适量，葱1~2条。火麻仁洗净，亦可文火炒至爆裂，晾凉后稍打碎去壳，使滑利之性缓减，放进煲汤袋内；猪瘦肉洗净，整块不切；葱切为葱花；火麻仁、猪瘦肉放进瓦煲内，加入清水2500毫升（10碗量），武火煲沸后改文火煲约2小时；撒入葱花和适量食盐便可。能润肠通便、滋养补虚。而且十分适于秋燥之时进饮。

4. 火麻仁当归猪蹄汤：猪蹄500克，火麻仁50克，当归9克，蜜枣5个。火麻仁、当归洗净；猪蹄肉洗净，切块；把全部用料放入锅内，加入清水适量，武火煮沸后改文火煲2小时；调味供用。该食疗方养血润肠，适宜病后或老人及妇女产后血虚津枯，症见便秘、便结难排。

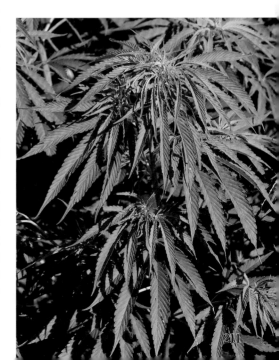

酸枣仁

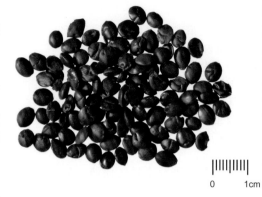

别名 枣仁、山枣仁、酸枣、酸枣核、酸枣子、棘仁、棘实、棘刺实、野枣仁。

来源 为鼠李科植物酸枣的种仁。

性味归经 甘、酸，平。归心、肝、胆经。

功效主治 补肝，宁心，敛汗，生津。主治虚烦不眠、惊悸多梦、体虚多汗、津伤口渴。

宜忌人群 有实邪郁火及滑泄者慎服。

食用注意 酸枣仁有一定的毒性，大量食用时会出现副作用，如口唇麻木、咽喉堵塞感、舌僵、流涎、四肢麻木、心律失常。

保健食谱

1.酸枣仁粥：炒酸枣仁（打碎）10克，粳米100克，食盐适量。将炒酸枣仁加水1500毫升，煎至1000毫升，去渣；粳米洗净后放入药液中煮粥；加入少量食盐调味即可服用。有养阴宁心、补肝安神的作用。适用于心肝血虚所致的心烦失眠、心悸、体虚自汗等。

2.酸枣仁龙眼饮：炒酸枣仁10克，芡实12克，龙眼肉10克，白糖适量。炒酸枣仁捣碎，用纱布袋装；芡实加水500克，煮约半个小时后加入龙眼肉与炒酸枣仁药袋，再煮约半个小时；拿出炒酸枣仁药袋，加入适量的白糖调匀，滤出汁液饮用。

3.枣仁百合排骨汤：百合20克，酸枣仁10克，小排骨200克，盐适量。百合洗净，用温水浸泡10分钟；酸枣仁用刀背压碎；小排骨洗净，焯去血水，放进锅里，加入百合、酸枣仁，然后加入750克水；放进电饭锅里，放入盐调味，煮到开关跳起就可以食用。

4.枣仁人参粉：酸枣仁20克，人参12克，茯苓30克。共研为细末。每次5～6克，温水送服。亦可入粥中煮食。本方以酸枣仁敛汗，人参补益肺气，茯苓安神，用于体虚自汗、盗汗；因三者又能养心安神，故也可用于虚烦不眠。

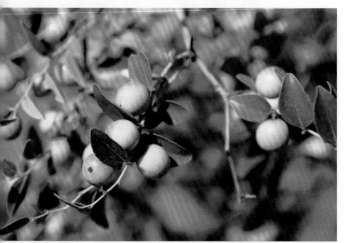

郁李仁

别名 山梅子、小李仁、郁子、郁里仁、李仁肉。

来源 为蔷薇科植物欧李、郁李或长柄扁桃的干燥成熟种子。前两种习称"小李仁"，后一种习称"大李仁"。

性味归经 辛、苦、甘，平。归脾、大肠、小肠经。

功效主治 润燥，滑肠，下气，利水。主治大肠气滞、燥涩不通，小便不利，大腹水肿，四肢浮肿，脚气。

宜忌人群 脾虚泄泻者禁服，阴虚液亏者及孕妇慎服。

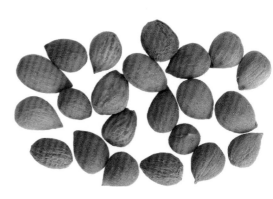

食用注意 用于肠燥便秘常配合火麻仁、瓜蒌仁同用。对水肿腹满、二便不利者，常用以配生薏苡仁、冬瓜皮等同用。

保健食谱

1.郁李仁粥：郁李仁10克，大米100克。将郁李仁择净，捣碎，放入锅中，加清水适量，浸泡5～10分钟后，水煎取汁，加入大米煮为稀粥即成。每日1剂，连续2～3日。润肠通便，利水消肿。适用于大便干燥难解、小便不利、水肿胀满（肝硬化腹水）、肢体浮肿等。

2.藕汁郁李仁蛋：郁李仁8克，藕汁5毫升，鸡蛋1个。首先把郁李仁与藕汁放在一起调匀，装入开了小孔的生鸡蛋内，装好之后使用湿纸封口，放入锅内蒸熟即可。每日2次，1次1剂。具有活血止血、凉血的作用，可用作大便出血者的食疗。

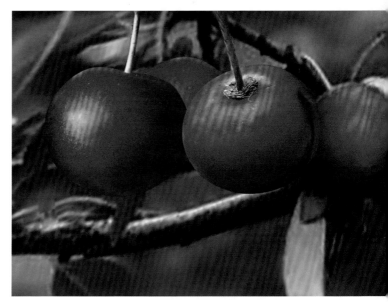

玫瑰花

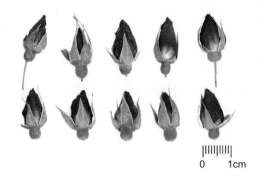

0   1cm

别名 徘徊花、刺玫花、刺客。

来源 为蔷薇科植物玫瑰的花蕾。

性味归经 甘、微苦，温。归脾、肝经。

功效主治 理气解郁，和血散瘀。主治胸膈满闷，胃脘、胁肋或乳房胀痛，月经不调，赤白带下，泄泻痢疾，跌打损伤，风痹，痈肿。

宜忌人群 适宜皮肤粗糙、贫血、体质虚弱者。口渴、舌红少苔、脉细弦、阴虚有热者勿服。

食用注意 孕妇不宜用。

保健食谱

1.玫瑰花茶：玫瑰花6克，佛手10克。用沸水浸泡后，代茶饮。用于肝胃不和、胁肋胀痛、胃脘疼痛、嗳气少食。

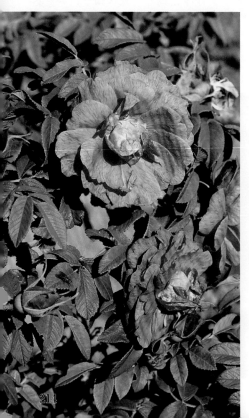

2.玫瑰红花汤：

玫瑰花9克，全当归6克，红花3克，白酒适量。将玫瑰花、全当归、红花加水煎汤取汁，用白酒少量兑服。用于外伤血瘀肿痛，或痹证经络不通、疼痛或肿痛。

3.玫瑰膏：鲜玫瑰花250克，白糖250克。取鲜玫瑰花加水煎汤取汁，煎至浓稠；加入白糖，煎沸成膏，待冷备用。每次2匙，沸水冲服。用于呕吐失液、咽干口燥。

4.茉莉玫瑰冰糖粥：粳米100克，茉莉花30克，玫瑰花20克，冰糖30克。粳米淘洗干净，浸泡半小时；茉莉花与玫瑰花漂净，与粳米放入锅中，留几片玫瑰花瓣备用；锅中加入约1000毫升冷水，先用旺火煮沸，然后转小火煮至米开汤浓；停火，加入冰糖；食用前撒上玫瑰花瓣即成。

松花粉

别名 松花。

来源 为松科植物马尾松、油松或同属数种植物的干燥花粉。春季花刚开时，采摘花穗，晒干，收集花粉，除去杂质。

性味归经 甘，温，无毒。归脾、肝经。

功效主治 祛风益气，收湿，止血。主治头眩晕、中虚胃痛、久痢、诸疮湿烂、创伤出血。

宜忌人群 一般人群均可食用。无特殊禁忌。

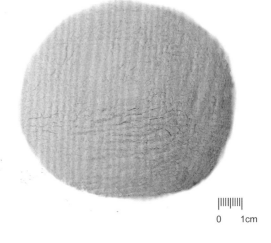

||||||||||
0   1cm

食用注意 对花粉过敏者最好不要食用。

保健食谱

1.破壁松花粉：破壁松花粉3～10克。直接用温开水送服，也可以用温开水、牛奶或蜜水调服。

2.松花粉鸡蛋糖汤：松花粉1匙，鸡蛋1只，白糖适量。锅内加水适量烧开；鸡蛋打散加入锅中；蛋熟后加入白糖和松花粉搅匀即可。可以滋阴润燥、养心安神。

3.松花粉酒：松花粉100克，白酒1000毫升。用绢布袋装松花粉，扎紧袋口，浸于白酒中，密封浸泡10日，经常摇动；启封去药袋。每次饭后饮10～15毫升。可以养血祛风、益气平肝。适用于风眩头晕、高血压等病症。

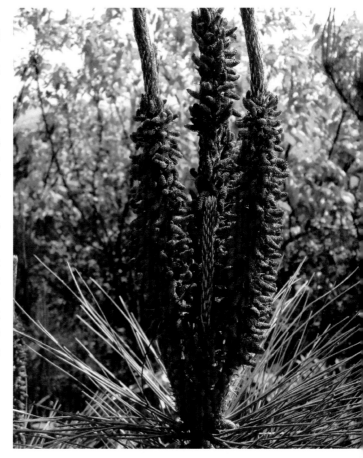

天麻

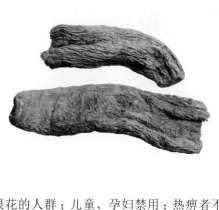

别名 赤箭、木浦、明天麻、定风草根、白龙皮。

来源 为兰科植物天麻的干燥块茎。

性味归经 甘，平。归肝经。

功效主治 平肝，息风，止痉。主治头痛眩晕、肢体麻木、小儿惊风、癫痫抽搐、破伤风。

宜忌人群 一般人群均可食用。尤宜用于患有头痛、头昏、眩晕、偏头痛、脑风、眼花的人群；儿童、孕妇禁用；热痹者不适用。

食用注意 天麻不宜久煎。天麻的主要成分为天麻苷，遇热极易挥发。

保健食谱

1.天麻炖鸡：母鸡1只，天麻15g，水发冻菇50g，葱、姜、香油适量。将天麻洗净切片，放入碗中，上笼蒸10分钟取出；鸡去骨切成小块，用油氽一下，捞出；葱、姜用油煸出味，水和调料，倒入鸡块，用文火焖40分钟，加入天麻片，再焖5分钟，勾芡，淋上香油出锅即可。

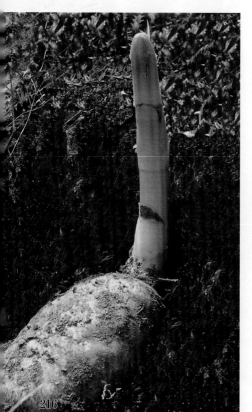

2.天麻猪脑粥：天麻10g，猪脑1个，粳米250g。将猪脑洗净，与天麻共同置入砂锅内，再放入粳米，加清水煮粥，以米烂、猪脑熟为度。

3.天麻烧牛尾：天麻10g，牛尾2条，母鸡肉100克，肘子1个，干贝母、葱、姜、白酒、盐适量。将天麻洗净切片，放入罐内，加清水上笼蒸透切片；用母鸡、肘子肉同煮汤；将牛尾按骨节剁开放入锅内，加水、葱、姜、白酒煮开以去异味，再将已去掉异味的牛尾挑入煮好的母鸡、肘子汤锅内，同时也将干贝母、调味品放入汤内，用文火煨2小时；熟后将牛尾、母鸡、肘子挑起，整齐地码入盘中，然后再将天麻片镶于盘周围，浇上香油即可。

昆布

别名 纶布、海昆布。

来源 为海带科植物海带或翅藻科植物昆布（鹅掌菜）的干燥叶状体。

性味归经 咸，寒。归肝、胃、肾经。

功效主治 软坚散结，消痰，利水。主治瘿瘤、瘰疬、睾丸肿痛、痰饮水肿。

宜忌人群 一般人群均可食用；脾胃虚寒、寒湿凝滞、消化不良者忌用，甲状腺功能亢进者慎用。

食用注意

（1）食用昆布后不可马上喝茶、吃水果。因为昆布中含有丰富的铁，以上两种食物都会阻碍体内铁的吸收。

（2）不能长期将昆布当作主食，摄入过多的碘会影响身体健康。

保健食谱

1.昆布土鸡鱿鱼煲：鱿鱼干一条，鱼丸100g，昆布100g，土鸡1/2只，葱15g，姜5g，盐适量。鱿鱼干用适量碱水泡发，去膜，打上十字花刀，将鱿鱼头和须切段；土鸡斩块洗净；昆布用温水泡软，切段；将土鸡放入砂锅中加适量清水煮开，撇去浮沫；加入葱段和姜块，盖盖转小火炖1小时；再加入昆布段、鱿鱼干，盖盖再炖30分钟；最后加入鱼丸和少许盐，盖盖再炖10分钟关火即可。

2.昆布椒盐排骨：昆布粉一平勺，生姜末、料酒、椒盐、蒜蓉、盐、酱油、地瓜粉适量。排骨洗净，沥干水待用；依次加入生姜末、蒜蓉、料酒、酱油、盐、昆布粉、一汤匙地瓜粉，搅拌，用保鲜膜盖住，腌制30分钟；下油锅炸，控制中火；待炸成金黄色以后，装盘，撒上椒盐即可。

3.柴鱼昆布汤：昆布10克，柴鱼片30克，水、盐适量。将昆布表面的杂质洗干净以后用干布擦干，锅里放入水，再放入昆布，大火煮开以后捞出昆布；将柴鱼片放入锅中，待柴鱼片完全沉淀以后，关火，闷10分钟捞出，过滤后取汤汁，加入盐调味即可。

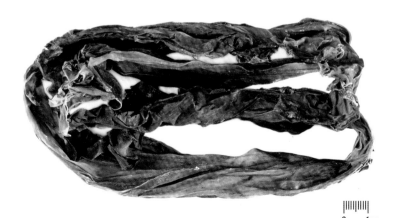

0   1cm

索引